Cardiovascular Computed Tomography

心血管CT

毛定飚 王锡明 李 铭 / 主编

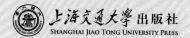

上海交通大学出版社
SHANGHAI JIAO TONG UNIVERSITY PRESS

内容提要

    随着CT硬件设备及软件的快速发展,极大地拓展了CT在心血管系统疾病诊断方面的应用,新技术、新观点层出不穷。本书讨论心血管CT的最新进展。主要包括:人工智能在心血管CT中的应用;不同影像设备的比较;先天性心脏病的CT诊断;CT在结构性心脏病中的应用;全身主要血管的解剖,以及各类疾病影像学特征。本书具有一定的示范性、实用性和指导性,便于心血管专业的从业医师,影像科医生和相关专业的学生学习参考。

图书在版编目(CIP)数据

    心血管CT/毛定飚,王锡明,李铭主编.—上海:
上海交通大学出版社,2023.1
    ISBN 978-7-313-27487-8

    Ⅰ.①心… Ⅱ.①毛…②王…③李… Ⅲ.①心脏血管疾病-计算机X线扫描体层摄影-诊断 Ⅳ.①R540.4

    中国版本图书馆CIP数据核字(2022)第175183号

心血管CT
XINXUEGUAN CT

主　　编:	毛定飚　王锡明　李　铭		
出版发行:	上海交通大学出版社	地　　址:	上海市番禺路951号
邮政编码:	200030	电　　话:	021-64071208
印　　制:	上海颛辉印刷厂有限公司	经　　销:	全国新华书店
开　　本:	787mm×1092mm　1/16	印　　张:	17
字　　数:	417千字		
版　　次:	2023年1月第1版	印　　次:	2023年1月第1次印刷
书　　号:	ISBN 978-7-313-27487-8		
定　　价:	148.00元		

编者名单

主　编　毛定飚　王锡明　李　铭
副主编　曾献军　曲新凯　袁明远
编　者（以姓氏笔画为序）

王志中　山东省曹县人民医院
王迩诺　复旦大学附属华东医院
王锡明　山东第一医科大学附属省立医院
毛定飚　复旦大学附属华东医院
刘　勇　同济大学附属上海第十人民医院
刘志锋　广州医科大学附属第四医院
齐　琳　复旦大学附属华东医院
许　凌　复旦大学附属华东医院
曲新凯　复旦大学附属华东医院
孙英丽　复旦大学附属华东医院
孙奕波　上海交通大学医学院附属仁济医院
纪淙山　山东第一医科大学附属省立医院
宋　麒　深圳科亚医疗科技有限公司
张今尧　深圳科亚医疗科技有限公司
陈宝锦　山东第一医科大学附属省立医院
陈武飞　复旦大学附属华东医院
吴　昊　复旦大学附属华东医院
李　骋　复旦大学附属华东医院
李　铭　复旦大学附属华东医院
陆　芳　复旦大学附属华东医院
杨艳丽　复旦大学附属华东医院
林　雷　复旦大学附属华东医院
金　秀　复旦大学附属华东医院
夏国金　南昌大学第一附属医院
高轶奕　复旦大学附属华东医院
高　盼　复旦大学附属华东医院
袁明远　上海健康医学院附属周浦医院
康　瑜　美国宾夕法尼亚大学附属医院心脏中心
曾献军　南昌大学第一附属医院

序

随着我国社会经济的快速发展，人民生活方式发生了深刻的变化。尤其是人口老龄化及城镇化进程的加速，中国心血管病危险因素流行趋势明显，导致心血管病的发病人数持续增加。据《中国心血管健康与疾病报告 2020》报道，中国心血管病现有患病人数约3.3亿，其中脑卒中约 1 300 万，冠心病约 1 139 万，肺源性心脏病约 500 万，心力衰竭约890 万，心房颤动 487 万，风湿性心脏病约 250 万，先天性心脏病约 200 万，下肢动脉疾病4 530 万，高血压约 2.45 亿。给患者和国家的医保都造成了沉重的经济负担，严重影响了国民的生活质量和预期寿命。

早发现、早诊断和早治疗作为应对疾病的基本原则被广泛接受，但其开展情况和实施情况在全国各地区差异较大，主要受限于临床医师的诊断水平和决策能力。有鉴于此，毛定飚、王锡明和李铭组织全国的一批中青年专家编写此书，对心血管疾病的病理学、解剖学、影像学和治疗学等多个方面进行了深入探讨，将宝贵的经验和理论与读者分享，必将会对心血管 CT 的诊疗工作起到积极的作用。

张国桢

前　言

近年来,我国在心血管疾病的介入治疗领域取得了突破性的进展,影像诊断也需同步发展。一方面,临床医生需掌握好心血管 CT 的临床基本功;另一方面,拓展心血管 CT 的应用领域,更好地为临床发挥侦察员的作用。

本书正是为此设计和编撰的。我们邀请了全国各地在心血管 CT 领域有丰富经验的中青年专家共同合作。首先整理了人工智能在心血管 CT 方面的最新进展,随后对各种影像学手段进行比较。其后的章节一部分是从各种心血管疾病的病理、疾病的发生与发展以及影像学特征入手进行阐述,另一部分是从各个部位血管的解剖以及疾病的影像特征入手进行阐述,涵盖了心血管 CT 从基础到前沿研究各方面的新技术、新方法与新理论。

本书各章内容图文并茂,具有较强的实用性和可读性。感谢各位编者的辛勤劳动。但限于水平和时间,特别是心血管 CT 的研究进展日新月异,本书中必然存在缺陷和遗漏之处,敬请读者批评指正。

毛定飚　王锡明　李　铭

目　录

第一章

人工智能在心血管 CT 中的应用

人工智能(artificial intelligence，AI)是研究、开发用于模拟、延伸和扩展人的智能的理论、方法、技术及应用系统的一门新的技术科学。目前已应用于人机对弈、模式识别、自动工程、信息处理等多个领域。AI 在医疗领域的应用带来了诊疗模式、数据处理、健康管理等诸多方面的变革，推动着现代医疗走向智慧、精准、高效。当前，AI 在医疗领域的应用已经非常广泛，从应用场景来看，主要分为虚拟助理、医学影像、药物挖掘、生物技术、健康管理、可穿戴设备、风险管理等多个领域，从涉及的临床疾病和科室又可以分肿瘤、心血管、病理、放射、眼科、皮肤等多个门类。在心血管领域，AI 主要集中在心电图、CT、MRI、眼底等影像的识别和处理以及风险评估等方面。目前较为成熟的应用，主要集中在对医学图像的分析、处理、整合及评估。随着医学图像检测、分割和分类算法的不断开发，极大地拓展了心脏影像学的临床应用范围。AI 的自动图像分析技术可应用于优化疾病诊断方式、辅助制定治疗策略、个性化评估预后等方面。

—— 第一节 AI 概述 ——

AI 是计算机科学的一个分支，目标是使计算机系统能够自动完成那些需要依赖人类智慧才能够完成的工作。AI 是一个大的范畴，20 世纪 90 年代至今，以概率统计的建模、学习和计算为主。在此阶段，AI 分化成了六大领域：计算机视觉、自然语言理解、认知科学、机器人学、博弈伦理、机器学习(machine learning，ML)。近几年，ML 的分支——人工神经网络(artificial neural network，ANN)与深度学习(deep learning，DL)得到了广泛关注。

随着医学影像技术的日益成熟以及各种医学成像设备在医院中的广泛使用，医学图像分析步入了大数据时代，如何从海量医学图像数据中挖掘出有用信息，从而为临床诊疗和科学研究提供更充分的依据，已经成为学术界和工业界的研究热点。机器学习方法被广泛用于医学图像分析，通过在训练数据集上训练模型来完成新数据上的特定任务，比如分类、识别和分割等。传统的 ML 算法需要利用先验知识从原始数据中人工提取特征，从而训练模型。由于特征选取难度较大，模型可能存在过拟合问题，泛化能力难以保证，并且传统模型难以适应大规模数据集,模型可扩展性差。DL 是 AI 研究中的一个新领域,着重于建立和模拟人脑对大量数据进行分析和学习。作为一种数据驱动型模型,DL 能够模拟人脑自动地挖掘大量数据中各个层次的抽象特征,从而更好地反映数据的本质特征。近年来,DL 在视觉处理、语音处理、自然语言处理、信息检索等大数据应用领域都取得了相应成功,引发了在更多领域利用该技术进行数据挖掘和分析的热潮,在生物医学领域也引起了很高的重视。

同时,AI 的发展离不开数据训练。高质量的数据集对 AI 算法至关重要。数据集的范围和质量决定了算法的准确性、通用性和鲁棒性[1]。不断更新且可用的公共数据集可以帮助 AI 算法开发和性能提升。例如肺部图像数据联盟(lung imagine database consortium, LIDC)[2]是可供 AI 学习的公共数据集,它有利于算法的开发。类似的公共数据集还包括 ImageNet 和 GitHub 等。当然,公共数据集必须能够保护患者的隐私[3]。在开发 DL 算法时,必须确保数据库的大小和患者的覆盖率,这对算法的通用性至关重要。同时,需要专业医生对大量影像数据进行正确标注。在心脏病方面,科研工作者正在努力从电子健康记录中创建大型数据库,如心律失常数据库[4]和心脏病发作预测数据库[5]。这些数据库包含上百个参数,可供 AI 进行学习和训练。目前已有搜索引擎可以检索多个有组织的数据库和既往的竞赛用数据集,有利于 AI 算法开发者挖掘可用的数据源。

第二节　AI 在心血管 CT 中的应用

CT 是目前临床上常用的检查手段之一。CT 检查的特点主要包括密度分辨率高,可以显示普通 X 线无法显示的器官和病变;检查方便、迅速而安全;可以获得各种组织的灰度图像,并进行定量分析;可行增强检查,进一步加强特定组织的显示,有利于诊断。目前能够覆盖心脏的 CT 扫描主要包括胸部平扫及血管增强扫描。胸部平扫可以明确心脏位置、大小、纵隔血管大体结构等。血管增强扫描则能清晰地显示主动脉、冠状动脉等血管的走行、结构,为肺血管病、主动脉疾病、冠状动脉疾病的有效检查手段。

AI 在心血管 CT 中的应用主要包括如下方面:

一、自动计算钙化积分

冠状动脉钙化积分(coronary artery calcium score,CAC score)是心血管事件和死亡的独立预测因子[6]。以往计算冠状动脉 CTA 图像中的钙化积分,多采用手工选取图像中钙化斑的方式,耗时长,受图像质量影响大。通过 DL 的方法,可自动完成此工作,节省时间的同时提高准确度[7-10]。DL 算法通过心电门控技术触发的心脏扫描图像,可以自动计算冠状动脉的钙化积分,并与人工计算无明显差异[7]。Wolterink 等采用神经网络实现了对血管增强的冠状动脉 CTA 图像中钙化病变的自动计算[8]。传统钙化积分通过心电门控触发的冠状动脉 CTA 计算,新近的研究已经可以通过传统的低剂量胸部 CT 来自动计算钙化积分[11]。该研究采用两个连续的卷积神经网络,第一个神经网络根据解剖位置识别和标记潜在的钙化,第二个神经网络在被检测的候选图像中识别真实钙化。该研究纳入了 1744 例胸部 CT 进行网络训练和性能评估,其敏感度达到91%。

二、自动心外膜和血管周围脂肪组织分析

心外膜脂肪组织(epicardial adipose tissue,EAT)是心包中直接围绕冠状动脉的代谢活性脂肪。已有多项研究证实 EAT 与包括冠心病在内的动脉粥样硬化性心血管疾病(atherosclerotic cardiovascular disease,ASCVD)的风险相关[12-14]。EAT 厚度也与房颤及缺血性脑卒中相关[15-17]。Commandeur 等提出一种新的全自动 DL 框架,可以通过非增强的冠状动脉CT扫描,对 EAT 和胸部脂肪组织(thorax adipose tissue,TAT)进行自动量化[18]。该框架首先采用多任务卷积神经网络(convolutional neural network,ConvNet)确定心脏边界,并对心脏和脂肪组织进行分割。第二个 ConvNet 与统计形状模型(statistical shape model,SSM)共同检测心包。然后从两个 ConvNets 的输出中得到 EAT 和 TAT 结果。该研究通过250 个无症状个体的 CT 数据集进行验证,其自动量化和专家手工量化结果具有较强的一致性,相关系数分别为 0.924 和 0.945,且其运算速度较快,在 PC 机上 26s 即可完成单个数据的分析计算。该方法可作为脂肪组织快速全自动量化的工具,并可改善常规 CT 扫描患者的心血管风险分层。

此外,冠状动脉炎症可引起血管周围脂肪组织(perivascular adipose tissue,PVAT)脂质平衡的动态变化,可通过冠状动脉 CTA 上的血管周围脂肪衰减指数检测。Oikonomou 等[19]发现通过冠状动脉 CTA 对 PVAT 的放射转录分析可以揭示冠状动脉的炎症和结构重构。他们对 1 575 名患者进行了测试,分析结果提示该方法能够改进传统危险因素分层($P < 0.001$)。

三、冠状动脉解剖结构的自动分析

冠状动脉 CTA 是无创评价冠状动脉解剖结构的重要方法,具有很高的阴性预测价值[20]。动脉粥样硬化斑块类型不同,导致狭窄的程度不同,对冠心病患者的治疗方法也不同[21,22]。冠状动脉 CTA 不仅可评估狭窄程度,还可以对高危斑块特性进行分析,如低密度斑块、管腔正性重构、点状钙化、餐巾环征等。目前,DL 可以自动识别上述冠状动脉解剖结构[23]。该研究回顾性收集了 163 例患者的冠状动脉 CTA 图像,提取冠状动脉中心线并获取冠状动脉的多曲面重建(multi-planar reformatted,MPR)图像,并将冠状动脉按照有无斑块、斑块类型(无斑块、无钙化、混合、钙化)、有无冠状动脉狭窄(无狭窄、狭窄<50%、狭窄>50%)进行分类。该研究采用多任务递归卷积神经网络对冠状动脉 MPR 图像进行自动分析。结果表明,对于冠状动脉斑块特征的检测,该方法的准确率为 77%;对于解剖狭窄的检测,其准确率为 80%。该研究提示自动检测和分析冠状动脉斑块和狭窄是可行的。

DL 方法也可用于血管中心线提取、冠状动脉血管树分割提取,以及血管分段等,从而可以提供血管相关定量参数[24-26]。目前已有相对较成熟的 AI 产品,可以从冠状动脉 CTA 图像中自动提取冠状动脉,并做出分段标识,明确冠状动脉优势、走行,进行狭窄和斑块的定量分析,检测心肌桥和支架等,并最终生成结构化报告,极大节省了临床放射科医师的工作量(图 1 - 1)。

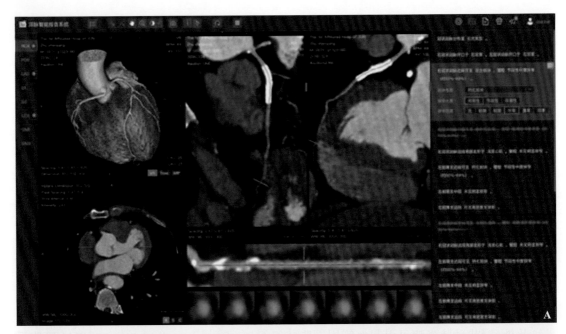

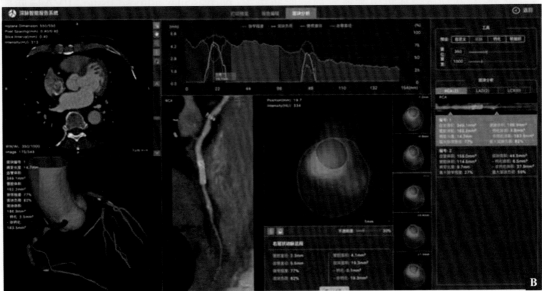

图1-1 人工智能产品从冠状动脉CTA中自动提取冠状动脉结构,并进行分段标识和各类病变(狭窄、斑块、心肌桥、支架等)分析(图片由深圳科亚医疗科技有限公司提供)

四、冠状动脉血流动力学及功能学评估

尽管先前的多中心研究表明,冠状动脉CTA对阻塞性冠状动脉狭窄的识别具有良好的诊断效能,但其与心肌缺血的相关性并不可靠,大部分冠状动脉CTA检测到的高度狭窄与心肌缺血并不一致[8,27-29]。有创检查获得的冠状动脉血流储备分数(fractional flow reserve, FFR)目前被认为是检测心肌缺血的金标准,经多项临床研究证实使用FFR指导的冠状动脉血运重建策略能够改善患者预后[30-35]。目前FFR检查已被多个指南推荐[36-38]。近年来,这

种基于冠状动脉 CTA 技术发展的血流储备分数评估技术已成为冠状动脉病变无创功能学评价的一种有效方法[39-44]。基于计算流体力学(computational fluid mechanics，CFD)的无创 FFR 计算技术是以在静息心率状态下采集的冠状动脉 CTA 数据为基础，采用 CFD 的方法模拟冠状动脉内血流与压力。其分析过程包括图像分割和冠状动脉树提取，模拟微循环阻力以及通过求解 Navier-Stokes 方程，来获取冠状动脉树内的血流压力，从而可计算出冠状动脉树上各个位置 FFR 值(CT‐FFR)。该技术不需要额外应用腺苷等药物，也无须使用 FFR 导丝进行有创介入操作，可以在不增加射线剂量的前提下提供无创"一站式"的解剖和功能评价。通过 DISCOVER‐FLOW、DeFACTO、NXT 等研究证实了 CT‐FFR 诊断心肌缺血的价值[45-47]。多项大规模临床研究证实，CT‐FFR 指导的治疗策略可以改善患者预后[45,48-51]。但 CFD 模拟方法计算量巨大，计算时间较长，适应性有限。国内目前上市了一款基于 AI 算法的 CT‐FFR 评估系统"深脉分数®"，该系统针对真实的血管树结构，利用深度递归神经网络对 FFR 进行预测，其优点是递归神经网络中的记忆细胞可以通过递归的过程反映多个血管分支及血流上下游信息来更精确地预测整个血管树的 FFR 值，因此更符合心血管的真实结构[52]。此外，该模型可以实现端对端地训练整个系统，因此能够更精确地建模并且实现全局优化。该 DL 模型能够精确快速地预测整条血管路径上各点的 FFR，极大提高计算效率，在保证计算精度的同时大幅缩短了计算时间(图 1‐2)。

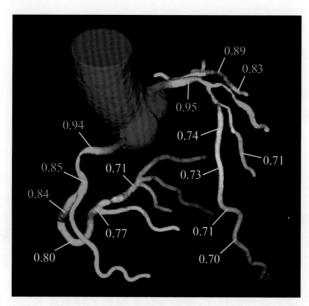

图 1‐2 人工智能产品"深脉分数®"基于冠状动脉 CTA 计算无创血
流储备分数(图片由深圳科亚医疗科技有限公司提供)

De Cecco 等[53]采用 AI 计算 CT‐FFR，并结合斑块特征分析心肌缺血，主要包括病变长度、非钙化斑块体积、重构指数、餐巾环征等。与有创 FFR 对比，结果显示单独 CT‐FFR 诊断心肌缺血的曲线下面积(area under curve，AUC)为 0.89，CT‐FFR 结合斑块特征后，AUC 可提高至 0.93。与单独的冠状动脉 CTA 狭窄分级相比，通过冠状动脉 CTA 计算的 CT‐FFR 增加了心肌缺血的诊断效能，结合斑块特征标记可进一步增加对心肌缺血的诊断能力。

由于冠状动脉梗阻可导致左心室心肌缺血,对于中度至重度冠状动脉狭窄的患者,除了直接对冠状动脉本身进行分析外,还可以通过心肌分析,确定冠状动脉的功能学意义。Zreik 等[54]分析了 166 例冠状动脉 CTA 患者的左心室心肌。他们首先采用多层卷积神经网络分割左心室,使用卷积自动编码器标记被分割的左心室心肌;随后编码 DL 算法,自动识别明显的功能性冠状动脉狭窄。结果显示,与有创 FFR 相比,左心室心肌分段相关系数和 AUC 分别为 0.91 和 0.74。单次冠状动脉 CTA 扫描可自动分析左心室心肌,发现明显的功能性狭窄,增强无创 CTA 的诊断效能,减少有创 FFR 的使用。Van Hamersvelt 等[55]同样采用 DL 的算法对左心室心肌的形状、纹理、对比度增强等信息进行提取和标记,与有创 FFR 相比,该方法的 AUC 为 0.76,灵敏度和特异度分别为 84.6% 和 48.4%。

五、心肌梗死的诊断

无创心脏影像中对心肌梗死的诊断主要通过心脏核磁完成[56-59]。Mannil 等[60]通过非增强心脏 CT 验证纹理分析和机器学习对心肌梗死的诊断效能。该研究纳入 27 例急性心肌梗死患者,30 例慢性心肌梗死患者,以及 30 名正常人对照。使用 DL 算法对 CT 图像进行分析,其结果显示 DL 算法对心肌梗死识别的 AUC 为 0.78,超越了人工识别性能。该研究提示,DL 可以通过非增强低辐射剂量 CT 图像识别放射科医生无法识别的心肌梗死。

六、评估预后

有研究提示,通过 ML 建立的模型,可以预测不良心血管事件[61-64]。传统评估患者预后风险的方法主要是基于有限的非侵入的临床特征和影像学结果,而 ML 可以考虑更多和更复杂的变量。Motwani 等[61]研究了机器学习通过冠状动脉 CTA 预测患者 5 年全因病死率的可行性和准确性,并将其性能与现有的临床或 CTA 指标进行比较。该研究纳入 10 030 名疑似冠心病患者,经过 5 年随访,评估 25 个临床参数、44 个 CTA 参数以及 Framingham 评分。ML 通过信息增益排序自动选择特征,使用增强的集成算法建立模型,以及 10 倍的分层交叉验证。最终 ML 的 AUC 为 0.79,优于 Framingham 评分以及单独冠状动脉 CTA。该研究提示 ML 结合临床和 CTA 数据预测 5 年全因死亡的效果显著优于现有的临床或 CTA 指标。Johnson 等[63]使用 ML 建立一个血管特征模型,以区分死亡或心血管事件的发生,并与常规评分进行比较。研究纳入 6 892 例患者,对于全因死亡,ML 优于 CAD-RADS 评分的预测价值(AUC 0.77 vs 0.72,$P<0.001$);对于冠心病死亡,ML 优于 CAD-RADS 评分的预测价值(AUC 0.85 vs 0.79,$P<0.001$)。Van Assen 等[64]评估了自动斑块表征预测不良心血管事件的价值,与传统危险因素预测相比,该方法显著提高了预测能力。综上,与现有参数相比,ML 可以更好地挖掘 CTA 中的预后信息,提供更好的预后评价。

七、控制和改善图像质量

生成式对抗网络(generative adversarial networks,GAN)使用基于 DL 的算法,已经证明能够解决图像处理中的生成和转换问题,包括图像去噪和图像去模糊[65]。近年来,GAN 算法已应用于医学图像。Wolterink 等在低剂量 CT 和非增强心脏 CT 中使用 GAN 降低图像噪声[66]。经 GAN 训练后,低剂量 CT 的噪声降低,图像质量与常规剂量 CT 相似。但目前这些方法仅限于研究领域,可能在将来实现临床应用。

第三节　AI应用的局限性及展望

现有的AI技术也有一些局限性。一是很强的数据量依赖,就是一个精确的AI模型需要大量的数据才能建立起来。这个特点带来的问题就是在少见病或数据存量少的病症的模型难以建立。再有就是现有的AI技术难以实现人的逻辑推理。虽然很多AI模型的准确性能超过人类专家,但是本质上这些模型是对现有知识的记忆,即模型把人的判断结果背下来并具有了一定泛化问题的能力,但仍然缺乏人对问题本质的思考。所以现在的AI对医疗上很多非典型问题难以处理,对从未见过的病症往往束手无策。最后,AI自学习及进化的特性,使其难以提供人们易于理解的结论和依据,即AI得出结论的过程类似于"黑匣子",无法对过程做出解释。

目前,医疗数据正在逐步规范化、数字化、系统化。随着网络传输技术及信息处理技术的发展,AI将更容易获得海量的学习数据,促进自身算法进一步提高。硬件设备的发展也必将使AI技术向更高算力、更短时间、更大规模发展。但人们也必须认识到,医疗数据的特殊性,使其在供给AI学习的过程中受到诸多限制。在更高效挖掘医疗数据信息的同时,研究者也需保护患者数据的私密性和安全性。展望未来,AI技术将在心血管领域有如下发展:

(1) AI可以从心血管影像中提取人眼难以识别的特征并不断学习,在图像层面提高心血管疾病的诊断效能,节约医疗资源并减轻临床工作负担。

(2) AI可以通过图像算法模拟非解剖学信息,目前已经可以通过算法模拟FFR数值,将来可能模拟血流剪切力、血管应力、微循环阻力指数等多项血流动力学或功能学参数。通过AI技术,可以模拟支架植入、瓣膜置换后的血流动力学变化,从而选取最佳的治疗方法和器械。

(3) 未来AI将整合多模态数据。首先包括多种影像学数据,可将平片、CT、造影、OCT、IVUS等不同的影像进行整合,提供多维度的影像学信息。其次AI不仅整合影像数据,还可纳入症状、化验、检查、治疗等多维度结果进行综合分析,对患者进行更精准的诊断及评估。

(4) AI将逐步渗透至病历、影像、病理、生化、免疫、分子诊断等多个医疗领域,服务于疾病的早筛、诊断、治疗、评估等多个临床应用场景。

● 参考文献 ●

[1] DEY D, SIOMKA P J, LEESON P, et al. Artificial Intelligence in Cardiovascular Imaging: JACC State-of-the-Art Review [J]. J Am Coll Cardiol, 2019,73(11):1317-1335.

[2] ARMATO S G, MCLENNAN G, BIDAUT L, et al. The Lung Image Database Consortium (LIDC) and Image Database Resource Initiative (IDRI): A Completed Reference Database of Lung Nodules on CT Scans [J]. Medical Physics, 2011,38(2):915-931.

[3] PREVEDELLO L M, HALABI S S, SHIH G, et al. Challenges Related to Artificial Intelligence Research in Medical Imaging and the Importance of Image Analysis Competitions [J]. Radiology: Artificial Intelligence, 2019,1(1):e180031.

[4] DE MAURO A, GRECO M, GRIMALDI M. A formal definition of Big Data based on its essential features [J]. Library Review, 2016,65(3):122-135.

［5］ PETERSEN S E，MATTHEWS P M，BAMBERG F，et al. Imaging in population science：cardiovascular magnetic resonance in 100，000 participants of UK Biobank-rationale，challenges and approaches ［J］. Journal of Cardiovascular Magnetic Resonance，2013，15(1)：46.

［6］ GREENLAND P，BLAHA M J，BUDOFF M J，et al. Coronary Calcium Score and Cardiovascular Risk ［J］. J Am Coll Cardiol，2018，72(4)：434－447.

［7］ WANG W，WANG H，CHEN Q，et al. Coronary artery calcium score quantification using a deep-learning algorithm ［J］. Clinical Radiology，2020，75(3)：237. e11－237. e16.

［8］ WOLTERINK J M，LEINER T，DE VOS B D，et al. Automatic coronary artery calcium scoring in cardiac CT angiography using paired convolutional neural networks ［J］. Medical Image Analysis，2016，34(1)：123－136.

［9］ CANO-ESPINOSA C，GONZALEZ G，WASHKO G R，et al. Automated Agatston score computation in non-ECG gated CT scans using deep learning. Medical Imaging 2018：Image Processing ［C］. International Society for Optics and Photonics，2018，10574：105742K.

［10］ LESSMANN N，ISGUM I，SETIO A A A，et al. Deep convolutional neural networks for automatic coronary calcium scoring in a screening study with low-dose chest CT. Medical Imaging 2016：Computer-Aided Diagnosis ［C］. International Society for Optics and Photonics，2016，9785：978511.

［11］ LESSMANN N，VAN GINNEKEN B，ZREIK M，et al. Automatic Calcium Scoring in Low-Dose Chest CT Using Deep Neural Networks With Dilated Convolutions ［J］. IEEE Transactions on Medical Imaging，2018，37(2)：615－625.

［12］ BERG G，MIKSZTOWICZ V，MORALESS C，et al. Epicardial Adipose Tissue in Cardiovascular Disease ［J］. Advances in Experimental Medicine and Biology，2019，1127：131－143.

［13］ NEELAND I J，ROSS R，DESPRES J-P，et al. Visceral and ectopic fat，atherosclerosis，and cardiometabolic disease：a position statement ［J］. The Lancet. Diabetes & Endocrinology，2019，7(9)：715－725.

［14］ MANCIO J，AZEVEDO D，SARAIVA F，et al. Epicardial adipose tissue volume assessed by computed tomography and coronary artery disease：a systematic review and meta-analysis ［J］. European Heart Journal Cardiovascular Imaging，2018，19(5)：490－497.

［15］ WONG C X，SUN M T，ODUTAYO A，et al. Associations of Epicardial，Abdominal，and Overall Adiposity With Atrial Fibrillation ［J］. Circulation：Arrhythmia and Electrophysiology，2016，9(12)：e004378.

［16］ GAETA M，BANDERA F，TASSINARI F，et al. Is epicardial fat depot associated with atrial fibrillation? A systematic review and meta-analysis ［J］. Europace，2017，19(5)：747－752.

［17］ LE JEMTEL T H，SAMSON R，AYINAPUDI K，et al. Epicardial Adipose Tissue and Cardiovascular Disease ［J］. Current Hypertension Reports，2019，21(5)：36.

［18］ COMMANDEUR F，GOELLER M，BETANCUR J，et al. Deep Learning for Quantification of Epicardial and Thoracic Adipose Tissue From Non-Contrast CT ［J］. IEEE Transactions on Medical Imaging，2018，37(8)：1835－1846.

［19］ OIKONOMOU E K，WILLIAMS M C，KOTANIDIS C P，et al. A novel machine learning-derived radiotranscriptomic signature of perivascular fat improves cardiac risk prediction using coronary CT angiography ［J］. Eur Heart J，2019，40(43)：3529－3543.

［20］ HAASE R，SCHLATTMANN P，GUERET P，et al. Diagnosis of obstructive coronary artery disease using computed tomography angiography in patients with stable chest pain depending on clinical probability and in clinically important subgroups：meta-analysis of individual patient data ［J］. BMJ (Clinical research ed.)，2019，365：11945.

［21］ CASSAR A，HOLMES D R，RIHAL C S，et al. Chronic coronary artery disease：diagnosis and management［J］. Mayo Clinic Proceedings，2009，84(12)：1130 - 1146.

［22］ CURY R C，ABBARA S，ACHENBACH S，et al. CAD-RADS(TM) Coronary Artery Disease-Reporting and Data System. An expert consensus document of the Society of Cardiovascular Computed Tomography (SCCT)，the American College of Radiology (ACR) and the North American Society for Cardiovascular Imaging (NASCI). Endorsed by the American College of Cardiology［J］. J Cardiovasc Comput Tomogr，2016，10(4)：269 - 281.

［23］ ZREIK M，VAN HAMERSVELT R W，WOLTERINK J M，et al. A Recurrent CNN for Automatic Detection and Classification of Coronary Artery Plaque and Stenosis in Coronary CT Angiography［J］. IEEE Transactions on Medical Imaging，2019，38(7)：1588 - 1598.

［24］ GUO Z，BAI J，LU Y，et al. Deep Centerline：A Multi-task Fully Convolutional Network for Centerline Extraction Information Processing in Medical Imaging［C］. Cham：Springer International Publishing，2019：441 - 453.

［25］ KONG B，WANG X，BAI J，et al. Learning tree-structured representation for 3D coronary artery segmentation［J］. Computerized Medical Imaging and Graphics，2020，80：101688.

［26］ WU D，WANG X，BAI J，et al. Automated anatomical labeling of coronary arteries via bidirectional tree LSTMs［J］. International Journal of Computer Assisted Radiology and Surgery，2019，14(2)：271 - 280.

［27］ BUDOFF M J，DOWE D，JOLLIS J G，et al. Diagnostic Performance of 64-Multidetector Row Coronary Computed Tomographic Angiography for Evaluation of Coronary Artery Stenosis in Individuals Without Known Coronary Artery Disease：Results From the Prospective Multicenter ACCURACY (Assessment by Coronary Computed Tomographic Angiography of Individuals Undergoing Invasive Coronary Angiography) Trial［J］. J Am Coll Cardiol，2008，52(21)：1724 - 1732.

［28］ KIRISLI H A，SCHAAP M，METZ C T，et al. Standardized evaluation framework for evaluating coronary artery stenosis detection，stenosis quantification and lumen segmentation algorithms in computed tomography angiography［J］. Medical Image Analysis，2013，17(8)：859 - 876.

［29］ ARBAB-ZADEH A，HOE J. Quantification of Coronary Arterial Stenoses by Multidetector CT Angiography in Comparison With Conventional Angiography：Methods，Caveats，and Implications［J］. JACC：Cardiovascular Imaging，2011，4(2)：191 - 202.

［30］ FEARON W F，NISHI T，DE BRUYNE B，et al. Clinical Outcomes and Cost-Effectiveness of Fractional Flow Reserve-Guided Percutaneous Coronary Intervention in Patients With Stable Coronary Artery Disease：Three-Year Follow-Up of the FAME 2 Trial (Fractional Flow Reserve Versus Angiography for Multivessel Evaluation)［J］. Circulation，2018，137(5)：480 - 487.

［31］ FEARON W F，SHILANE D，PIJLS N H J，et al. Cost-effectiveness of percutaneous coronary intervention in patients with stable coronary artery disease and abnormal fractional flow reserve［J］. Circulation，2013，128(12)：1335 - 1340.

［32］ PIJLS N H J，VAN SCHAARDENBURGH P，MANOHARAN G，et al. Percutaneous coronary intervention of functionally nonsignificant stenosis：5-year follow-up of the DEFER Study［J］. J Am Coll Cardiol，2007，49(21)：2105 - 2111.

［33］ TONINO P A L，FEARON W F，DE BRUYNE B，et al. Angiographic Versus Functional Severity of Coronary Artery Stenoses in the FAME Study［J］. J Am Coll Cardiol，2010，55(25)：2816 - 2821.

［34］ ZIMMERMANN F M，FERRARA A，JOHNSON N P，et al. Deferral vs. performance of percutaneous coronary intervention of functionally non-significant coronary stenosis：15 - year follow-up of the DEFER trial［J］. Eur Heart J，2015，36(45)：3182 - 3188.

［35］ VAN NUNEN L X，ZIMMERMANN F M，TONINO P A L，et al. Fractional flow reserve versus angiography for guidance of PCI in patients with multivessel coronary artery disease（FAME）：5-year follow-up of a randomised controlled trial［J］. Lancet，2015，386（10006）：1853 - 1860.

［36］ TASK FORCE MMENBERS，MONTALESCOT G，SECHTEM U，et al. 2013 ESC guidelines on the management of stable coronary artery disease：the Task Force on the management of stable coronary artery disease of the European Society of Cardiology［J］. Eur Heart J，2013，34（38）：2949 - 3003.

［37］ NEUMANN F-J，SOUSA-UVA M，AHLSSON A，et al. 2018 ESC/EACTS Guidelines on myocardial revascularization［J］. Eur Heart J，2019，40（2）：87 - 165.

［38］ 中华医学会心血管病学分会等. 中国经皮冠状动脉介入治疗指南（2016）［J］. 中华心血管病杂志，2016（5）：382 - 400.

［39］ YIN Y，CHOI J，HOFFMAN E A，et al. A multiscale MDCT image-based breathing lung model with time-varying regional ventilation［J］. Journal of Computational Physics，2013，244：168 - 192.

［40］ KUMAR H，VASILESCU D M，YIN Y，et al. Multiscale imaging and registration-driven model for pulmonary acinar mechanics in the mouse［J］. Journal of Applied Physiology（Bethesda，Md.：1985），2013，114（8）：971 - 978.

［41］ YIN Y，HOFFMAN E A，DING K，et al. A cubic B-spline-based hybrid registration of lung CT images for a dynamic airway geometric model with large deformation［J］. Physics in Medicine and Biology，2011，56（1）：203 - 218.

［42］ YIN Y，CHOI J，HOFFMAN E A，et al. Simulation of pulmonary air flow with a subject-specific boundary condition［J］. Journal of Biomechanics，2010，43（11）：2159 - 2163.

［43］ YIN Y，HOFFMAN E A，LIN C-L. Mass preserving nonrigid registration of CT lung images using cubic B-spline［J］. Medical Physics，2009，36（9）：4213 - 4222.

［44］ SHI C，ZHANG D，CAO K，et al. A study of noninvasive fractional flow reserve derived from a simplified method based on coronary computed tomography angiography in suspected coronary artery disease［J］. Biomedical Engineering Online，2017，16（1）：43.

［45］ KOO B-K，ERGLIS A，DOH J-H，et al. Diagnosis of ischemia-causing coronary stenoses by noninvasive fractional flow reserve computed from coronary computed tomographic angiograms. Results from the prospective multicenter DISCOVER-FLOW（Diagnosis of Ischemia-Causing Stenoses Obtained Via Noninvasive Fractional Flow Reserve）study［J］. J Am Coll Cardiol，2011，58（19）：1989 - 1997.

［46］ MIN J K，BERMAN D S，BUDOFF M J，et al. Rationale and design of the DeFACTO（Determination of Fractional Flow Reserve by Anatomic Computed Tomographic AngiOgraphy）study［J］. J Cardiovasc Comput Tomogr，2011，5（5）：301 - 309.

［47］ MIN J K，LEIPSIC J，PENCINA M J，et al. Diagnostic accuracy of fractional flow reserve from anatomic CT angiography［J］. JAMA，2012，308（12）：1237 - 1245.

［48］ HLATKY M A，DE BRUYNE B，PONTONE G，et al. Quality-of-Life and Economic Outcomes of Assessing Fractional Flow Reserve With Computed Tomography Angiography：PLATFORM［J］. J Am Coll Cardiol，2015，66（21）：2315 - 2323.

［49］ DOUGLAS P S，PONTONE G，HLATKY M A，et al. Clinical outcomes of fractional flow reserve by computed tomographic angiography-guided diagnostic strategies vs. usual care in patients with suspected coronary artery disease：the prospective longitudinal trial of FFR$_{CT}$：outcome and resource impacts study［J］. Eur Heart J，2015，36（47）：3359 - 3367.

［50］ DOUGLAS P S，DE BRUYNE B，PONTONE G，et al. 1-Year Outcomes of FFRCT-Guided Care in Patients With Suspected Coronary Disease：The PLATFORM Study［J］. J Am Coll Cardiol，2016，68

(5):435-445.

[51] CHINNAIYAN K M, AKASAKA T, AMANO T, et al. Rationale, design and goals of the HeartFlow assessing diagnostic value of non-invasive FFRCT in Coronary Care (ADVANCE) registry [J]. J Cardiovasc Comput Tomogr, 2017,11(1):62-67.

[52] GAO Z, WANG X, SUN S, et al. Learning physical properties in complex visual scenes: An intelligent machine for perceiving blood flow dynamics from static CT angiography imaging [J]. Neural Networks, 2020,123:82-93.

[53] VON KNEBEL DOEBERITZ P L, DE CECCO C N, SCHOEPF U J, et al. Coronary CT angiography-derived plaque quantification with artificial intelligence CT fractional flow reserve for the identification of lesion-specific ischemia [J]. Eur Radiology, 2019,29(5):2378-2387.

[54] ZREIK M, LESSMANN N, VAN HAMERSVELT R W, et al. Deep learning analysis of the myocardium in coronary CT angiography for identification of patients with functionally significant coronary artery stenosis [J]. Medical Image Analysis, 2018,44:72-85.

[55] VAN HAMERSVELT R W, ZREIK M, VOSKUIL M, et al. Deep learning analysis of left ventricular myocardium in CT angiographic intermediate-degree coronary stenosis improves the diagnostic accuracy for identification of functionally significant stenosis [J]. Eur Radiology, 2019,29(5):2350-2359.

[56] BAESSLER B, MANNIL M, OEBEL S, et al. Subacute and Chronic Left Ventricular Myocardial Scar: Accuracy of Texture Analysis on Nonenhanced Cine MR Images [J]. Radiology, 2017,286(1):103-112.

[57] LARROZA A, LOPEZ-LEREU M P, MONMENEU J V, et al. Texture analysis of cardiac cine magnetic resonance imaging to detect nonviable segments in patients with chronic myocardial infarction [J]. Medical Physics, 2018,45(4):1471-1480.

[58] ZHANG Q, YANG Y, MA H, et al. Interpreting CNNs via Decision Trees [J]. arXiv e-prints, 2018, 1802: arXiv:1802.00121.

[59] ZHANG N, YANG G, GAO Z, et al. Deep Learning for Diagnosis of Chronic Myocardial Infarction on Nonenhanced Cardiac Cine MRI [J]. Radiology, 2019,291(3):606-617.

[60] MANNIL M, VON SPICZAK J, MANKA R, et al. Texture Analysis and Machine Learning for Detecting Myocardial Infarction in Noncontrast Low-Dose Computed Tomography: Unveiling the Invisible [J]. Investigative Radiology, 2018,53(6):338-343.

[61] MOTWANI M, DEY D, BERMAN D S, et al. Machine learning for prediction of all-cause mortality in patients with suspected coronary artery disease: a 5-year multicentre prospective registry analysis [J]. Eur Heart J, 2017,38(7):500-507.

[62] NAKANISHI R, DEY D, COMMANDEUR F, et al. Machine Learning in Predicting Coronary Heart Disease and Cardiovascular Disease Events: Results from the Multi-Ethnic Study of Atherosclerosis (mesa) [J]. J Am Coll Cardiol, 2018,71(11 Supplement): A1483.

[63] JOHNSON K M, JOHNSON H E, ZHAO Y, et al. Scoring of Coronary Artery Disease Characteristics on Coronary CT Angiograms by Using Machine Learning [J]. Radiology, 2019,292(2):354-362.

[64] VAN ASSEN M, VARGA-SZEMES A, SCHOEPF U J, et al. Automated plaque analysis for the prognostication of major adverse cardiac events [J]. Eur J Radiology, 2019,116:76-83.

[65] GOODFELLOW I J, POUGET-ABADIE J, MIRZA M, et al. Generative Adversarial Networks [J]. arXiv e-prints, 2014,1406: arXiv:1406.2661.

[66] WOLTERINK J M, LEINER T, VIERGEVER M A, et al. Generative Adversarial Networks for Noise Reduction in Low-Dose CT [J]. IEEE Transactions on Medical Imaging, 2017,36(12):2536-2545.

（宋麒，张今尧）

第二章

心血管疾病无创性检查手段的比较

医学影像检查在心血管疾病的诊断及指导治疗方面有着非常重要的作用。心血管的无创性检查手段主要包括超声心动图（含经胸超声心动图 TTE 和经食管超声心动图 TEE）、CT、心脏磁共振（CMR）及心脏核素显像 4 种主要手段。近年来，各种检查手段的新技术层出不穷，不仅大大提高了心脏及大血管疾病的诊断准确性，更为心血管疾病的微创治疗提供了强有力的支持。

心脏的 4 种无创检查手段各有其优势及缺陷，针对具体疾病，在临床工作上合理选择这些影像学技术尤为重要。另外，近年来愈发提倡合作模式及多模态（multimodality）概念。心脏影像学检查需要临床与影像科及核医学科密切合作，不同影像手段间互相辅助，从而解决临床实际问题，同时控制医疗费用。本章将介绍 4 种无创手段的概况，并简单阐述这些方法在各个疾病中的应用和相互辅助。

第一节　基本参数及安全性

在针对不同疾病选择检查方法前，需充分了解各项检查手段的优缺点及基本参数，最重要的包括扫描分辨率及安全性。

一、扫描分辨率

在比较和选择不同的影像手段时，分辨率的概念至关重要。时间分辨率（temporal resolution）是指采集单幅图像所需要的时间。对于高速运动的结构（如心脏瓣膜）就需要高时间分辨率的手段。超声心动图的时间分辨率达＞200 帧/秒（＜5 ms），对判断高速运动的结构非常具有优势。空间分辨率（spatial resolution）指识别细微结构的能力，而对比分辨率（contrast resolution）则表示分辨不同组织组成和类型的能力。对于冠状动脉疾病的显像需要高空间分辨率（如多排螺旋 CT－MDCT），而良好的对比分辨率有助于区别不同的组织组成和类型，因此对判断心肌浸润性病变有很好的帮助。CMR 和正电子发射断层显像（PET）具有很好的对比分辨率，因此前者常用于判断心肌内的异常成分，如心肌水肿、纤维化，而后者则有助于判断心肌内炎症活动。各种影像手段的比较详见表 2 - 1。

表 2 - 1　各类检查的比较

	超声心动图	磁共振	CT	核素显像
灵活性	+ + + +	−	−	
电离辐射量/mSv	0	0	1~14*	10~25#
金属植入物伪影	+	+ + +	+	−
婴幼儿镇静要求	+ +	+ + + +	+ + +	+ +
空间分辨率/mm	0.5~2**	1~2	0.5~0.625	4~15
时间分辨率	>200 帧/秒(<5 ms)	20~50 ms	83~135 ms	5s~5 min
对比分辨率	+ +	+ + + +	+ +	+ + + +
心脏形态	+ + +	+ + + +	+ +非门控,+ + + +门控	−
心外结构	+ +	+ + + +	+ + +	−
心室收缩功能定量	+ + +	+ + + +	−非门控,+ + +门控	+ + +
舒张功能	+ + +	+ +		
血流定量	+	+ + + +		
瓣膜反流定量	+ + +	+ + + +	−非门控,+门控	−
评估压差	+ + +	+		
心肌活力	+	+ + + +	+	+ + + +
负荷影像	+ + + +	+ + +	−	+ + + +
冠状动脉显像	+ +	+ + +	+ + + +	−
胎儿心脏显像	+ + + +	+		

＊,冠状动脉钙化积分 1~2 mSv,冠状动脉 CT 显像 3~14 mSv；#核素心肌负荷 MIBI 显像 10~12 mSv,核素双同位素心肌灌注显像 25 mSv；＊＊,血管内超声的空间分辨率可达到 0.15 mm

二、安全性及禁忌证

在选择影像学方法时,安全性是重要的因素,其中包括电离辐射和对比剂的安全性。超声心动图是最安全的检查手段,简单便捷,没有电离辐射。另外,超声对比剂是微米量级直径的包膜微气泡,经肺排出体外,过敏是主要的不良反应,但对肝、肾功能没有不良影响。心脏磁共振同样没有电离辐射,但部分金属植入物或异物,包括眼内的金属异物、胰岛素泵、经静脉临时起搏导线、"triggerfish"角膜接触镜、LINX 抗胃食管反流装置等则是磁共振的绝对禁忌。磁共振的造影剂以钆为基础,除肾功能不全的患者外,对大多数患者都是安全的,但 2018 年美国食品药品安全管理局(FDA)提出警告,需注意钆造影剂在体内尤其是脑内的残留问题。随着成像技术的发展,CT 和核素显像的辐射量显著下降,单次检查电离辐射的致癌、致畸作用非常小,但对于反复多次检查的患者,需要注意控制累积辐射量。另外,对于高危患者,需要警惕 CT 检查含碘造影剂诱发造影剂肾病的风险。

第二节 检查手段简介

一、超声心动图

20 世纪 50 年代初期,Inge Edler 和 Carl Helmuth Hertz 第一次用 M 型超声观测二尖瓣狭窄,自此超声心动图技术得以蓬勃发展。从最早的 M 型超声,到 20 世纪 70 年代的二维超声联合彩色多普勒信号评估瓣膜反流,超声心动图以其安全、便捷的特点,在临床上发挥了重要的作用。借助超声造影剂微气泡增强背向散射信号,大大提高了超声心动图在某些声窗条件不佳如肥胖或肺气肿患者中的诊断准确性。实时三维超声技术可以直接模拟外科直视下的瓣膜形态和功能,指导术前及术中瓣膜成形方案的选择及疗效判断。另外,心血管微创治疗,如二尖瓣钳夹术、左心耳封堵术,更是离不开实时三维超声心动图的指导。斑点追踪分析通过追踪超声灰阶图像中斑点的运动轨迹,计算心肌在多个方向上的形变,可以更敏感地识别亚临床的心脏损伤,如肿瘤化疗后的心肌损伤等。

二、核素显像

核素显像是除超声心动图以外,最早的心血管无创检查手段,其应用历史可以追溯到 20 世纪 60 年代早期 Hal O. Anger 发明的 γ 相机。目前的核素显像分为单光子发射计算机断层成像技术(single-photon emission computed tomography,SPECT)和正电子发射断层成像术(positron emission tomography,PET)两种。与其他影像学方法不同的是,核素影像是一种功能性成像,其成像原理主要依据的是不同示踪剂在不同组织的聚集浓度不同而呈现出组织间的差异。在心血管影像中,核素显像除了应用于心肌灌注外,还可以用于观察心肌代谢、炎症等变化。与 SPECT 相比,PET 有更高的空间分辨率和对比分辨率,伪像少、成像质量高且成像速度快,敏感性特异性均高于 SPECT。

三、CT

早在 20 世纪 70 年代,CT 已开始用于临床,然而直到 21 世纪初期,随着多排螺旋 CT 的发展,心电门控技术的应用以及图像重建技术的成熟,CT 才被逐渐应用于心血管领域。CT 有非常高的空间分辨率,可以分辨心脏及血管的形态和结构。目前除了临床应用最多的 CT 冠状动脉显像外,CT 还被用于主动脉疾病及先天性心血管疾病的诊断,并指导心血管微创治疗,如经皮主动脉瓣成形术(transcatheter aortic valve implantation,TAVI)术前对主动脉、主动脉瓣及瓣周精细结构的测量分析及重建。

随着技术的改进,CT 的辐射剂量大大减少,冠状动脉 CT 造影的辐射剂量从 15 mSv 降到 5 mSv 以下。另外,近年来 CT 功能成像也在迅速发展,包括心肌灌注成像及血流储备分数(fractional flow reserve,FFR)的计算。

四、心脏磁共振

和 CT 一样,从 20 世纪 90 年代起,随着扫描速度的提高和心电门控技术的应用,磁共振开始应用于心血管临床,并得到迅速发展。磁共振没有电离辐射,有良好的组织对比分辨率,能从任意角度进行成像,并能同时提供解剖成像及功能成像,在心血管领域应用广泛。在先天性心脏病、心脏占位、心包疾病、心肌病、心肌炎症、冠心病等,CMR 有着无可替代的地位。

除此之外,CMR 的一些新技术,如参数定量成像[T_1、T_2 映射和细胞外间质容积分数成像(extracellular volume fraction,ECV)]、四维血流分析(4D Flow)技术等发展迅速。T_1 和 T_2 映射可以直接测量单位像素的 T_1 和 T_2 值,结合 ECV 可以敏感地评估心肌弥漫性的病变。而 4D Flow 可以对心腔和大血管血流进行定性和定量分析,并能通过三维相位电影,直观地显示血流特征。这些技术展现了巨大的临床应用前景。

第三节 影像方法在各类心脏疾病中的应用

一、冠状动脉性心脏病

冠状动脉直径小,走行迂曲,一直处于运动状态,因此冠状动脉的成像技术要求有较高的时间及空间分辨率。目前对于冠心病的无创影像学诊断除了观察冠状动脉的解剖改变外(CT冠状动脉钙化积分,CT 冠状动脉成像,磁共振冠状动脉成像),还包括功能改变(SPECT 或 PET 心肌灌注显像,负荷超声心动图,心脏磁共振负荷显像及延迟钆增强)的检查。

(一)冠状动脉钙化积分

CT 空间分辨率高,无须造影剂即可量化冠状动脉钙化积分(coronary artery calcification score,CACS),且扫描速度快(10~15 s 扫描时间),辐射剂量小(1 mSv)。一项多中心前瞻性研究(multi-ethnic study of atherosclerosis,MESA),共入选 6814 位受试者,年龄从 45~84 岁,其中包括了白种人、非裔、拉丁裔和亚裔。结果显示,在各族群内部使用 CACS都可以在传统危险因素外提供额外的心血管风险预测。而海恩斯-尼克斯多夫召回风险因素(heinz nixdorf recall risk factor,HNR)和弗雷明汉心脏研究(framingham heart study,FHS)均得到了类似结果,提示 CACS 能够将中度风险人群重新划分为较低风险组和较高风险组。如糖尿病患者,CACS 较高预示着短期内心血管事件风险较高,而其中钙化积分为零的糖尿病患者与非糖尿病患者一样很少发生心血管事件。英国临床实践指南(national institute for health and clinical excellence NICE)将钙化积分是否为零作为急诊胸痛患者是否需要进一步观察的标准。有指南提议结合 10 年动脉粥样硬化性心血管疾病(artoriosclerotic cardiovascular disease,ASCVD)危险评分和 CACS 来指导治疗方案(10 年 ASCVD 危险<5%,无论 CACS 多少均不建议他汀治疗;10 年 ASCVD 危险 5%~7.5%,若CACS=0,不建议他汀,CACS>1,可以考虑他汀;10 年 ASCVD 危险 7.5%~20%,若CACS=0,不建议他汀,CACS>1,建议他汀;10 年 ASCVD 危险>20%,无论 CACS 多少,均建议他汀治疗)。

(二)CT 冠状动脉显像及血流储备分数

CT 成像时间短,空间分辨率高,冠状动脉 CT 显像对诊断冠状动脉疾病的敏感度高达99%,但其特异性为 64%~89%,尤其对于高危人群,由于冠状动脉钙化严重,植入支架或心律不齐等,均有可能高估血管狭窄程度。有多项研究观察了 CT 冠状动脉显像(CT coronary angiography，CTCA)在不同临床场景下的应用。SCOT-HEART 研究入选了 4 146 例胸痛门诊的患者,5 年的随访结果显示,与常规评估手段比较(主要是运动心电图),CTCA 可以减少40%冠心病死亡和非致死性心肌梗死的相对风险,因此 CTCA 可以作为稳定性胸痛的一线评估手段。但是对于急诊室的急性胸痛,CTCA 并不比高敏肌钙蛋白更有优势。

近 20 年来,冠状动脉血流储备分数(fractional flow reserve，FFR)逐渐成为公认的功能学评价指标,以 FFR 指导的治疗策略被证实安全、经济,并能改善患者的预后。2014 年,ESC/EACTS 心肌血管重建指南,2016 年,ACC/AATS/AHA/ASE/ASNC/SCA/SCCT/STS急性冠状动脉综合征血管重建指南及 2017 年稳定性冠心病血管重建指南均推荐 FFR 指导冠心病患者的血管重建。基于冠状动脉 CT 的血流储备分数(CTA-derived fractional flow reserve，FFRCT)是将计算流体力学(computational fluid dynamics，CFD)应用于冠状动脉CT 成像技术,计算出模拟的 FFR 数值。FFRCT 的计算无须改变冠状动脉 CT 的操作流程、图像采集方式和造影剂的应用,也不会增加造影剂剂量和辐射剂量。这种一站式的检查可以同时提供解剖和功能学改变。检验 FFRCT 诊断准确性的研究都是以压力导丝测定的 FFR作为对照,以 FFR≤0.8 作为功能性缺血的诊断标准。第一个针对 FFRCT 的多中心研究DISCOVER-FLOW (diagnosis of ischemia-causeing stenoses obtained via noninvasive fractional flow reserve)入选了 4 个中心共 103 例患者,研究发现 FFRCT 没有改变 CT 冠状动脉显像的诊断敏感性(FFRCT 88%，CT 冠状动脉显像 91%),但特异性从 40%提高到82%,诊断准确率由 59% 上升至 84%。以后的多个多中心研究,包括 DeFACTO (determination of fractional flow reserve by anatomic CT angiography)和 NXT(analysis of coronary blood flow using CT angiography：Next Steps)均得到了类似结果,即在不改变 CT冠状动脉显像诊断敏感性的基础上,FFRCT 无论从单个患者的水平或单个病变的水平,均可以提高诊断的特异性和准确性。Gonzalez 等的 Meta 汇总分析结果显示 FFRCT 的敏感性和特异性分别为 0.90(95%可信区间:0.85~0.93)和 0.72(95%可信区间:0.68~0.76)。

另外,CT 冠状动脉显像对于临界病变的诊断有明显的局限性,而 FFRCT 可以帮助临床甄别哪些患者可以从血管重建术中获益,从而减少不必要的介入治疗。DISCOVER-FLOW的亚组研究分析了 82 例共 150 个临界病变节段(狭窄程度 30%~69%),结果显示与单用 CT冠状动脉显像比较,FFRCT 显著提高了病变相关缺血的诊断准确性(AUC 由 0.53 提高至0.79，$P<0.0001$)。在 NXT 针对 235 例患者临界病变的亚组研究中,发现 FFRCT 鉴别病变相关缺血的准确性和特异性分别为 80% 和 85%,而 CT 冠状动脉显像则为 51% 和 92%。有 68%CT 假阳性的患者经 FFRCT 后重新分类为真阴性。

上述研究显示了 FFRCT 可以提供更多的冠状动脉功能学信息,尤其对临界病变显著提高了诊断的准确性和特异性,在不改变 CT 冠状动脉显像敏感性的前提下,降低了假阳性率,避免了不必要的创伤性检查和治疗,具有良好的临床应用前景。但是同其他影像学检查方法一样,FFRCT 也有一定的局限性。在 DeFACTO 和 NXT 研究中,分别有 11% 和 13% 的检查由于图像质量问题无法进行进一步分析。目前尚不明确 FFRCT 指导的治疗策略对长期预后的影响。

(三) 磁共振冠状动脉血管成像

磁共振血管造影已被成功应用在大血管上,包括颈动脉及主动脉,但由于磁共振显像时间长,空间分辨率相对较低,除了评估冠状动脉异常起源、冠状动脉瘤或桥血管外,在其他冠状动脉疾病的应用上还处于起步阶段。近期的 Meta 分析显示,磁共振冠状动脉成像对于>50%的血管狭窄的诊断敏感性为 89%,特异性 72%。但与其他影像手段相比,心脏磁共振有其独特的优势。严重钙化会影响 CT 的成像质量,但对于钙化严重的部位,磁共振可以显示管腔结构。除了对血管的直接显影外,磁共振还可以显示心肌的组织学改变,如延迟钆强化(late gadolinium enhanced,LGE),且能通过早期钆对比增强扫描来识别心肌梗死后的微血管阻塞(microvascular obstruction,MVO),这对于诊断及预后有着重要的意义。LGE 可以提示心肌梗死的部位和范围,无论对于小范围心肌梗死(敏感性 92%)、非前壁心肌梗死(98%)或非 Q 波的心肌梗死(85%),都有很高的诊断敏感性。直接经皮冠状动脉介入治疗(primary PCI)24 小时内梗死部位的 LGE 是左室收缩功能不全及左室重构的独立危险因素。而 16 个月的随访发现,心肌梗死后的 MVO 与心血管事件相关。另外,近期的研究表明,磁共振可以显示高铁血红蛋白。高铁血红蛋白是血栓和斑块内出血的主要成分,这或许能够帮助识别易损斑块。

（四）冠状动脉功能性成像

心肌缺血最早期的病理生理改变是灌注异常,随着缺血时间的延长,紧接着依次出现代谢异常、舒张功能改变、收缩功能改变、心电图改变、胸痛甚至心肌坏死(图 2-1),这是冠心病功能性成像的病理生理基础。冠心病功能性显像包括可以观察心肌灌注异常和心肌收缩异常的负荷磁共振、负荷心肌灌注核素显像(负荷 SPECT 和负荷 PET),以及可以观察心肌收缩和舒张异常的负荷超声心动图。负荷的方式包括了运动负荷(如平板运动和踏车运动)和正性肌力药物负荷(多巴酚丁胺)或血管扩张剂药物负荷(如双嘧达莫、腺苷等)。和所有的诊断性检查一样,在判读负荷试验的结果时,需要结合患者的冠心病预测概率(pre-test probability,也就是发病概率)。负荷试验对于冠心病中危的患者最有诊断价值,这些患者负荷试验阳性有很大概率是真阳性,因此推荐用于有症状患者,或冠状动脉再血管化治疗适应证筛选或术后疗效判断,心肌病或心力衰竭的鉴别诊断等。而对于高危或无症状的低危患者,负荷试验的诊断价值并不高。无创检查对冠心病中危重患者诊断的敏感性和特异性详见表 2-2。负荷核素显像的敏感性高,负荷超声心动图的特异性更好,两类方法的总体表现类似,诊断准确性高于单纯的负荷心电图。

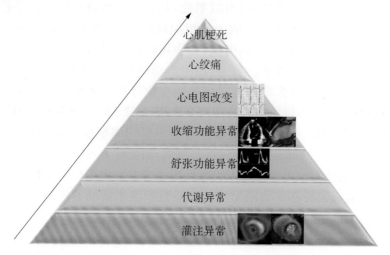

图 2-1 心肌缺血病理生理改变

表 2-2 无创检查对冠心病中危患者诊断的敏感性和特异性

检查方法	敏感性/%	特异性/%	研究数/n	入选患者数/n
运动心电图	68	77	132	24 000
^{201}TI 平面显像	79	73	6	510
SPECT	88	77	10	1 174
负荷超声心动图	76	88	6	510
PET	91	82	3	206

选择何种方式的负荷以及何种显像方式取决于多种因素,包括技术的可行性,患者的运动能力,是否合并基础心电图异常,是否需要评估心肌活力,是否需要评估瓣膜情况,以及患者的体型和透声条件。由于运动能力能提供更多的预后价值,因此对于有一定运动能力的患者运动负荷是个更好的选择。对于冠状动脉慢性闭塞性病变,或左心室功能不全合并冠状动脉多支病变的患者,判断有无存活心肌对制订进一步的治疗方案非常重要。核素心肌灌注显像、多巴酚丁胺负荷超声心动图或增强磁共振可以通过判断细胞膜完整性(^{201}TI 显像)、线粒体功能(^{99m}Tc 显像)、心肌细胞代谢功能(^{18F}脱氧葡萄糖-PET 显像,^{18F} FDG-PET)、对正性肌力药的反应(多巴酚丁胺负荷超声心动图)以及收缩功能下降的局部心肌是否存在瘢痕组织(LGE),来判断是否存在存活心肌。其中,^{18F} FDG-PET 对存活心肌的判断有很好的敏感性和阴性预测值,因此是目前判断存活心肌的金标准。另外,如果患者的基础心电图存在左束支传导阻滞或心室起搏,运动负荷核素显像时可能会出现假阳性的结果,通常表现为室间隔可逆性或固定的充盈缺损,降低检查特异性。因此,即使这类患者有很好的运动能力,也建议采用血管扩张剂负荷的核素显像。

二、心包疾病

心包疾病包括急性心包炎、缩窄性心包炎、心包肿瘤浸润、心包积液、心包填塞、先天性心包缺如等。超声心动图操作便捷,没有放射性,是心包疾病的一线诊断手段。超声心动图并不能直接观察心包的厚度或心包的主要组织成分,其优势在于对心包积液的分辨率高,可以进行床旁检查并指导心包穿刺引流,而使用超声造影剂后更有助于识别急性心肌梗死合并假性室壁瘤或游离壁破裂。另外,超声心动图可以通过有无右房室的塌陷、下腔静脉的宽度、二尖瓣、三尖瓣舒张期峰值随呼吸的变化等指标来观察心包疾病对血流动力学的影响,尤其在判断有无心包填塞时起到重要作用(图 2-2)。超声心动图还有助于心包炎和其他疾病的鉴别诊断。组织多普勒超声有助于鉴别缩窄性心包炎和限制性心肌病。二尖瓣环组织多普勒 E′<7 cm/s 提示限制性心肌病,而侧壁 E′小于室间隔 E′则提示缩窄性心包炎。除此之外,急性心包炎通常表现为急性胸痛合并心电图广泛导联 ST 段抬高,超声心动图可以通过判断有无局部室壁活动异常和心包积液来帮助鉴别急性心肌梗死和急性心包炎。

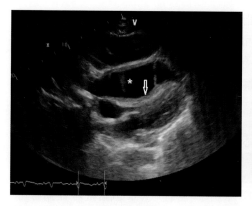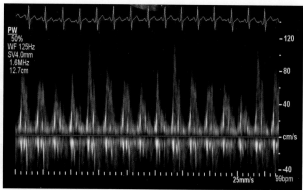

图2-2 62岁女性,乳腺癌化疗、放疗后,因"进行性气促"入院,超声心动图提示心包填塞。左图可见大量心包积液,心包腔内见纤维渗出(＊),右心房右心室明显受压(箭头所示为舒张期受压的右心室)。右图为二尖瓣血流频谱,可见二尖瓣E峰峰值随呼吸变化幅度＞50%(正常小于25%)

CMR和CT可作为心包疾病的二线检查手段,进一步评估心包增厚的程度、心包缩窄对血流动力学的影响、心包炎症以及钙化(图2-3)。正常的心包分为脏层和壁层,正常壁层心包厚度仅为1 mm,为纤细的膜状组织,其成像特征(CT衰减值,CMR弛豫时间)和下方的心肌相同。但心包壁层相邻两侧存在脂肪平面,其在CT和CMR的成像特征与心包壁层不同,所以能够显示心包壁层。心包壁层和相邻脂肪,包括心外膜脂肪(心包壁层下)和覆盖脂肪(心包壁层外)呈"三明治"样改变,这是心包壁层成像的必要条件。大部分的心外膜脂肪分布在右心室前壁,左心室侧壁周围也有一小部分,在存在"脂肪三明治"时,CT可以清晰地显示心包增厚程度、累的范围或是否存在肿瘤浸润。CT对诊断心包钙化尤其敏感。另外,CT对心包积液及其组成成分的诊断敏感度高于超声心动图。漏出性心包积液的CT值低,在0～20 HU之间。在细菌感染或合并心包内出血,心包积液内蛋白质含量增加时,积液的CT值增高,根据CT值可以帮助鉴别漏出液和渗出液。此外,增强CT还可以显示心包急性炎症,表现出局部造影增强。CT检查心包疾病的优势在于还可以同时观察胸部病变,包括胸腔积液、肿大的淋巴结、肺炎、纵隔肿瘤等。

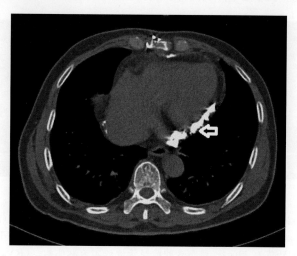

图2-3 缩窄性心包液,CT示心包明显增厚钙化(箭头所示)

和 CT 一样,CMR 评价心包厚度依赖于心外膜脂肪的存在,但 CMR 仍是测量心包厚度最好的诊断手段。CMR 的一些技术,如 SSFP 序列,可以清晰地显示心包的解剖,观察心包积液、心包增厚,还可以直接观察心脏的运动,发现与心包限制有关的室间隔随呼吸摆动,心包填塞引起的心室游离壁塌陷等。另外,CMR 还可以观察心包炎症,如局部水肿(T_2 加权序列)和LGE。三种显像手段比较见表 2-3。

表 2-3　三种显像手段评估心包疾病的比较

	超声心动图	CT	CMR
心包厚度	无法直接测量	可以测量,依赖于"脂肪三明治"	显示更佳,依赖于"脂肪三明治"
心包钙化	不敏感	非常敏感	不敏感
心包积液	敏感,可以鉴别血凝块和血液,指导床旁穿刺引流,并可以提示心房、心室塌陷,但观察切面有限	敏感,可以帮助区分渗出、漏出液,但无法区分血凝块和血液	敏感,可以提示心房、心室塌陷
心包囊肿	观察切面有限	可以检出	非常敏感
心包组织学特性	无法评估	应用造影剂后有帮助	非常敏感
心脏活动及功能评价	可以评估	需要回顾性门控采集,辐射量大	非常敏感
胸部疾病	无法评估	可以评估	应用有限
便捷性	灵活度高,可以床旁指导治疗	仅用于血流动力学稳定的患者	仅用于血流动力学稳定的患者

核素显像无法直接显示心包或测量心包厚度,但由于 [18F] FDG-PET 是代谢显像,可以在其他影像手段的基础上,提示心包肿瘤细胞浸润或炎症(图 2-4a、b、c)。

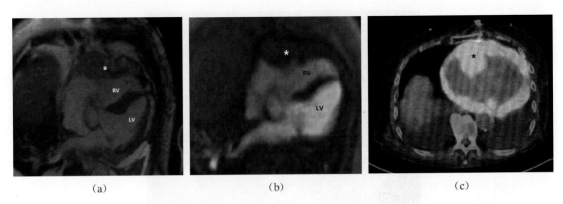

(a)　　　　　　　(b)　　　　　　　(c)

图 2-4　82 岁男性,磁共振显示前房室沟处见肿瘤浸润,累及心包,右心室游离壁(a);首过灌注成像未见该处明显充盈,可以排除血管源性的肿瘤,如心包血管瘤、血管肉瘤等(b);FDG 显像提示心包弥漫性高摄取,最大 SUV 值为 29(c)。该患者肿瘤经活检证实为淋巴瘤。(RV,右心室;LV,左心室;*,心包占位)

三、心脏瓣膜病

对于瓣膜病的影像学检查目的包括：①瓣膜形态改变、病因及适合何种方式的治疗；②对血流动力学的影响及其程度；③心脏腔室的重构；④主动脉有无病变；⑤其他可能对预后有影响的表现。

超声心动图始终是瓣膜病的诊断及随访的一线手段。超声心动图时间分辨率优秀，可以对瓣膜这类活动度大的结构进行实时观察，包括瓣膜的形态、活动度，判断瓣膜的反流及狭窄程度。同时还可以评估心室功能和房室腔大小（图2-5）。对于感染性心内膜炎，超声心动图尤其是经食管超声有着无可替代的地位。超声心动图检查可以发现瓣膜赘生物，瓣膜及瓣周结构的破坏（如瓣周脓肿），新出现的瓣膜反流以及基础心脏疾病。经胸超声心动图可以发现最小直径5 mm的赘生物，对于直径<5 mm赘生物的敏感性为25%，直径6~10 mm赘生物的敏感性约为70%，而经食管超声心动图能发现最小直径1 mm的赘生物。经胸超声识别赘生物的敏感性为44%~64%，特异性91%~98%，而经食管超声心动图的敏感性达到87%~100%，特异性91%~100%，且经食管超声对于自身瓣膜感染性心内膜炎的阴性预测值更是达到了86%~97%（图2-6）。另外，经食管超声实时三维成像可以提供"外科视野"切面（en face view），帮助术前制订手术方案，术中监测换瓣或瓣膜修补疗效。目前许多瓣膜病介入术，如二尖瓣缘对缘钳夹术（mitral valve edge-to-edge repairment），瓣中瓣（valve in valve）置换术则完全依赖于经食管超声的实时指导（图2-7）。但超声心动图仍有一定盲区。对于瓣膜反流量的判断，超声心动图主要通过彩色多普勒观察瓣膜反流束宽度、反流面积，并能定量计算有效反流口面积（effective regurgitation orifice area，EROA）、反流容积和反流分数，但对于偏心性反流或多束反流程度的估算仍可造成较大的偏差。而对于瓣膜狭窄，超声可以直接测量跨瓣膜压差，用连续方程计算瓣膜面积，从而估测瓣膜狭窄程度。但对于左室流出道内径测量的误差可以造成瓣口面积的很大差别。另外，超声对跨瓣膜压差的判断依赖于流量，因此对于心排血量下降的患者，可能造成压差与面积不匹配的情况（low-flow低流量，低压差；主动脉瓣狭窄，low-gradient）。而严重钙化或有金属支架的病变可以造成超声中的声影，妨碍超声成像。因此对于某些病例，多种影像手段的合作非常重要。

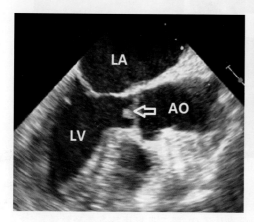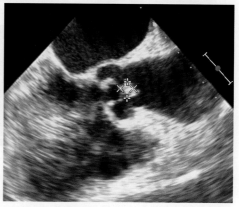

图2-5　女性，43岁，因缺血性卒中，食管超声心动图检查发现主动脉瓣上0.7 cm×0.8 cm实质性占位（箭头所示），活动度大，患者无发热病史，经外科手术病理证实为弹力纤维瘤。（LV，左室；LA，左房；AO，升主动脉）

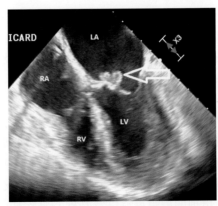

图 2-6　33 岁男性,发热 1 周。经食管超声心动图见二尖瓣赘生物(箭头所示)。(LV,左心室;LA,左心房;RV,右心室;RA,右心房)

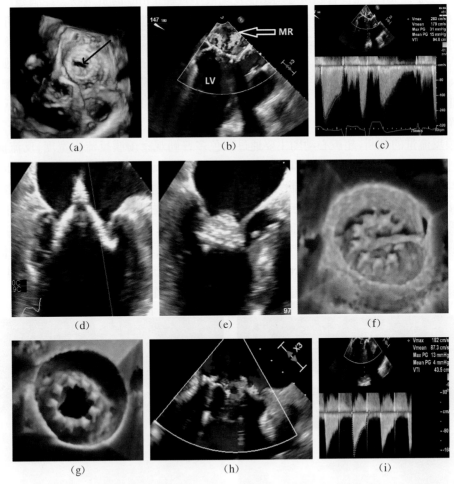

图 2-7　75 岁女性,10 年前因二尖瓣狭窄植入生物瓣,近 1 年来气促加重。经食管超声心动图提示二尖瓣生物瓣重度狭窄,平均压差 15 mmHg,峰值流速 2.8 m/s,中度瓣内反流(a,经食管三维超声心动图,箭头所示为舒张期二尖瓣瓣口开放;b,中度瓣膜内反流;c,经二尖瓣连续多普勒频谱)。经皮植入 Sapien 二尖瓣(d、e,双平面实时监测瓣膜植入,箭头所示为 Sapien 瓣膜;f,三维超声仿真心腔内窥镜,箭头所示为瓣膜输送鞘),植入后彩色多普勒示瓣膜开放良好(g),轻微瓣内反流及轻微瓣周反流(h),平均压差降至 4 mmHg,峰值流速 1.82 m/s(i)

对于主动脉瓣狭窄,CT可以直接观察瓣膜的形态(如二叶式或三叶式主动脉瓣),瓣叶的长度,主动脉瓣环内径,根部形态和内径,冠状动脉解剖和开口位置等,这些参数对于经皮主动脉瓣置换(transcatheter aortic valve replacement,TAVR)尤为重要。另外,CT可以计算主动脉瓣钙化分数。对于部分低压差低流量主动脉瓣狭窄患者,当小剂量多巴酚丁胺负荷试验仍无法区分真性假性狭窄时,主动脉瓣钙化积分能够提供有用的补充信息,若积分≥1 650单位则考虑为真性的重度狭窄,<1 650单位考虑为假性狭窄。同时,CT还能同步观察是否合并主动脉病变,从而帮助瓣膜疾病治疗方案的选择。

TAVR术后亚临床瓣膜血栓的发病率缺乏详细的数据,据有限的文献报道,TAVR术后无症状患者瓣膜血栓发病率为13%~38%,有研究认为这种无症状的血栓可能与缺血性卒中/短暂缺血发作相关。超声心动图可以观察瓣膜开放/增厚情况及跨瓣压差,但由于存在瓣膜金属支架,即使经食管超声也可能低估了TAVR术后血栓的发生。而CT通过是否存在低衰减瓣叶增厚(hypoattenuated leaflet thickening,HALT)和(或)瓣膜活动度降低(reduced leaflet motion,RELM)来判断瓣膜血栓形成,其诊断TAVR术后血栓的敏感性高于TEE(图2-8)。

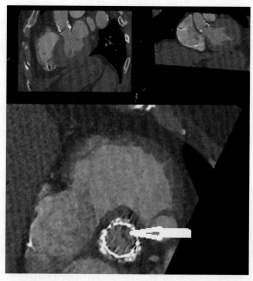

图2-8 78岁男性,TAVR术后半年。CT见左冠瓣增厚(白箭),活动减弱,诊断为TAVR术后瓣膜血栓

磁共振可以观察瓣膜的结构,但瓣膜的钙化会影响磁共振的诊断。磁共振也可以直接测量跨瓣膜的压差和流速,然而与超声心动图比较,磁共振对狭窄瓣膜的压差通常低估。因此磁共振在瓣膜性疾病上的应用主要集中在对瓣膜反流的定性及定量诊断。相位对比(phase-contrast)磁共振序列可以在任意部位获得两组图像,包括幅度图像(提供解剖信息)和相位图像(血流速度编码),从而对前向或逆向血流信号进行直接的定量计算。相位对比磁共振序列对跨半月瓣的血流信号测定非常精确,因此可以直接定量判断主动脉瓣、肺动脉瓣的反流程度,并可用于先天性心脏病计算分流量QP/QS。但由于房室瓣在收缩期瓣环活动度大,相位对比序列对跨二尖瓣、三尖瓣的血流信号无法进行直接的定量计算,二尖瓣、三尖瓣的反流通常需要通过计算心室容积变化(平面法测定)和跨主动脉瓣/肺动脉瓣的前向血流量(相位对比

磁共振序列)间接计算。磁共振对各腔室容积的测定不依赖于几何假设,准确性高,重复性好。另外,对反流的测定不受反流方向和反流束多少的影响,因此对偏心反流或多束反流的判断更为精确。但磁共振的空间、时间分辨率不够,因此对于瓣膜上小而活动不规律的病变,如赘生物的判断困难。另外,若瓣膜同时存在狭窄和反流,相位对比序列会低估跨瓣膜容量。

四、心肌病和心肌炎

过去20年,随着人们对心肌病认识的不断进步和深入,心肌病的定义得到了多次修订。2006年AHA和2008年ESC分别提出了对心肌病的分类,2013年世界心脏联盟提出的MOGE(S)分类标准(M指结构及功能特性,O指受累的器官,G指遗传模式,E指明确的病因,包括已探明的遗传学缺陷或其他潜在疾病,可选的S指心功能和活动耐量分级,包括ACC/AHA分期及NYHA心功能分级)。对于心肌病和心肌炎的无创影像检查主要着重于心脏形态、功能以及心肌组织特性的改变。

(一)左心室收缩功能测定

左心室射血分数(left ventricle ejection fraction,LVEF)是目前应用最广的左心室收缩功能指标,与长期预后密切相关。心脏磁共振分别测量各个平面左心室短轴的容积,然后叠加计算左心室整体容积,是目前LVEF测定的金标准。二维超声心动图是临床应用最广泛的方法,利用改良Simpson法分别计算左心室收缩末及舒张末容积,从而计算LVEF。但这种方法需要进行几何假设,且研究者间和研究者内的差异可达8%左右。而注入超声造影剂后,LVEF测定的准确性可以得到显著提高。三维超声心动图无须进行几何假设,且避免了二维超声技术的内在缺陷,包括心尖切面左心室缩短,跳出平面(out of plan)现象等。一项Meta分析汇总了174个研究,结果显示如果以磁共振左心室容积测定为金标准,CT和三维超声与磁共振结果的一致性最高。但是三维超声是建立在二维超声的图像基础上,二维图像不佳将显著影响三维成像质量。目前在三维超声的基础上合用超声造影剂,其成像质量及测量准确性较三维超声有了进一步的提高。

LVEF反映了左心室整体的功能情况,对于左心室局部功能障碍或早期的病变并不够敏感。应变(strain)是指物体在外力作用下的形变,心肌应变指心肌在心动周期中的变形,可用来评价局部心肌功能。超声心动图及心脏磁共振分别通过斑点追踪成像及心肌标记成像和相位偏移成像从长轴、圆周及径向3个方向测定应变,能反映心肌的早期病变,敏感性高,重复性好,且不受角度依赖。应变已被证实与多种疾病的诊断或预后相关。例如左心室的长轴应变与缺血性心肌病的长期预后相关;应变能早期诊断化疗后的亚临床心肌损伤,预测化疗引起的LVEF下降。与正常对照比较,无症状的致心律失常右心室心肌病患者,即使右心室EF正常,其右心室游离壁应变也已出现下降。

(二)右心室收缩功能测定

由于右心室的几何形态复杂,其大小、容量及功能的测定非常具有挑战性。心脏磁共振是右心室测定的金标准,可以准确测量右心室容积、室壁厚度及右心室质量。二维超声心动图虽然操作简单,但对右心室无法进行整体评估,且测量重复性不高。三维超声可以评价右心室的整体结构,包括流入道、流出道和心尖部,和磁共振的结果一致性良好,但由于右心室的解剖位置,部分患者超声心动图比较难获得良好的右心室影像,尤其是右心室扩大的患者。对于无法行磁共振检查的患者,CT同样能够准确地测量右心室容积,但需要造影剂增强显像。而且由于前瞻性门控采集无法提供心脏的动态信息。因此，必须进行回顾性门控采集，电离辐射量相对较大。

（三）心肌组织学特性

在多数情况下，二维及多普勒超声心动图可以判断心脏的结构和功能变化，提供包括扩张性、肥厚性、限制性心肌病，致心律失常右心室心肌病的诊断依据。然而心脏磁共振已成为心肌病最理想的无创性检查手段。除了可以评估心脏各腔室容积、室壁厚度、质量、各腔室运动外，更可以同时对血流灌注和组织特性进行"一站式"评估，如延迟钆强化、心肌水肿、心肌脂肪浸润或评估弥漫性心肌病变的 T_1/T_2 mapping 及 ECV 等。结合心脏结构、功能变化、心肌水肿和（或）LGE 的分布部位，有助于病因的诊断，并和预后相关（图 2-9a、b，表 2-4）。缺血性心肌病 LGE 分布范围与冠状动脉供血范围一致，表现为内膜下或全层延迟强化（详见前述）（图 2-10）。

表 2-4　不同心肌病/炎的磁共振表现

疾病	LGE 分布	LGE 特征	其他 CMR 表现
缺血性心肌病	与冠状动脉供血范围一致，心内膜下或心肌全层	条纹状或累及全层	局部室壁收缩异常，室壁变薄，室壁瘤
扩张性心肌病	室间隔，中层	条纹状	弥漫性室壁变薄，收缩活动异常，增强后 T_1 缩短
肥厚性心肌病	位于肥厚心肌内，无论内外中层	斑片状，条纹状	对称或非对称左心室肥厚
结节病	室间隔基底段，中间段或任何部位，无论内外中层	斑片状，条纹状或累及全层	左室室壁瘤，T_2 黑血序列发现心肌水肿
应激性心肌病	和心肌球形样变部位一致，无论内外中层	斑片状，暂时性	心肌球形样变，右室收缩活动异常
致心律失常右心室心肌病	右心室（有时累及左室），无论内外中层	条纹状	局部或弥漫性右心室扩大，抑脂序列见脂肪浸润
淀粉样变	任何部位，心内膜下或全层	弥漫性	室壁弥漫性肥厚，瓣膜增厚，心包积液，T_1 值延长
心肌炎	任何部位，心外膜下	弥漫性	T_2 黑血序列见心肌水肿，早期钆增强，T_1 值延长
Anderson-Fabry 病	下侧壁基底段至中间段，中层	条纹状	对称/非对称室壁肥厚，不伴左心室流出道梗阻，T_1 值缩短
心内膜心肌纤维化	流入道至心尖部，心内膜下	弥漫性	心室变形，心室容量减少或正常，心房增大
左心室致密化不全	无	无	非致密化/致密化心肌厚度增大
铁过负荷性心肌病	无	无	T_2^* 缩短

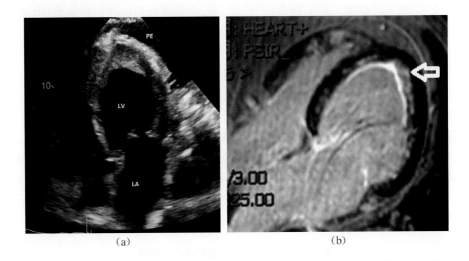

图 2-9　54 岁男性，因"活动后气促"，超声心动图见左心房增大，左心室心尖部内膜增厚，少量心包积液(a)，鉴别诊断包括心尖肥厚性心肌病、心尖部血栓、Loeffler 心内膜炎。患者过去史包括嗜酸性粒细胞持续显著升高，>15×10⁸/L，CMR 见心尖部心内膜下片状钆增强(b)，冠状动脉造影未见血管狭窄，根据病史及相应影像学检查，更正诊断为"Loeffler 心内膜炎"。(LV，左心室；LA，左心房；PE，心包积液)

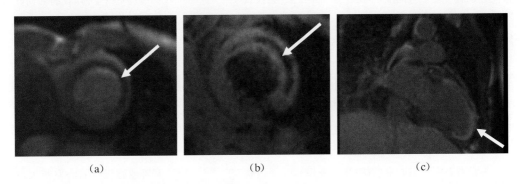

图 2-10　47 岁男性，2 周前因急性 ST 段抬高心肌梗死行溶栓治疗，溶栓后冠状动脉造影提示，前降支近段85%～90%狭窄，回旋支中段及右冠状动脉远段75%狭窄。磁共振显示左心室前壁及心尖部收缩活动消失，该部位首过灌注见充盈缺损(a 图箭头所示)，T₂ 序列见心肌内出血及微循环阻塞(b 图箭头)，钆造影后提示该处透壁的延迟钆增强(c 图箭头)

　　扩张性心肌病除了各腔室扩大、室壁变薄、收缩活动减弱外，可以没有 LGE 或出现心肌中层或局部斑片状 LGE。研究表明，LGE 与心室容积和功能之间没有明确的关系，但扩张性心肌病心肌中层的 LGE 与室内传导异常有关，是心源性猝死及室速的独立预测因素。另外，合并中层 LGE 与 β 受体阻滞剂或心脏再同步化治疗效果不佳有关。

　　肥厚性心肌病有多种表型，一些其他的疾病也可表现为左心室肥厚，因此磁共振对于肥厚性心肌病的诊断有着重要的作用。55%以上的肥厚性心肌病患者合并不同程度的 LGE，通常LGE 位于前壁或后壁的右心室插入部位。基因阳性的患者更容易出现 LGE，甚至出现在心肌肥厚之前。和扩张性心肌病不同，肥厚性心肌病的 LGE 与纽约心功能分级(NYHA)、左心室收缩和舒张功能以及左心房容积有关。LGE 与肥厚性心肌病患者心血管死亡、心力衰竭及全因死亡均相关。但右心室插入部位的 LGE 预后良好(图 2-11)。

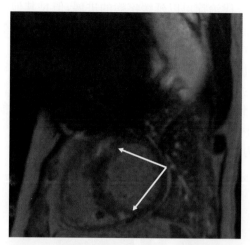

图 2-11　47 岁男性,因"肥厚性心肌病,室速"植入式心律转复除
　　　　颤器。磁共振可见除颤器造成的伪影,在右心室插入
　　　　部位的心外膜下见延迟钆增强(箭头所示)

　　结节病是一类原因不明的多系统疾病,由于结节病累及心脏的预后很差,而早期使用皮质醇激素可以明显改善这类患者的长期预后,因此对于心脏结节病的正确诊断至关重要。心脏结节病表现为心肌局部变薄、收缩力下降或室壁瘤形成,除了局部的纤维瘢痕可以表现为 LGE 外,上皮样细胞形成的非干酪样肉芽肿也可表现为 LGE。LGE 多分布在室间隔的基底段或中间段,但也可分布在心室内的任意部位。T_2 加权序列有时可观察到结节病斑片状的心肌浸润合并心肌水肿。

　　应激性心肌病的 CMR 应该在急性期完成(一般在发病 5 天内)。CMR 可以识别可逆性和不可逆的心肌损伤,因此可以帮助鉴别应激性心肌病、急性冠状动脉综合征和心肌炎。应激性心肌病 T_2 加权序列提示收缩异常部位的心肌水肿,通常没有 LGE。但是合并 LGE 不能作为排除应激性心肌病的标准。有 38.5% 的应激性心肌病患者同时合并右心室功能不全。右心室功能不全和住院时间延长、高龄有关,而 CMR 可以帮助识别这部分危重患者。

　　由于 CMR 可以精确地测定右心室的容积和功能,并能发现局部的收缩异常和室壁瘤,因此心脏磁共振是致心律失常右心室心肌病重要的诊断指标之一。另外,尽管通过压脂序列观察到的右心室游离壁的脂肪浸润并不作为目前的诊断指标,但这对鉴别诊断能提供额外的帮助。而 LGE 通常出现在脂肪浸润的部位。

　　心肌淀粉样变性在电影序列中表现为左右心室及心房壁的弥漫性增厚,并累及心脏瓣膜,同时合并心包积液。淀粉样物质在心肌中的浸润可以表现为特征性的 LGE。在疾病早期,LGE 出现在左右心室的心内膜下,而室间隔中层不被累及。随着疾病的进展,由于淀粉样物质的弥漫性浸润,心肌信号很难被完全抑制,因此无法与邻近的血池信号区分。另外,由于钆滞留在全身的淀粉样组织中,血池中的钆早期廓清速度加快,因此血池表现为异常的低信号。淀粉样变性时,心肌 T_1 值明显升高,且 T_1 值明显高于主动脉瓣狭窄引起的室壁肥厚。另外,T_1 值与心室收缩及舒张功能相关,因此 T_1 映射不仅有助于诊断,还可能帮助判断疾病严重程度。

　　Anderson-Fabry 病是 X 连锁的溶酶体蓄积病,心脏受累表现为心肌肥厚、传导异常及进行性的心力衰竭。早期酶替代治疗可以延缓疾病的进展，但是其他的影像学检查，包括超声心动图对 Anderson-Fabry 病的诊断帮助不大，而磁共振可以表现出特征性的 LGE 分布，主要累及左室下侧壁基底段至中间段。另外 T_1 mapping 可以表现为 T_1 值明显降低。

铁过负荷性心肌病是由于原发（原发性血色病）或继发（如反复输血等）因素导致过多的铁沉积在心肌中，可以表现为心肌收缩和（或）舒张功能异常、心律失常等。磁共振 T_{2*} 值对心肌内的铁沉积量有很好的一致性，当 T_{2*} 值<20 ms 时，左心室收缩功能进行性下降，且心律失常的发生率明显升高；T_{2*} 值<10 ms 时，98%的患者发生心力衰竭。与肝脏 T_{2*} 值和血清铁浓度相比，心肌 T_{2*} 值对心力衰竭和心律失常有更好的预测作用（图 2-12）。

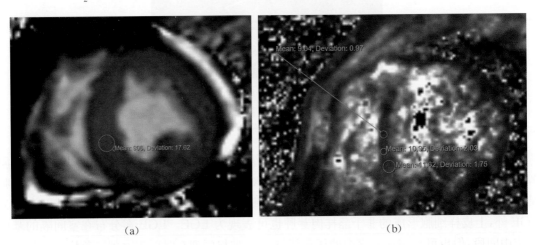

(a) (b)

图 2-12　24 岁女性，诊断为"镰状红细胞贫血"，有反复多次输血史。磁共振提示左心室及双心房增大，左心室室壁厚度正常，LVEF 50%。T_1 值为 890～910 ms（a，1.5 T 磁共振 T_1 正常值为 950～1 050 ms），T_{2*} 值为 12 ms（b），均明显降低，提示心肌内铁负荷过重（铁过负荷性心肌病）

心肌炎最多见的是心肌水肿，弥漫性室壁运动异常，心外膜下片状 LGE，并可累及心包。T_2 黑血序列评估心肌水肿对心肌炎的诊断很重要。心肌弥漫性水肿时单纯肉眼很难识别，需要把心肌与骨骼肌 T_2 加权成像信号强度做对比，当 T_2 加权成像信号强化比值≥2.0 时有诊断意义。早期钆强化和 T_1 时间延长也可提示心肌水肿。左心室后侧壁心外膜下强化是心肌炎的特征性表现，其次为室间隔。心内膜下强化很少单独出现，这可与缺血性心肌病相鉴别（图 2-13）。不同心肌病/炎的磁共振表现见表 2-4。

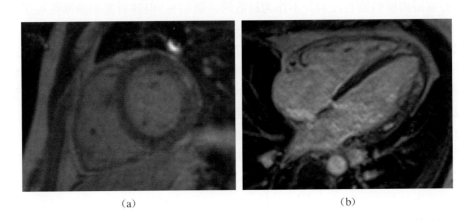

(a) (b)

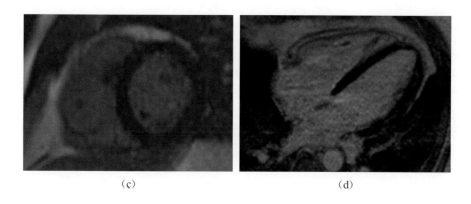

(c)　　　　　　　　　　　　　　　　(d)

图 2-13　26 岁男性，因"胸痛 2 天伴肌钙蛋白升高"，怀疑"心肌炎"。CMR 提示前侧壁基底段、下侧壁基底段及心尖部 T_1、T_2 值升高，伴这些部位心外膜下延迟钆增强（a、b），提示急性心肌炎。3 个月后复查磁共振，延迟钆增强明显消退，T_1、T_2 值恢复正常（c、d）

除磁共振外，核素显像在心肌病/心肌炎的诊断中也起了重要作用，核素显像一方面可以提供心脏结构功能变化及心肌血供情况，另一方面可以提示活动性的炎症。^{68Ga}DOTA - TATE 或 ^{68Ga}DOTA - TOC 是生长抑素受体的标记物，激活的巨噬细胞和多核细胞表达生长抑素受体，而正常的心肌细胞不表达。因此，可以作为慢性炎症的标志物，^{68Ga}DOTA - TATE 或 ^{68Ga}DOTA - TOC 的 SPECT 显像已用于心肌炎、儿童 Kawasaki 病、结节病的诊断。PET 在诊断心肌病/心肌炎时，一般进行分步扫描。第一次的门控灌注扫描采用 ^{13N}NH3 或 ^{82}Rb，了解心腔大小、收缩活动及灌注情况。第二步的炎症扫描多选用 ^{18F}FDG 作为示踪剂。静息状态下的灌注缺损可能是由于炎症引起的微循环异常或是瘢痕形成，而如果同样部位 ^{18F}FDG 扫描出现摄取增强，则提示该处存在炎症；如果灌注扫描及 ^{18F}FDG 扫描均见缺损，则提示为不可逆的瘢痕形成。核素的炎症显像不仅能帮助诊断，更能协助制定治疗方案。在结节病中，^{68Ga}SPECT 或 ^{18F}FDG - PET 的显像可以区分不可逆的瘢痕形成和活动性炎症，帮助预测类固醇激素的治疗效果。

五、先天性心脏病

超声心动图在先天性心脏病诊断及随访中的地位毋庸置疑，尤其是对婴幼儿，声窗条件好，没有电离辐射，镇静要求相对较低。在婴幼儿中，大多数的先天性心脏病超声诊断的错误率仅为 0.2%～2%，绝大多数情况下仅靠超声便可以明确诊断，帮助制定治疗方案，提供预后信息。另外，对于 8 岁以下的婴幼儿，超声心动图还可以帮助诊断冠状动脉畸形或获得性病变（如冠状动脉开口畸形、冠状动脉走行异常、川崎病、冠状动脉瘘等），而且超声心动图可以对胎儿心脏的结构功能进行准确评估。但超声心动图也有其局限性，如对心外结构的判断，大血管与心脏的相对位置识别等。另外，随着患者年龄增长，透声条件会逐步下降，尤其是先天性心脏病术后的患者，有时候超声心动图无法获得满意的图像。在这种情况下，CMR 作为重要的补充手段，提供包括心脏各腔室结构、功能、瓣膜功能等信息，还能清晰地显示各腔室及血管之间的连接，手术补片或人工管道的血流，冠状动脉开口及走行等全方位的信息。另外，CMR 可以利用相位对比序列直接计算 QP/QS，精确了解分流程度。CT 可以清晰显示心外结构，但由于存在电离辐射，一般用于 CMR 禁忌或无法耐受，需要了解肺内血管发育或冠状动脉的情况。先天性心脏病影像手段选择流程见图 2-14。

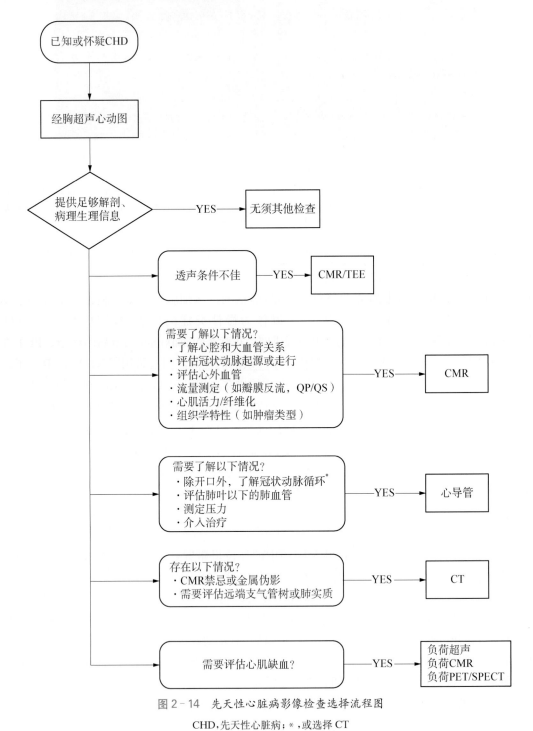

图 2-14 先天性心脏病影像检查选择流程图

CHD,先天性心脏病;＊,或选择 CT

近年来,影像融合技术发展迅速,打破了多种影像技术之间的界限,不同影像手段间互相辅助,各技术间优势互补,最大限度地挖掘影像学信息。影像融合包括"一站式"的工作站,如

SPECT-CT、PET－CT 和 PET－MRI,结合了 PET 的代谢显像,CT 精确的解剖定位,磁共振心脏结构和功能成像及卓越的组织分辨能力,一次显像即可同时提供最全面的信息。例如结合了 SPECT 的心肌灌注和 CT 的冠状动脉解剖成像,能更准确地定位靶血管;PET－MRI 可以帮助提高结节病的诊断敏感性,并决定治疗方案。而广义的影像融合技术还包括了不同工作站获取的影像数据的融合。如 CT 的冠状动脉成像与冠状动脉造影结合,指导冠状动脉慢性闭塞性病变的介入治疗;将超声心动图与 CT 融合,在 TAVR 术中进行指导。

心脏影像技术的迅速发展,极大拓展了心脏影像诊断与治疗的信息量和信息深度。影像技术的发展永远是立足于满足临床需要、解决临床问题。只有充分了解各种影像手段,结合不同影像学检查方法,临床与影像科的密切合作,才能有效地发挥现代医学影像学对临床治疗的指导价值。

参考文献

[1] LIN E, ALESSIO A. What are the basic concepts of temporal, contrast and spatial resolution in cardiac CT? [J]. J Cardiovasc Comput Tomogr, 2009,3(6):403 - 408.

[2] US Food & Drug Administration Safety: Gadolinium-based Contrast Agents (GBCAs): Drug Safety Communication Retained in Body: New Class Warnings [EB]. https://www. fda. gov/Safety/MedWatch/SafetyInformation/SafetyAlertsforHumanMedicalProducts/ucm589580. htm. Published December 19,2017. Accessed January 10,2018.

[3] MCLELLAND RL, CHUNG H, DETRANO R, et al. Distribution of coronary artery calcium by race, gender, and age: results from the Multi-Ethnic Study of Atherosclerosis (MESA) [J]. Circulation, 2006,113(1):30 - 37.

[4] SCHMERMUND A, MOHLENKAMP S, STANG A, et al. Assessment of clinically silent atherosclerotic disease and established and novel risk factors for predicting myocardial infarction and cardiac death in healthy middle-aged subjects: rationale and design of the Heinz Nixdorf RECALL Study [J]. Am Heart J, 2002,144:212 - 218.

[5] FERENCIK M, PENCINA KM, LIU T, et al. Coronary artery calcium distribution is an independent predictor of incident major coronary heart disease events: results from the Framingham Heart Study [J]. Circ Cardiovasc Imaging, 2017,10:e006592.

[6] MOWATT G, COOK JA, HILLIS GS, et al. 64-Slice computed tomography angiography in the diagnosis and assessment of coronary artery disease: systematic review and meta-analysis [J]. Heart, 2008,94:1386 - 1393.

[7] PATEL MR, CALHOON JH, DEHMER GJ, et al. ACC/AATS/AHA/ASE/ASNC/SCAI/SCCT/STS 2017 Appropriate Use Criteria for Coronary Revascularization in Patients With Stable Ischemic Heart Disease: A Report of the American College of Cardiology Appropriate Use Criteria Task Force, American Association for Thoracic Surgery, American Heart Association, American Society of Echocardiography, American Society of Nuclear Cardiology, Society for Cardiovascular Angiography and Interventions, Society of Cardiovascular Computed Tomography, and Society of Thoracic Surgeons [J]. J Am Coll Cardiol, 2017,69:2212 - 2241.

[8] KOLH P, WINDECKER S, ALFONSO F, et al. 2014 ESC/EACTS Guidelines on myocardial revascularization: the Task Force on Myocardial Revascularization of the European Society of Cardiology (ESC) and the European Association for Cardio-Thoracic Surgery (EACTS). Developed

with the special contribution of the European Association of Percutaneous Cardiovascular Interventions (EAPCI) [J]. Eur J Cardiothorac Surg, 2014,46:517-592.

[9] PATEL MR, CALHOON JH, DEHMER GJ, et al. ACC/AATS/AHA/ASE/ASNC/SCAI/SCCT/STS 2016 Appropriate Use Criteria for Coronary Revascularization in Patients With Acute Coronary Syndromes: A Report of the American College of Cardiology Appropriate Use Criteria Task Force, American Association for Thoracic Surgery, American Heart Association, American Society of Echocardiography, American Society of Nuclear Cardiology, Society for Cardiovascular Angiography and Interventions, Society of Cardiovascular Computed Tomography, and the Society of Thoracic Surgeons [J]. J Am Coll Cardiol, 2017,69:570-591.

[10] NAKAZATO R, PARK HB, BERMAN DS, et al. Noninvasive fractional flow reserve derived from computed tomography angiography for coronary lesions of intermediate stenosis severity: results from the DeFACTO study [J]. Circ Cardiovasc Imaging, 2013,6(6):881-889.

[11] NORGAARD BL, LEIPSIC J, GAUR S, et al. Diagnostic performance of noninvasive fractional flow reserve derived from coronary computed tomography angiography in suspected coronary artery disease: the NXT trial (Analysis of Coronary Blood Flow Using CT Angiography: Next Steps) [J]. J Am Coll Cardiol, 2014,63(12):1145-1155.

[12] GONZALEZ JA, LIPINSKI MJ, FLORS L, et al. Meta-analysis of diagnostic performance of coronary computed tomography angiography, computed tomography perfusion, and computed tomography-fractional flow reserve in functional myocardial ischemia assessment versus invasive fractional flow reserve [J]. Am J Cardiol, 2015,116(9):1469-1478.

[13] DI LEO G, FISCI E, SECCHI F, et al. Diagnostic accuracy of magnetic resonance angiography for detection of coronary artery disease: a systematic review and meta-analysis [J]. Eur Radiol, 2016,26: 3706-3718.

[14] GIANROSSI R, DETRANO R, MULVIHILL D, et al. Exercise-induced ST depression in the diagnosis of coronary artery disease: A meta-analysis [J]. Circulation, 1989,80:87.

[15] JILAIHAWI H, ASCH FM, MANASSE E, et al. Systematic CT methodology for the evaluation of subclinical leaflet thrombosis [J]. JACC Cardiovasc Imaging, 2017,10(4):463.

[16] GREEN JJ, BERGER JS, KRAMER CM, et al. Prognostic value of late gadolinium enhancement in clinical outcomes for hypertrophic cardiomyopathy [J]. JACC Cardiovasc Imaging, 2012,5(4): 370-377.

[17] SATOH H, SANO M, SUWA K, et al. Distribution of late gadolinium enhancement in various types of cardiomyopathies: Significance in differential diagnosis, clinical features and prognosis [J]. World J Cardiol, 2014,6(7):585-601.

[18] MALTE K, CONSTANTIN L. Novel Noninvasive Nuclear Medicine Imaging Techniques for Cardiac Inflammation [J]. Curr Cardiovasc Imaging Rep, 2017,10(2):6.

[19] PRAKASH A, POWELL AJ, GEVA T. Multimodality noninvasive imaging for assessment of congenital heart disease [J]. Circ Cardiovasc Imaging, 2010,3:112-125.

（康瑜）

第三章

冠状动脉先天变异的 CT 诊断

冠状动脉是滋养心肌的血管。因此,适当的冠状动脉循环对心肌的稳态和功能至关重要,而这反过来又是维持身体其他功能所必需的。然而,胚胎发生过程中冠状动脉发育的中断会导致冠状动脉先天性缺陷(包括冠状动脉畸形、结构血管缺损和冠状动脉血管异常连接),从而改变冠状动脉的血流。大多数变异不具有临床影响,不需要干预。然而,有些异常会间歇性或慢性地阻碍心肌灌注,导致临床表现,如心绞痛、心肌梗死、充血性心力衰竭、心室壁瘤或猝死。在常规冠状动脉造影上发现率为 0.78%～1.3%,冠状动脉 CT 上为 0.99%～5.8%。这种差异可归因于冠状动脉 CT 血管造影的敏感性较高,以及对于冠状动脉先天变异定义不同引起。

目前,冠状动脉先天变异最常用的分类是基于解剖学的考虑,可分为三类:①起源和走行异常;②血管解剖结构异常;③终止异常。冠状动脉起源异常主要包括:高位起源(高于主动脉窦上 1 cm);起源于左心室、升主动脉、主动脉弓、或其他动脉如无名动脉、右颈动脉、内乳动脉、支气管动脉等;起源于肺动脉;左旋支起源于右窦或无冠窦;冠状动脉异常起源于对侧窦等。走行异常主要包括心肌桥。血管解剖结构异常主要包括:冠状动脉开口狭窄或闭锁;冠状动脉扩张或动脉瘤;冠状动脉发育不良或缺失。冠状动脉终止异常主要包括冠状动脉瘘。当然,我们也可以简单地将其分为:A 类,通常不具有血流动力学意义的异常;B 类,具有血流动力学异常的变异。B 类主要包括冠状动脉开口闭锁、冠状动脉起源于肺动脉、动脉间走行和冠状动脉瘘等。下面介绍一些常见或有血流动力学意义的冠状动脉变异。

—— 第一节 心肌桥 ——

心肌桥是最常见的冠状动脉变异。当冠状动脉节段部分或完全位于心肌内时,就会发生这种情况。心肌桥最常见的位置在左前降支中段,然后是左前降支远段。在大多数患者中,心肌桥被认为是一种正常的变异(图 3-1)。然而,一些学者认为它可能不是一个完全良性的变异,因为可能与心肌缺血、梗死和猝死有关(图 3-2)。肥厚型心肌病患者心肌桥发病率明显高于普通人群。心肌桥是这些患者心肌缺血和猝死的危险因素。

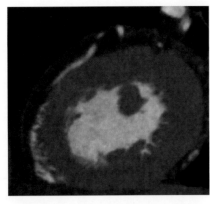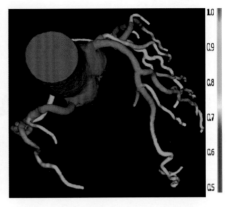

图3-1　左前降支中段为心肌部分包绕,管腔轻微狭窄,远端血流不受影响(本病例由深圳科亚医疗科技有限公司提供)

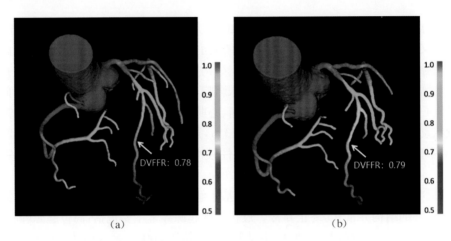

(a)　　　　　　　　　　　　　　　　　(b)

图3-2　左前降支中段为心肌包绕,管腔受压变窄,远端血流减少(本病例由深圳科亚医疗科技有限公司提供)

(a)舒张期;(b)收缩期

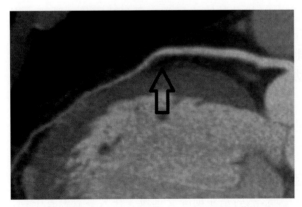

图3-3　左前降支中段心肌桥,桥前段血管出现软斑块

　　心肌桥出现症状的可能性随着壁冠状动脉的长度和深度的增加而增加,进而影响收缩期压迫的程度。当收缩期受压严重时,可能会影响舒张期松弛,导致舒张期远端血流减少。交感神经张力增加或心动过速导致舒张期缩短,也可能增加缺血的可能性。虽然壁冠状动脉不易受动脉粥样硬化的影响,但可能会加速动脉粥样硬化在桥前段出现(图3-3)。

　　CT血管造影可以显示心肌桥的解剖位置、长度和深度,是首选的成像方式。它比常规血管造影更敏感,血管造影只显示深或明显的收缩期压迫。心肌桥应注意与以心肌为终末的间隔穿通动脉区分开来。

第二节　冠状动脉异常起源于对侧窦

冠状动脉异常起源于对侧窦,已知导管造影的检出率为0.15%～0.39%,CT检查的检出率略高(0.35%～2.1%)。异常起源的血管通过下列途径之一到达其供血的心肌区域:动脉间(即主动脉和肺动脉之间)、隔内(或肺动脉瓣下)、主动脉后和肺动脉前。主要的类型包括:RCA起源左窦,动脉间走行(此型最多见,图3-4);LCA起源于右窦,动脉间走行;LCA起源于右窦,肺动脉前走行;LCA起源于右窦,隔内走行(图3-5);LCA起源于右窦,主动脉后走行;RCA起源于无冠窦;左旋支起源于右窦,主动脉后走行(图3-6);左前降支起源于右窦,肺动脉前走行;左前降支起源于右窦并隔内走行,左旋支起源于右窦并主动脉后走行(图3-7);单一左冠状动脉(图3-8);单一右冠状动脉。动脉间通道,特别是当与壁内段相关联时,可能与猝死相关。可能的机制包括:运动时心排血量增加,大血管扩张,主、肺动脉间的异常血管受压迫;血管痉挛;壁内段血管可能管壁结构发育不良。壁内段指包含在主动脉壁内的异常冠状动脉的近端部分,其穿行于主动脉中膜(图3-9),在CT上表现为开口处呈锐角、管径较窄、血管横截面上呈椭圆形、周围无心外膜脂肪(图3-10)。虽然壁内段有更高的猝死风险,并通常与动脉间走行相关,并不是所有的动脉间冠状动脉都有壁内段(图3-11)。此外,在没有动脉间走行的冠状动脉中,偶尔也会有壁内节段的报道。

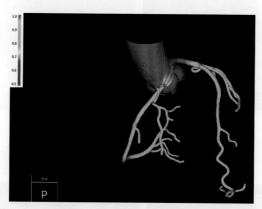

图3-4　右冠状动脉起源于左窦,动脉间走行,远端血流正常

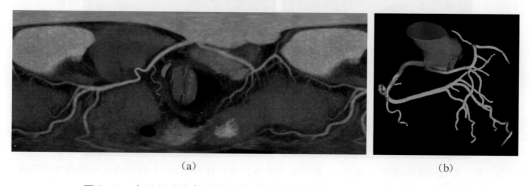

(a)　　　　　　　　　　　　　　　　　　(b)

图3-5　左冠状动脉起源于右窦,间隔内走行(a),远端血流不受影响(b)

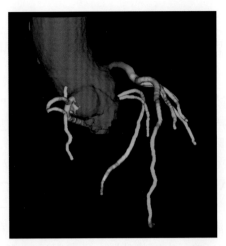

图 3-6　左旋支起源于右窦,主动脉后走行

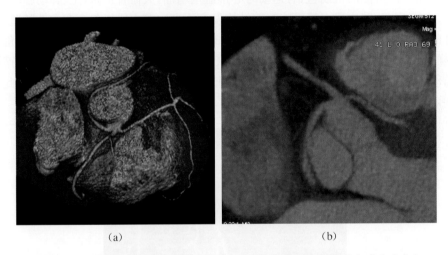

(a)　　　　　　　　　　　　　　　　(b)

图 3-7　左前降支起源于右窦并隔内走行,左旋支起源于右窦并主动脉后走行

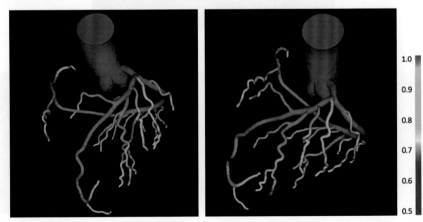

图 3-8　单一左冠状动脉,左旋支粗大,为原右冠状动脉供血区提供血流(本病例由深圳科亚医疗科技有限
公司提供)

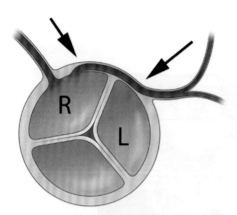

图3-9　壁内段走行示意图
R,右窦;L,左窦

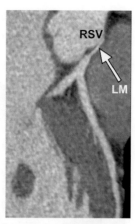

图3-10　左主干起源于右窦,开口处呈锐角,管径较窄,周围无心外膜脂肪,提示壁内段走行
RSV,右窦,LM,左主干

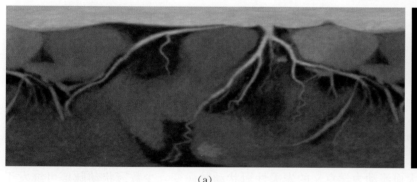
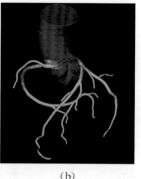

(a)　　　　　　　　　　　　　　　　(b)

图3-11　右冠状动脉起源于左窦,开口处管径正常,周围有心外膜脂肪包绕,不提示壁内段走行(a),远端血流正常(b)

第三节　冠状动脉起源于肺动脉

冠状动脉起源于肺动脉是一种罕见的先天性异常。左冠状动脉异常起源于肺动脉(anomalous origin of the left coronary artery from the pulmonary artery,ALCAPA;或Bland-White-Garland综合征)是最常见的类型。其他类型包括右冠状动脉起源于肺动脉(anomalous origin of the right coronary artery from the pulmonary artery,ARCAPA)和左前降支或旋支起源于肺动脉。

ALCAPA发病率为1/300 000,占先天性心脏病病例的0.24%～0.46%。它通常表现为一种孤立的异常,如果不加以治疗,其第一年的病死率为90%。存活到成年的受影响个体可能是无症状的,或出现二尖瓣反流、心肌病、心肌缺血、恶性心律失常和(或)猝死。

根据出生后发生的血流动力学变化和冠状动脉间侧支的发育程度,可将肺动脉起源异常的临床表现分为婴幼儿型和成人型。婴儿型:出生时,受影响的新生儿是无症状的,因为肺动脉阻力高,允许顺行血流在正常心肌灌注的异常冠状动脉。在生命的头两个月,肺动脉压力下降,导致顺行血流减少,然后从异常冠状动脉逆转为肺动脉,导致心肌缺血、心肌梗死和左心室衰竭。

如果有足够的冠状动脉间侧支循环发展,可以存活到成年,发展为成人型(图3-12a、b)。此时,冠状动脉异常动脉向肺动脉血流的逆转导致冠状动脉盗血现象的发生。这会导致慢性左心室心内膜下缺血和瘢痕形成。患者可出现左心室功能不全、二尖瓣反流、恶性室性心律失常或猝死等。

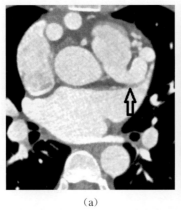
(a)

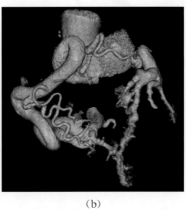
(b)

图3-12 成人型 ALCAPA。左冠状动脉异常起源于肺动脉(a箭头),左、右冠状动脉间存在大量侧支血管(b)

第四节 冠状动脉瘘

冠状动静脉瘘(coronary arteriovenous fistula,CAVF)是冠状动脉终止的异常现象。这是一种罕见的异常,在一般人群中估计患病率为0.002%,但在所有先天性冠状动脉异常中占48.7%,是最常见的重大血流动力学意义的先天性冠状动脉病变。少数冠状动脉瘘可继发于医源性、创伤性或与疾病有关的过程。

CAVFS来源于右冠状动脉大约占50%,约42%的患者来自左冠状动脉,同时来源于右冠状动脉和左冠状动脉者占5%。最常见的引流部位为右心室(约41%)、右心房(约26%)和肺动脉(约17%)。较少见的引流部位包括冠状静脉窦、左心房、左心室和上腔静脉、支气管动脉等(图3-13、图3-14)。

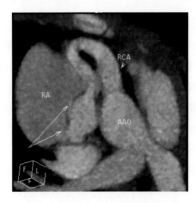

图3-13 右冠状动脉-右心房瘘,有多处瘘口(箭头),右冠状动脉瘤样扩张

AAO,升主动脉;RCA,右冠状动脉;RA,右心房

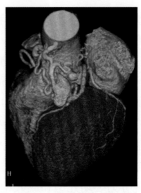

图3-14 动脉圆锥支-肺动脉瘘,左、右动脉圆锥支增粗并吻合,与肺动脉主干交通

冠状动脉瘘的血流动力学后果取决于瘘管的直径、弯曲度、长度和引流部位。从冠状动脉到静脉结构或右心腔的血液流动发生于整个心动周期；随着瘘管直径的扩大，可能存在舒张期的冠状动脉盗血，将血液从正常的冠状动脉中抽走，导致心肌缺血的症状和体征。患者临床表现的严重程度取决于冠状动脉盗血综合征的程度和年龄。在儿童中只有10%～20%出现症状，而成年人患者有65%～75%出现胸痛、呼吸急促和（或）心律失常等症状。瘘血管呈动脉瘤性扩张是对盗血综合征常见的反应，有血栓形成或破裂的风险，如果不加以治疗，可能是致命的（图3-15）。终止于冠状窦的瘘管是冠状动脉血栓形成、心肌梗死和心肌病等术后不良事件的解剖危险因素。冠状动脉-支气管动脉瘘与支扩有关。感染性心内膜炎是一种较不常见的并发症。肺动脉高压和双心室容量过载也可能出现。

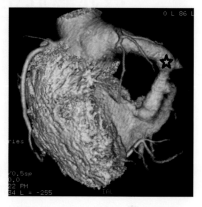

图3-15　左旋支-左心房瘘，左旋支瘤样扩张（星号）

较短的检查时间、无创性、高的时间和空间分辨率使多层螺旋CT血管造影成为评估冠状动脉瘘的一种很好的选择。它可用于鉴别瘘管的来源和路径，观察瘘管与邻近结构的关系，评估其复杂性，并进行术前计划。

参考文献

［1］ PEREZ-POMARES JM，DE LA POMPA JL，FRANCO D，et al. Congenital coronary artery anomalies：a bridge from embryology to anatomy and pathophysiology—a position statement of the development，anatomy，and pathology ESC Working Group［J］. Cardiovascular Research，2016,109（2）：204-216.

［2］ YUN G，NAM TH，CHUN EJ. Coronary Artery Fistulas：Pathophysiology，Imaging Findings，and Management［J］. Radiographics，2018,38（3）：688-703.

［3］ SALING LJ，RAPTIS DA，PAREKH K，et al. Abnormalities of the coronary arteries in children：looking beyond the origins［J］. Radiographics，2017,37（6）：1665-1678.

［4］ AGARWAL PP，DENNIE C，PENA E，et al. Anomalous coronary arteries that need Intervention：review of pre-and postoperative imaging appearances［J］. Radiographics，2017,37（3）：740-757.

［5］ SHRIKI JE，SHINBANE JS，RASHID MA，et al. Identifying，characterizing，and classifying congenital anomalies of the coronary arteries［J］. Radiographics，2012,32（2）：453-468.

（毛定飚，袁明远，吴昊，金秀，李骋，王志中）

第四章

冠状静脉正常解剖与变异的 CT 表现

冠状静脉系统在心脏再同步化治疗、射频消融、心律失常标测等方面具有重要意义。冠状静脉系统的形态走行变异较大,可能给治疗带来重大影响,所以临床及影像医师不仅需要了解正常的形态分布,还需知道其常见的变异。

第一节　冠状静脉的胚胎发育

左右共同主静脉(Cuvier 管)由前、后主静脉汇合而成。静脉窦的右角和右总主静脉分别发育并最终形成右心房和上腔静脉的后壁。静脉窦的左角与退化的左主静脉共同形成冠状静脉窦(CS)和左心房韧带或静脉(Marshall 静脉)。连接左右上主干静脉的血管扩大并成为左头臂静脉。右窦瓣膜作为下腔静脉的瓣膜和 CS 的瓣膜继续存在。早期的研究表明,冠状动脉血管起源于心外膜前,这是胚胎心脏中形成心外膜和几个内部组织的短暂结构。最近,对小鼠和心脏器官培养的组织学分析表明,冠状动脉血管起源于静脉窦的血管新生芽,静脉窦是将循环血液返回胚胎心脏的主要静脉。一些萌发的静脉内皮细胞在侵入心肌时去分化为动脉和毛细血管,一些留在表面并分化为静脉。

最近的解剖学分类将心脏静脉分为两大类:一是大系统,由心外膜大静脉组成,包括冠状窦、冠状窦的属支、心前静脉系统、室间隔静脉和左右心房静脉。这些静脉较易辨认,有瓣膜,主要回流心外膜下层心肌的静脉血。二是小系统,由 Thebesian 静脉(心最小静脉)组成,位于心内膜下心肌,主要回流内层心肌静脉血,开口于心腔,无瓣膜。大系统再分为两类:一是冠状窦及其属支(表 4-1、图 4-1)。这个系统回流心脏大部分的血液。二是心前静脉,回流右心室前壁区域和右心边缘的静脉血,直接开口于右心房。几乎所有大系统的静脉血最终都流入右心房。小系统的血管统称为 Thebesian 静脉;然而,考虑到它们的动脉成分,Thebesian 血管的称呼似乎更合理,它们的开口位于心腔(主要是右心房和右心室)和乳头状肌的基部,直径通常小于 0.5 mm,但也可以增粗,特别是在冠状静脉窦引流异常的先天性心脏病中。大系统和小系统的分支可以交通。在成人中,心肌壁的静脉引流发生在收缩期。由于心脏电生理治疗主要涉及冠状窦及属支,本章主要分析冠状窦及属支的正常解剖及变异。

表4-1 冠状静脉各分支的概述

名称	起源	引流区域	直径/mm	发生率	终点	数量	变异
CS	GCV	左心房室沟	宽度4~14	99	RA	1	无顶,闭锁,瘘
AIV-GCV	心尖	前室间隔、两侧心室前壁、部分左心房和心尖	AIV=0.9~4.4、GCV=1.2~6.3	100	CS	1	异位引流、静脉瘤、心肌束带
MCV	心尖	两侧心室后壁、心尖及室间隔下半部	2~5.3	100	CS、少数右房(2.5%)	1(75%)、2(24%)	静脉瘤、静脉曲张、心肌覆盖
LPV	侧壁	左心室侧壁	1~5.5	95	CS(37%~77%)、GCV(13%)	1(63%)、2(23%)、多个细小分支(9%)、缺如(5%)	扩张、心肌覆盖
LMV	后侧壁	左心室心肌	1~3	70~85	GCV(80%)、CS(20%)	1	缺如
SCV	右心房室沟	右心室表面	<1	30~50	CS(85%)、IIV(12%)	1	接受右缘静脉
MV	CS与GCV连接处	左心房后壁	0.4~1.8	85~95	CS	1	引流入永存左上腔静脉
RMV	心尖	右心室前壁和后壁	0.5~3	13~80	SCV(30%)、其余至右心房	1	
ACV	右心室前壁	右心室前壁和侧壁	0.5~1	90	RA(30%)、SCV	1~3	

左室后静脉(left posterior vein, LPV)、左缘静脉(left marginal vein, LMV)、冠状静脉窦(coronary sinus, CS)、心大静脉(great cardiac vein, GCV)、前室间静脉(anterior interventricular vein, AIV)、左心房斜静脉(马歇尔静脉)(Marshall vein, MV)、心小静脉(small cardiac vein, SCV)、心中静脉(middle cardiac vein, MCV)、右缘静脉(right marginal vein, RMV)、心前静脉(anterior cardiac vein, ACV)

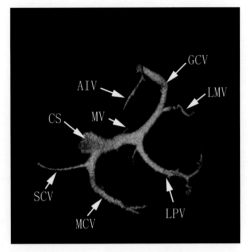

图 4-1　冠状静脉窦及其属支

缩写同表 4-1

第二节　冠状静脉窦

　　冠状静脉窦(CS)由于其在临床和介入心脏病学中的重要作用,近年来已成为人们关注的一个解剖结构。在诊断性电生理学中,CS 通常用于记录左心房心肌活动,有时从左心室记录心肌活动。CS 还可用于心脏再同步化治疗的介入电生理,包括双心室起搏、左侧导管消融心律失常和心脏手术中逆行停搏。然而,5%~10%的侵入性心脏手术由于 CS 插管不成功而失败。造成这种情况的原因包括冠状窦瓣的阻塞,以及解剖变异的存在。因此,准确定义 CS 和识别异常对于确保这些程序的安全和成功至关重要。

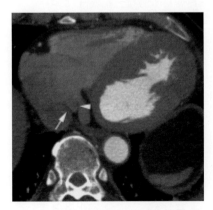

图 4-2　冠状窦瓣(箭)和下腔静脉瓣(箭头)

CS 异常包括先天和后天因素

　　CS 由心大静脉延续而成,位于冠状沟内,其开口于右心房下腔静脉入口的内侧和前部,紧贴房室结上方。在心大静脉与冠状静脉窦的交界部位,有一静脉瓣,称为 Vieussens 瓣(valve of vieussens),由于该瓣膜出现不恒定,多数学者将左心房斜静脉汇入处作为 CS 的起点。冠状静脉窦口后缘常覆盖冠状窦瓣(Thebesian valve)(图 4-2),出现率为 70%,多呈新月状,可出现缺损或囊肿。CS 异常的结构和功能意义可通过其胚胎学起源来理解的。在发育的第 4~8 周,心脏流入端的静脉系统进行重构。左前主静脉近心段逐渐退化,远心段通过左侧头臂静脉与右前主静脉相连接。右前主静脉发育成右上腔静脉,左前主静脉和总主静脉渐分开形成左心房斜静脉(Marshall 斜静脉),左静脉窦角最终发育成 CS。若左前主静脉近心段未退化,则形成永存左上腔静脉。75%的成人 CS 长 30~50 mm,宽 4~14 mm,但解剖结构有很大差异,包括位置、形态、长度和直径等。

一、后天因素

获得性 CS 异常最常见的类型是 CS 增大,这通常由于右心压升高所致,包括瓣膜功能障碍、慢性容积超负荷和肺动脉高压(图 4 - 3)。

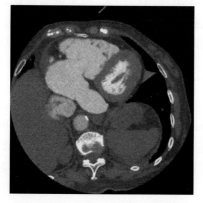
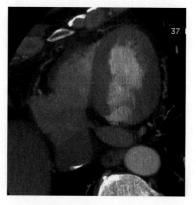

图 4 - 3 右心衰致冠状静脉窦扩张　　图 4 - 4 先天性冠状静脉窦口狭窄,出现狭窄前扩张

二、先天因素

(1) 先天性冠状静脉窦口狭窄时,窦口直径<3 mm,可出现狭窄前扩张,严重时会使其引流静脉回流障碍(图 4 - 4)。

(2) 先天性 CS 增大是由于血液通过异常连接进入 CS,根据是否存在左向右分流,可分为两大类。

1. 无左向右分流的 CS 扩张

CS 扩张无分流是一种生理上良性的表现,继发于永存左上腔静脉或少见的部分异常肝静脉连接 CS。在 10% 的病例中,永存左上腔静脉与右上腔静脉的发育不全有关,这可能是由于静脉回流增加而使 CS 进一步扩张,并可能导致冠状静脉窦瘤的形成(图 4 - 5)。

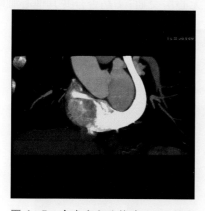
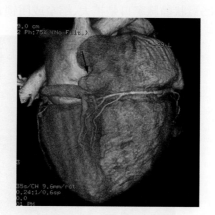

图 4 - 5 永存左上腔静脉致 CS 扩张　　图 4 - 6 冠状静脉窦憩室(箭)

虽然扩大的 CS 伴永存左上腔静脉通常是良性的,但可伴有其他先天性心脏缺损,包括房

间隔缺损(atrial septal defect，ASD)、室间隔缺损(ventricular septal defect，VSD)、房室间隔缺损(atrioventricular septal defects，AVSD)、肺动脉瓣狭窄和三房心。此外，永存左上腔静脉伴 CS 增大可能影响心脏传导组织的发育，并有报道称与房性心律失常有关。

另一种无左向右分流的 CS 扩大为 CS 憩室，CS 憩室是 CS 的先天性囊袋状突起(图 4-6)，通常有一个明显的颈部延伸到左心室后面。当 CS 出现内径扩大、憩室或瘤样扩张时，其内的肌肉系统会发生病理性改变，有可能发出直接连接心房与心室的肌纤维，从而在心房与心室间形成附加的传导旁路，为部分预激综合征的病理基础。憩室形成时，旁路多位于憩室颈部。

2. 由左向右分流的 CS 扩张

1) 无顶冠状静脉窦综合征

无顶冠状静脉窦综合征(unroofed coronary sinus syndrome)，又称冠状静脉窦间隔缺损(coronary sinus septal defect)，较为罕见，是由于胚胎发育时期左侧心房静脉皱襞形成不完全，造成冠状静脉窦顶部及其相对应的左心房后壁即冠状静脉窦间隔部分性或完全性缺损，从而使冠状静脉窦与左心房直接相交通，形成一组综合性心脏畸形。其分型尚不统一，可根据冠状静脉窦间隔缺损的部位和程度分为 3 种类型。Ⅰ型，完全型：冠状静脉窦间隔完全缺如，冠状静脉以多个开口(thebesian 静脉)直接回流入右心房或左心房，可合并卵圆孔未闭合原发孔房缺。Ⅱ型，中间部分型：在冠状静脉窦间隔中间段至上游段的某处有 1 个或几个圆形或椭圆形缺损，使冠状静脉窦既与左心房又与右心房相交通，故而又称冠状静脉窦双房开口，或称之为冠状静脉窦左房窗或穿通(图 4-7)。Ⅲ型，终端部分型：是邻近冠状静脉窦开口处的冠状静脉窦间隔缺损，常合并于部分性或完全性房室隔缺损，表现为冠状静脉窦开口于左心房内，在二尖瓣后内交界的外下方。此外，有人又根据是否伴有永存左上腔静脉(PLSVC)将每型再分为 A、B 两个亚型，共计 3 型或 6 个亚型。无顶冠状静脉窦综合征可以单独发生，也可合并永存左上腔静脉、房室管畸形、三房心、三尖瓣闭锁、异构左房、法洛四联症、部分肺静脉异位引流等。孤立的无顶冠状窦血流动力学改变与 ASD 相似。然而，合并其他心脏畸形时，血流动力学改变就变得复杂，一般情况下为左-右分流，但当右心房、室压异常升高时，分流的净方向发生逆转，例如肺动脉高压或三尖瓣闭锁/狭窄。在 CT 上需注意观察：①是否合并永存左上腔静脉；②冠状静脉窦口是扩大、缩窄或闭锁；③有无心房交通；④是否合并其他心脏畸形。

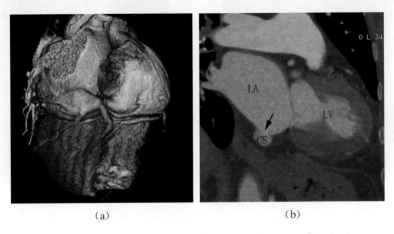

(a)　　　　　　　　　　　　　(b)

图 4-7　VRT(a)和矢状位图像(b)显示 CS 与左心房的缺口

2）冠状动脉-冠状静脉窦瘘

冠状动脉瘘到CS可导致两支血管均明显扩张（图4-8），并导致患者心肌梗死、进行性心力衰竭和感染性心内膜炎的风险增加，并可能出现与动脉瘤有关的并发症，包括左心房压迫（即假二尖瓣狭窄）、血栓形成、动脉瘤破裂。在接受心脏停搏手术的患者中，无论经冠状动脉或冠状静脉灌注停搏液，均由于停搏液的漏出，致心肌保护效果不佳。

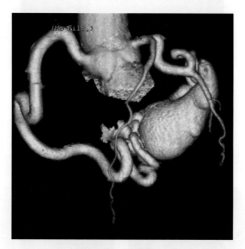

图4-8　右冠状动脉及左旋支增粗、扭曲并瘘入冠状
静脉窦，冠状静脉窦瘤样扩张

3）冠状静脉窦闭锁

在冠状静脉窦闭锁（coronary sinus orifice atresia，CSOA）患者中，CS处于正常位置，但以盲囊的形式结束，从而阻止了正常的引流进入右心房。CS口闭锁患者中多伴CS扩张（直径＞12 mm），尤其在收缩期（图4-9）。冠状静脉引流可通过CS与心房之间的侧支血管发生，包括心小静脉、房间隔静脉或无顶CS进入左心房或右心房。当永存左上腔静脉存在时，冠状动脉静脉血也可向逆行（头侧）方向流动，沿LSVC进入左无名静脉，然后进入右心房（图4-10、图4-11）。

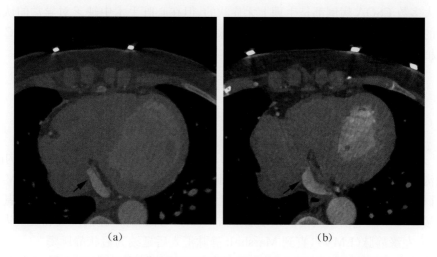

(a)　　　　　　　　　　　(b)

图4-9　冠状静脉窦闭锁，呈盲囊状，舒张期(a)直径小于收缩期(b)

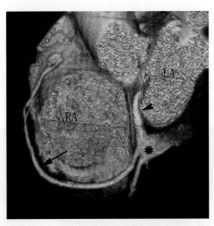

图 4-10　冠状静脉窦闭锁(星号),通过房间隔内静脉(箭)汇入
左心房以及扩张的心小静脉(箭头)汇入右心耳

LA,左心房;RA,右心房

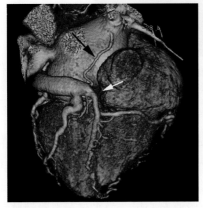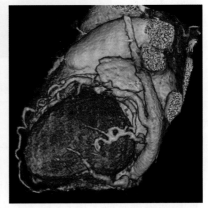

图 4-11　冠状静脉窦闭锁(白箭),通过与左心房间的侧支静脉(黑箭)以及永存左上腔静脉进行回流。多支
静脉呈静脉曲张状

　　虽然大多数 CSOA 病例都是生理上无症状的,但在心脏手术中缺乏对异常的认识可能会
导致致命的后果。结扎 LSVC 可导致急性静脉阻塞、心肌充血和缺血。患有 LSVC 和 CSOA
的患者在植入起搏器或除颤器导联时也有困难。

——— 第三节　心大静脉 ———

　　GCV 是 CS 主要的属支。其平均长度为 43 mm。GCV 起源于心尖或前室间沟的中 1/3,
沿前室间沟上行。在到达房室沟之前,这段静脉被命名为前室间静脉(AIV)。AIV 与左前降
支伴行,且相对位置多变,这可能使后者难以定位,特别是在冠状动脉搭桥手术中,甚至会导致
错误的连接。AIV 到达前室间沟的顶端后形成一 U 形弯曲,跨越左前降支和旋支进入左房室
沟,沿途汇入左缘静脉(LMV),直到 Marshall 静脉汇入后延续为冠状静脉窦。

　　心大静脉的主要变异包括:异常引流、瘤样扩张及心肌桥或心肌覆盖。前室间静脉与心大

静脉其余部分起源于两个静脉系统,因此导致两者除了正常的直接连接外,还存在三种异常引流:①前室间静脉通过心包横窦引流入右上腔静脉;②前室间静脉经过肺动脉主干与主动脉间,引流入永存左上腔静脉;③前室间静脉与心前静脉吻合引流入心房。异常引流的方向多见于上腔静脉,其次为左心房、右心房,少数冠状窦闭锁合并永存左上腔静脉者心大静脉异常引流入左上腔静脉。心大静脉异常引流入上腔静脉的CT表现为心大静脉自前室间沟上升后,不进入左心房室沟,而是沿左心房前壁走行,直至汇入上腔静脉(图4-12)。心大静脉异常引流入左心房多位于左心房前壁(图4-13)。心大静脉引流入右心房时入口的位置常靠近房间隔。行冠状动脉搭桥术时,若自冠状静脉窦口灌注心脏停搏液,如果心大静脉未连接于冠状静脉窦,会出现停搏液不能到达部分心肌的情况,很可能导致术后左心室功能不全。心大静脉异常引流入上腔静脉后,由于血流量减少,远端血管如左缘静脉及CS不可避免地会缩小,在经冠状静脉窦进行电生理治疗时,心大静脉的异常引流可能会导致电极无法到达左心室侧壁的静脉分支。

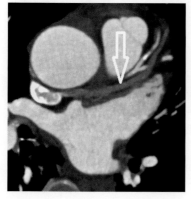

图4-12 心大静脉沿左心房前壁走行,并汇入上腔静脉

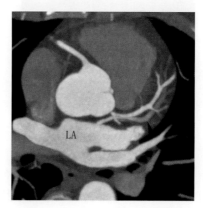

图4-13 心大静脉汇入左心房
LA,左心房

冠状静脉瘤多发生于心中静脉连接冠状静脉窦处,发生于心大静脉的冠状静脉瘤比较少见,多由冠状动脉分支骑跨于心大静脉或心肌肌束覆盖导致。了解心大静脉瘤可避免在心脏外科手术或心脏再同步治疗中引起医源性损伤(图4-14)。

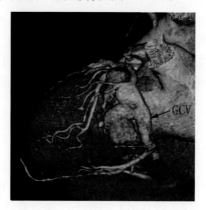

图4-14 心大静脉局部呈垂耳状扩张
GCV,心大静脉;LCX,左旋支

第四节 心中静脉及其他静脉分支

心中静脉起源于心尖,走行于后室间沟,在距 CS 开口约 1 cm 处流入 CS,引流心室的下壁,以及心尖区和室间隔的后 2/3。可为单支或双支(图 4 - 15),末端直径为 3~4 mm。在 CT 上约 8% 的病例可发现心中静脉瘤样扩张(局灶性扩张处直径为正常直径的两倍,平均 10.5 mm±1.4,图 4 - 16)。常见于心中静脉即将汇入 CS 处,这也是冠状静脉瘤最常见的位置,该静脉瘤可能与心律失常有关,如心室预激。

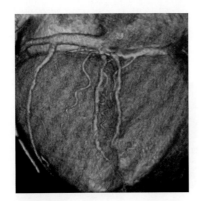
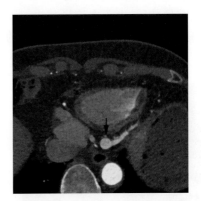

图 4 - 15 双支心中静脉　　　　图 4 - 16 心中静脉局部瘤样扩张

左心室后静脉一般 1~3 条,开口处直径 2.5 mm,通常汇入 CS(75%),少数汇入 GCV。左缘静脉直径 1~3 mm,在心力衰竭患者中其直径扩大。在心脏再同步化治疗中,需利用左室后静脉及左缘静脉。CT 可帮助了解某些可能会对左心室起搏导联的推进造成困难的潜在解剖因素,包括开口处瓣膜、静脉曲张、静脉先天缺如或静脉间的夹角。

心小静脉的发生率为 30%~50%,平均直径为 1 mm,将右心室后外侧壁静脉血引流至 CS(85%)、心中静脉(12%)或右心房(1%)。

左房斜静脉是左上腔静脉的残留物,沿左心耳和左肺静脉之间的左房侧壁下行,在距 CS 口约 3 cm 处汇合于 GCV 和 CS 交界处,该静脉较短(2~3 cm),其上部可因纤维化而消失,在 5%~12% 的病例中可见完全闭塞,平均直径为 1 mm(0.4~1.8 mm),与 CS 的夹角在 25°~50°。CT 上显示该静脉的最佳相位是心室收缩期,这可能是由于此阶段冠状静脉扩张所致。左房斜静脉现在被认为是房性心动过速的来源,这可能由于源于静脉的肌袖(马歇尔束)连接到 CS 周围的肌肉组织或左肺静脉。左心房斜静脉也可作为未闭的左上腔静脉持续存在。

第五节 冠状静脉系统在电生理学上的应用

心脏再同步化治疗(cardiac resynchronization therapy, CRT)是近年来针对心力衰竭合并左心室收缩不同步的重要治疗手段,CRT 治疗不仅能有效改善心力衰竭患者的症状、运动耐量、生活质量,还能有效降低患者的住院率和病死率,但临床上仍有约 30% 患者植入 CRT

后无应答。大量研究表明 CRT 无应答的常见原因包括：①左心室电极导线植入位置不佳，不能置入左心室后静脉或左缘静脉，而且太靠近心尖部。②严重的左心室扩大。③不可逆的二尖瓣环扩张和严重反流。④术前严重肺动脉高压及右心衰竭。⑤冠状动脉严重狭窄且未获得血运重建，或伴大面积室壁瘤。左室电极沿左心室壁放置在合适的冠状静脉分支中是关键步骤。由于这些患者大多有心脏增大、CS 扩张、静脉的解剖位置出现移位。准确的血管解剖定位对左心室起搏的成功至关重要。在 CRT 术前 CT 可帮助了解以下信息：①静脉的变异，包括发育不全、缺失、静脉曲张、重复、憩室、CS 高位插入（图 4-17）等；②CS 的大小；③标记心肌梗死的区域，一方面心肌梗死继发血栓形成和瘢痕形成可能导致相关静脉的缺失（如左心室后外侧壁梗死患者经常缺乏左缘静脉），另一方面电极需避开梗死组织，尽量放置在存活的心肌上（图 4-18）；④左右心室电极导线间的距离对 CRT 疗效有不同影响，一般来说左右心室电极之间的空间距离越远，电学距离越大，CRT 疗效越佳。CT 衍生的周向或"沿心肌壁"导联间距的测量与 CRT 的临床反应之间存在很强的相关性。由于这种测量方法是容积成像所独有的，三维测距优于胸片的二维测距，可为 CRT 起搏指定最佳的冠状静脉靶点（图 4-19）。同时测量靶静脉与冠状静脉窦口的距离以及靶静脉与 CS 或心大静脉的角度。

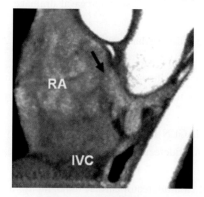 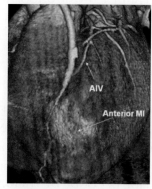

图 4-17　CS 高位插入　　　　　图 4-18　左心室前壁心肌梗死，该区域的前室间静脉闭塞

RA，右心房；IVC，下腔静脉　　　　　AIV，前室间静脉；Anterior MI，前壁心肌梗死

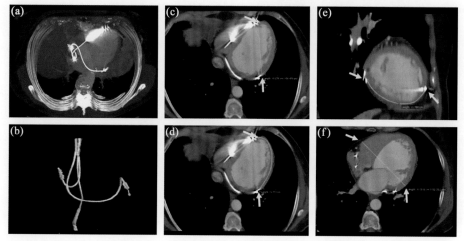

图 4-19　基于心脏 CT 的导联间距离的测量

（a）横断位 MIP 图像显示所有 CRT 导联；（b）前后位 CRT 导联系统的容积再现；（c）左右心室电极的直线距离；（d）长轴方向的圆周电极间距离测量；（e）短轴方向的圆周电极间距离测量；（f）四腔视图中的最大心脏宽度（图片来源于参考文献[1]）

● 参考文献 ●

［1］SAREMI F，MURESIAN H，SANCHEZ-QUINTANA D. Coronary veins：comprehensive CT-anatomic classification and review of variants and clinical implications［J］. Radiographics，2012，32：E1 - E32.

［2］CHEN YA，NGUYEN ET，DENNIE C，et al. Computed tomography and magnetic resonance imaging of the coronary sinus：anatomic variants and congenital anomalies［J］. Insights Imaging，2014，5：547 - 557.

［3］NGUYEN UC，CLUITMANS MJM，LUERMANS JGLM，et al. Visualisation of coronary venous anatomy by computed tomography angiography prior to cardiac resynchronisation therapy implantation［J］. Neth Heart J，2018，26：433 - 444.

［4］支爱华，张沛，戴汝平.冠状静脉窦闭锁的诊断与临床意义［J］.中国循环杂志，2015，30：478 - 481.

［5］BANERJEE D，FUSCO D，GREEN J，et al. Avoidable errors in cardiac surgery：anastomosis of the left internal mammary artery to a vein［J］. Ann Thorac Surg，2005，79：1769 - 1771.

［6］SINHA M，PANDEY NN，RAJAGOPAL R，KUMAR S. Anomalous superior caval drainage of the great cardiac vein［J］. Ann Thorac Surg，2019，107（3）：e211.

［7］LOUKAS M，TUBBS RS，JORDAN R. Aneurysm of the great cardiac vein［J］. Surg Radiol Anat，2007，29：169 - 172.

［8］MODI S，YEE R，SCHOLL D，et al. Ventricular pacing site separation by cardiac computed tomography：validation for the prediction of clinical response to cardiac resynchronization therapy［J］. Int J Cardiovasc Imaging，2017，33（9）：1433 - 1442.

［9］BOONYASIRINANT T，HALLIBURTON SS，SCHOENHAGEN P，et al. Absence of coronary sinus tributaries in ischemic cardiomyopathy：an insight from multidetector computed tomography cardiac venographic study［J］. J Cardiovasc Comput Tomogr，2016，10：156 - 161.

［10］RICAPITO MDE L，CONDE D，THERIAULT MM，et al. Multidetector cardiac tomography：a useful tool before cardiac resynchronization therapy［J］. Cardiol J，2015，22：590 - 596.

［11］TRUONG QA，SZYMONIFKA J，PICARD MH，et al. Utility of dual-source computed tomography in cardiac resynchronization therapy-DIRECT study［J］. Heart Rhythm，2018，15：1206 - 1213.

（毛定飚，袁明远，刘勇）

第五章

先天性心脏病的 CT 诊断

───── 第一节　先天性心脏病的检查技术 ─────

先天性心脏病（congenital heart disease，CHD，简称先心病）是胎儿时期心脏血管发育异常或出生后应自动关闭的通道未能闭合而致的畸形，是小儿最常见的心脏病。我国每年新出生先心病患儿约 20 万，其中，复杂先心病占 50%。先心病种类繁多，按临床症状主要分为发绀型和非发绀型；按病理解剖形态分为单发畸形与复杂畸形。单发畸形常见为房间隔缺损、室间隔缺损；复杂畸形常常是心内畸形合并心外大血管畸形，是先天性心脏病诊断的难点。先天性心脏病的主要治疗方法是手术矫正，术前明确诊断，尤其是明确畸形结构的解剖位置关系，对手术成功至关重要。

心脏超声（echocardiography，ECG）作为先天性心脏病的首选影像学检查方法，可以实时、动态、多层面二维成像，结合多普勒技术，在显示心内结构畸形方面，尤其是血流动力学方面，具有极大优势。但是受声学窗的影响，对心外大血管畸形的准确诊断具有一定的局限性，特别是冠状动脉、肺动脉及周围侧支循环（包括扩张的支气管动脉）的显示。另外，该检查很大程度上依赖操作者的检查手法，而且不能进行回顾性图像分析。

心血管造影（angiocardiography，CAG）是心脏大血管疾病诊断的金标准，但操作复杂，且为有创检查，存在一定的检查风险。国内报道心血管造影的病死率约 1%，术后并发症多，检查费用昂贵，且由于影像的重叠依然存在漏诊的可能，故目前很少用于先天性心脏病的诊断，主要用于先天性心脏病的介入治疗。

磁共振成像（magnetic resonance imaging，MRI）是一种绿色的检查手段，具有无创、无放射辐射、无对比剂过敏等优点，在评价心脏解剖及功能方面具有较大的优势，但是操作复杂，检查费时，对于婴幼儿需要较长的镇静时间，多需要在麻醉状态下完成；且对患儿的心率及心律有较严格的要求，因此，MRI 在小儿先心病的检查方面具有一定的局限性。

电子束 CT（electron beam computed tomography，MSCT）具有时间分辨率高的优点，较早用于小儿先天性心脏病的诊断，但是 z 轴分辨率低，图像信噪比低，对于细微的畸形结构显示率低,且检查费用昂贵,一定程度上限制了 EBCT 的应用。

多层螺旋 CT(multi-slice computed tomography,MSCT)具有扫描速度快、扫描范围大、时间和空间分辨率高、无创、便捷等特点,可以同时显示心内外结构畸形,尤其对于心外大血管解剖形态及侧支循环的显示具有很大优势,已成为无创性心血管检查中最具有潜力的检查方法之一。众多研究已经证实,MSCT 诊断先天性心脏病具有较高准确性,在术前及术后随访中具有重要价值,但辐射剂量和图像质量一直是人们关注的热点。双源 CT(dual-source,DSCT)具有较高的时间分辨率,高心率下图像质量有了显著提高;又因其扫描螺距可随心率变化,使心电门控下低剂量、高质量地完成心脏大血管 CTA 成为可能。

第二节 先天性心脏病的多层螺旋 CT 成像技术

一、患者准备

5 岁以下儿童,口服水合氯醛合剂,待其熟睡后,在平静呼吸状态下完成整个胸部扫描;5 岁以上儿童及青少年、成年人,严格进行屏气训练后在屏气状态下完成整个胸部扫描。对于 64 层及以下螺旋 CT,需要口服 β 受体拮抗剂(美托洛尔等)降低心率,等待心率较低、较平稳时行 CTA 检查;对于双源 CT,无须使用降心率药物控制心率。

二、心电门控技术

一般情况下,心电门控技术适用于易受搏动伪影干扰的结构(比如心内结构、冠状动脉、主动脉根部)以及需要评估心功能的患者;非门控扫描可以用于余下多数患者,虽然其图像质量往往略低于心电门控技术所得的图像。心电门控技术有回顾性心电门控螺旋扫描、前瞻性心电门控步进式扫描和前瞻性心电门控大螺距扫描:回顾性心电门控螺旋扫描在心脏大血管 CT 成像中应用最多,但其辐射剂量最高;前瞻性心电门控步进式扫描可使扫描中的辐射剂量显著降低;前瞻性心电门控大螺距扫描采集时间极短而辐射剂量最低。

(一)回顾性心电门控螺旋扫描

回顾性心电门控螺旋扫描是利用 ECG 和 CT 扫描的同步采集技术,获得连续螺旋扫描数据和心脏运动的同步数据,扫描完成后根据同步记录的心电信息选择心动周期中所需的时相进行重建。由于回顾性心电门控的螺距小(通常小于 0.5),重叠扫描采集的数据最多,其辐射剂量也最高。

(二)前瞻性心电门控步进式扫描

前瞻性心电门控步进式扫描是针对心脏运动用部分扫描技术在心动周期的特定时相触发的一种脉冲式扫描成像方式,每次扫描之后,检查床在 Z 轴方向上移动至下一个扫描位置,移动距离等于或小于扫描宽度,以获得无间隔容积覆盖的检查数据。该扫描模式仅在预先设定的心动时相进行扫描,而在两次扫描的间隔期不发出 X 射线,因而大大降低了辐射剂量;但非连续的容积扫描模式也使不同扫描层面之间出现图像错位的概率增加。另一方面,该扫描模式的扫描时间较长,在采用相同对比剂注射方法的前提下,步进式扫描的不同扫描层面较容易出现强化程度不均的情况,但这种强化程度差异并不影响对先天性心脏病的诊断。

（三）前瞻性心电门控大螺距扫描

近年来,双源CT提供了一种新的采集模式,即前瞻性心电门控大螺距扫描(简称"大螺距扫描"),第三代双源CT的最快进床速度达73.7 cm/s,能够在1个心动周期内完成心脏的容积采集,整个胸部的扫描时间低于1 s,大大降低了患者接受的辐射剂量。该扫描模式需要在心脏相对稳定的时相进行数据采集,心脏在收缩末期和舒张中晚期相对稳定,舒张期随着心率增快而缩短,而收缩末期在快心率的条件下尚能保证相对稳定的时间窗。先心病患者心率通常较快,故采集时间窗常常选择在收缩末期。

三、降低辐射剂量的方法

(1) 低管电压,低管电流。根据患者的体重调整管电压和管电流,制订个性化的扫描方案(表5-1)。

表5-1 基于患者体重制订的个性化扫描参数方案

体重/kg	管电压/kV	管电流/mAs
<5	70	50～70
5～20	70/80	70～120
20～50	80/100	120～200
>50	100/120	>200

(2) 大螺距(pitch)。扫描辐射剂量与螺距呈反比;双源CT的螺距是随心率变化而变化的,心率越快,螺距越大,数据采集越快,扫描时间越短,辐射剂量相对越小;小儿先心病患者,心率通常较快,一般无须控制心率,采用较大的螺距进行数据采集,以便降低辐射剂量。

(3) ECG电流调制技术。回顾性心电门控螺旋扫描可以覆盖整个心动周期,但是在进行图像后处理时只是利用了其中的一部分数据进行图像重组,X线利用率较低。ECG电流调制技术通过在心动周期中有用部分(用于图像重建)使用高管电流输出,而心动周期的其余部分使用低管电流,从而减少曝光剂量。实际操作中,可根据患者的心率灵活确定全剂量曝光时间窗。一般对于稳定的慢心率(70/min以下),将全剂量曝光时间窗确定在舒张末期(如60%～80% R-R间期),对于稳定的快心率(80/min以上),采用收缩末期(如30%～50% R-R间期),心率波动较大时可适当增大曝光时间窗。

四、扫描参数及对比剂注射技术

1. 扫描参数的设定

根据患者年龄和体重,手动调整管电流和管电压,以西门子双源CT为例,制订基于体重的个性化扫描方案(表5-2)。

表 5-2 先天性心脏病患者回顾性心电门控常规扫描参数

扫描范围	胸廓入口到膈肌水平
扫描时间	从上到下
旋转时间	0.25～0.33 s/rot
螺距	与心率成正比,范围 0.20～0.50
准直	0.6 mm
层厚	0.75 mm
重建间隔	0.5 mm
重建卷积核	B26f

2. 对比剂注射方案

使用双筒高压注射器,经右侧手背静脉、肘静脉或头皮静脉注射高浓度非离子型对比剂碘海醇(350 mgI/ml),对比剂注射量以体重计,儿童每千克体重 1.0～2.0 ml,注射速率为 0.5～3.0 ml/s;注射完对比剂后再以相同流率追加生理盐水(1/2 对比剂量)。成年人先天性心脏病患者检查时对比剂注射量为 70～100 ml,注射速率为 3.5～5.0 ml/s,跟踪注射的生理盐水约50 ml。儿童及成年人均采用对比剂示踪法(bolus-tracking),将感兴趣区定在主动脉根部层面,触发阈值设为 100 Hu,到达阈值时自动启动扫描程序。一般患者进行一期扫描,但对怀疑心房病变的患者,由于心房内对比剂浓度较高,硬化伪影较明显,故需加扫延迟期以清晰显示心房内结构畸形及房间隔病变。具体的对比剂注射方案见表 5-3。

表 5-3 先天性心脏病患者对比剂注射方案

	5 岁以下儿童及婴幼儿	5 岁以上儿童及青少年	成年人
对比剂浓度		350 mgI/ml	
对比剂总量		1.0～2.0 ml/kg	70～100 ml
对比剂速率	0.8～2.0 ml/s	2.0～3.0 ml/s	3.5～5.0 ml/s
追加生理盐水总量		1/2 对比剂剂量	50 ml
追加生理盐水速率	0.8～2.0 ml/s	2.0～3.0 ml/s	3.5～5.0 ml/s
ROI 位置		主动脉窦水平	
触发阈值		100 Hu	
延迟时间		10 s	
套管针型号	24G	22G	20G
注射部位		外周静脉	肘前静脉

五、图像后处理

应用图像预览软件在全剂量曝光时间窗内每隔 3% 重建一组图像,选择图像质量最佳的重建时相进行图像后处理;或由计算机自动选择最佳收缩期和舒张期图像进行图像后处理;后处理技术包括多平面重组(multi-planar reformation,MPR)、最大密度投影(maximum intensity projection，MIP)、多曲面重组(curved multi-planar reformation，CPR)、容积再现技术(volume rendering technique，VRT)及表面阴影覆盖(surface shaded display，SSD)等；四维重组图像指在工作站进行多期相图像重组，动态观察心脏运动、心瓣膜运动、冠状动脉管腔变化及心功能改变。针对心内结构畸形、心脏大血管连接部畸形及心外大血管畸形，等不同的结构畸形，选择最佳的后处理方法。通常，心内畸形主要通过二维图像显示，而心脏血管连接部及心外血管畸形则主要由三维、四维图像显示整体，二维图像显示细节。

心内外结构的畸形及侧支循环情况对于先天性心脏病患者能否进行手术治疗及手术治疗方案的选择至关重要，所以术前准确测量心内外畸形大小、明确侧支循环形成情况是非常必要的。超声波检查对心内结构畸形的定量测量(包括房间隔、室间隔缺损的大小，缺损处左心房、右心房/室的压力，缺损处的分流方向及分流量、瓣膜运动、狭窄及关闭不全程度)有其他任何检查都无法比拟的优势，但是对心外大血管病变及侧支循环的建立情况却不能很好显示。多层螺旋CT的二维、三维后处理图像可以多角度下进行数据测量，不仅能测量心内结构畸形的大小，还能明确心外大血管病变及侧支循环情况，但是缺陷在于不同的层面、角度、重组图像中，测量的结构大小常常不一致。如何对病变处进行准确测量，尤其是心外畸形结构准确测量，对先心病患者手术是至关重要的，与能否进行手术和手术方案的选择密切相关。

MPR是一种简便可靠的重建方法，可以根据心脏解剖结构和病变的需要进行冠状位、矢状位及任意平面的图像重组，其中四腔心位置能够显示房间隔、室间隔及心房-心室连接部位(二尖瓣、三尖瓣)病变，短轴位有利于显示心室-大血管的连接，长轴位有利于显示心房-心室连接部位。MPR重组图像可以准确地判断有无房室间隔缺损，并测量缺损的大小，同时也是观察冠状动脉开口、肺动起源异常、动脉导管未闭、大血管结构的可靠重组方法。但MPR不是整体观，不适合临床医生直观观察冠状动脉、肺动脉及大血管与心脏结构的关系等。

MIP是将充盈对比剂的高密度心脏、大血管结构显示在一个平面上，有可能产生组织结构重叠和覆盖，一般采用薄层MIP，根据要显示的结构适当地选择层厚。薄层MIP适用于观察心脏的结构及其与大血管的关系，可以调节不同的方向、角度对重点部位进行观察，尤其在显示冠状动脉和肺动脉及其分支方面具有一定的优势。由于MIP突出了高密度影像结构，对于瓣膜的显示不如MPR，而且由于存在信息重叠，对病变大小的测量不准确。

VRT可以全面、立体、直观地观察心脏结构并判断其与大血管的位置关系，对先天性心脏病心外结构病变的诊断具有独特的优势。VRT重组图像可以整体显示冠状动脉、肺动脉、主动脉等大血管发育情况、大血管与心脏及大血管之间的解剖位置关系。薄层VRT图像弥补了整体VRT的不足，能显示心脏的结构，任意方向动态切割有利于了解异常解剖结构的空间关系。

对于伴有复杂畸形的先心病，多种重组方法的联合应用是十分必要的，不仅能提高对病变诊断的准确率，而且能为临床提供更加详细、完备的诊断资料。

第三节 多层螺旋CT在心脏大血管疾病中的应用

一、诊断优势

（1）一次扫描可以同时观察心脏、主动脉、肺动脉及冠状动脉。随着CT的发展，扫描速度加快，一次注射对比剂、一次扫描可以同时获得整个胸部血管的影像，满足临床诊断的要求。

（2）横断面采集数据后进行三维数据重建，避免了影像重叠，有利于观察心内解剖、心脏与大血管的位置关系以及心外大血管的解剖，尤其对于复杂的血管畸形及主、肺动脉远端分支发育情况的显示有很大的优势。

（3）通过强大的后处理软件进行多角度、多方位、多种重组方法显示，可以更清晰、准确地显示复杂解剖位置关系，除了显示病变的细节外，还可以立体直观地显示心血管解剖及病变，为手术方案的制订提供详细信息。

二、检查指征

相对传统血管造影而言，CT 检查为一项无创的检查方法，但是相对于心脏超声及 MR 检查而言，CT 检查又具有一定的辐射危害，而且 CT 不能提供血流动力学及血氧含量等方面的信息，所以，要合理选择此项检查。

对于简单的心内结构畸形，如房间隔缺损、室间隔缺损等，心脏超声具有很大的优势，不仅能够清楚显示畸形的解剖形态，而且可以进行测量，还可以观察畸形结构的血流动力学变化。对于检查的心外大血管畸形，如单纯的动脉导管未闭等，也无须进行 CTA 检查，只是对一些合并多种结构畸形的复杂先心病患者诊断不明确时，可根据病情有选择地使用。

由于多层螺旋 CT 心脏大血管检查需要应用含碘对比剂，故有一定的临床禁忌证。首先，碘过敏者不能进行此项检查。其次，对比剂经肾排泄，肾功能不良的患者不宜行此项检查。注射对比剂时注射速度较快，心功能差的患者也不宜行此项检查。除此之外，心电门控对患者的心率要求较严格，尤其对于疑诊合并冠状动脉畸形的患者，要求更严格。一般单源 CT 的时间分辨率较低，需要控制患者心率及心律至较慢较平稳的状态，双源 CT 时间分辨率较高，相对而言，无须应用降心率的药物，但是对于心律不齐的患儿，冠状动脉的显示率较低。故应当根据患者的情况，合理选择检查方法。

——— 第四节　先天性心脏病的 CT 临床应用 ———

一、冠状动脉畸形

（一）概述

冠状动脉畸形（coronary artery abnormality，CAA）在正常人群的比例仅为 1% 左右，而其在先天性心脏病如法洛四联症中的比例高达 5%～10%。虽然 CAA 中绝大部分无临床症状，但其在先心病的手术治疗中有重要的临床意义，如冠状动脉横跨右室流出道畸形影响法洛四联症采用的手术方式及是否应用人工管道等。所以，先天性心脏病伴 CAA 的术前诊断必须引起足够的重视。先天性心脏病伴 CAA 本身并不产生临床症状，但其增加相应外科修补术的手术风险。术中虽可直视下探查冠状动脉，但是可能由于表面组织遮盖、不易被发现的心肌内走行血管或是术后的组织粘连等因素造成诊断困难，因而准确的诊断是十分必要的。

先天性心脏病伴 CAA 的发生率受多种因数的影响，如选择不同的样本进行统计：心血管造影、手术或尸体标本等，另外还有畸形的界定，如是否见粗大圆锥支纳入等尚存争议。一组回顾性研究主要将冠状窦口发育位置异常、单支冠状动脉和冠状动脉分支异常等归入冠状动脉畸形，且仅包括法洛四联症、右心室双出口及肺动脉闭锁三种相近先心病类型，CAA总的发病率约为8%，其中右心室流出道前型CAA约占76%。异常冠状动脉横过梗阻或发育不良的右室流出道，对其外科修复产生很大影响，并且与手术病死率直接相关。该类畸形的诊断对于外科矫正术中关键环节，即右心室切口的大小、部位的选择和设计起到了很好的指导作用。

（二）CT影像学表现

儿童冠状动脉畸形表现多种多样，需要结合不同的先天性心脏病类型进行描述分析，首先要描述冠状动脉的异常起源点，如左冠状动脉异常起源于右冠状动脉窦，右冠状动脉异常起源于左冠状动脉窦（图5-1），重点描述异常冠状动脉的走行，对于手术方案设计意义重大，特别是异常冠状动脉跨越右心室流出道，需详细描述异常冠状动脉与右心室流出道相对空间位置关系，同时要说明异常冠状动脉的远端分支发育情况及对应心脏血流供应区域。

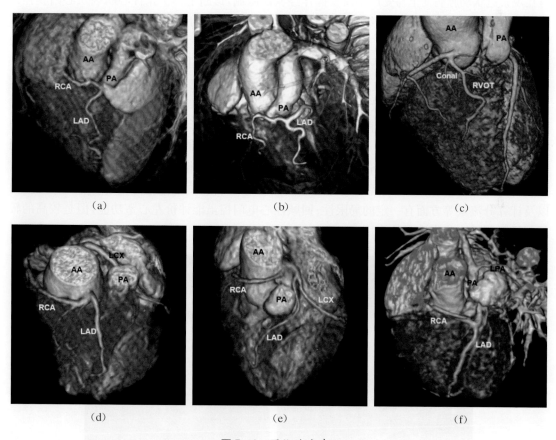

图5-1　冠状动脉畸形

(a)男,11岁,法洛四联症(ToF),粗大圆锥支动脉(canal)走行于右心室流出道(RVOT)前方。(b)女,1岁3个月,ToF,单支冠状动脉：右冠状动脉(RCA)起自左冠前降支(LAD)走行于RVOT前方。(c)女,1岁9个月,ToF,左冠前降支起自右冠窦走行于RVOT前方。(d)女,2岁9个月,右心室双出口(DORV),右冠状动脉起自左冠窦(主肺动脉间型)。(e)男,4岁,DORV,左冠前降支起自右冠窦走行于RVOT前方。(f)女,1岁6个月,肺动脉闭锁(PA),单支冠状动脉：右冠状动脉起自左冠前降支并走行于右室流出道前方

AA,主动脉；PA,肺动脉；LCX,左冠回旋支

二、冠状动脉异常起源于肺动脉

（一）概述

冠状动脉异常起源于肺动脉是一种少见的先天性心脏病，活产婴儿发病率大约为 1/30万，其中左冠状动脉异常起源于肺动脉（ALCAPA）临床最多见，约占 80%。

ALCAPA 又称为 Bland-White-Garlan 综合征，依据左右冠状动脉之间侧支循环建立的情况可分为婴儿型及成人型：婴儿型缺乏或有很少侧支血管，成人型左右冠状动脉间侧支血管丰富。ALCAPA 患儿出生后肺循环系统压力下降导致左冠状动脉血流灌注减低，如果缺乏良好冠状动脉间的侧支循环，早期会引起心肌缺血、梗死，并发心力衰竭，多数患儿 1 岁内死亡；如果侧支循环建立良好，足以维持左冠状动脉的灌注压和血流量，一般无临床症状，少数可以存活至青少年甚至成年。尽早手术治疗，恢复心肌顺行双条冠状动脉血流灌注，缓解左心室心肌缺血性损伤，可以使左心室收缩功能逐渐恢复至正常，提高生存率。超声心动图是 ALCAPA 首选检查方法，但在观察冠状动脉病变上易受声学窗及操作经验的限制，诊断上与扩张性心肌病及心内膜弹力纤维增生症等疾病不易鉴别；传统血管造影仍然作为诊断该病的金标准，但为有创检查。

（二）CT 影像学表现

CT 多种后处理技术综合应用能更全面地显示 ALCAPA（图 5 - 2a、b，图 5 - 3a、b，图 5 -4a、b、c），多方位 MPR 图像适于重点观察异常起源连接部位，可准确测量冠状动脉直径、侧支循环血管直径、心室腔大小及心室壁厚度等数值；薄层 MIP 更适合观察室间隔细小侧支循环血管；VRT 可以全面、立体、直观地观察 ALCAPA 患者畸形血管的走行情况及其与心脏的整体位置关系。DSCT 能够将 ALCAPA 图像三维立体、全面地显示给临床医生，特别是起源部位与主动脉的相对位置关系，对于选择手术方式和设计手术方案都有重要的作用。DSCT对于 ALCAPA 的定性诊断有着很高的准确性，但在显示细小的侧支循环血管、侧支血流方向以及计算分流量等方面有一定的局限性；回顾性心电门控虽能评价左心室功能，但是较高的辐射剂量限制了在儿童患者的应用。

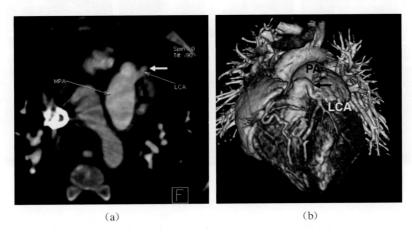

(a)   (b)

图 5 - 2　ALCAPA（一）

患儿，男，1 岁，ALCAPA 起源于肺动脉的左前壁。a.轴位薄层 MIP 图像可清晰显示 ALCAPA 的肺动脉开口（白箭），左冠状动脉略增粗；b. VR 图像三维显示肺动脉开口（黑箭），并可清晰显示左右冠状动脉之间丰富的粗大侧支循环血管
MPA，肺动脉主干；LCA，左冠状动脉

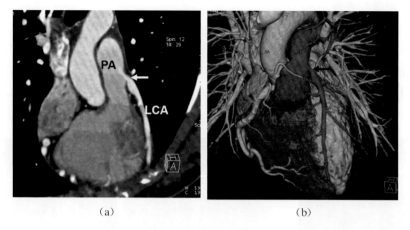

图 5-3　ALCAPA（二）

患儿，女，8岁，ALCAPA 起源于肺动脉的左侧壁。a.冠状位 MPR 图像可清晰显示 ALCAPA 的肺动脉开口（白箭），左冠状动脉增粗；b. VR 图像三维显示肺动脉开口（黑箭），右冠状动脉轻度增粗，侧支循环血管较丰富

PA，肺动脉；LC，左冠状动脉；AA，主动脉

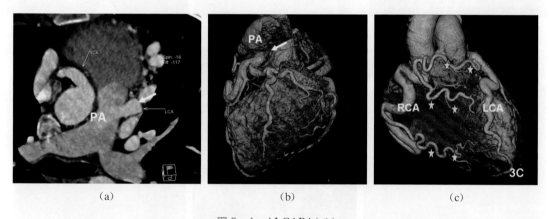

图 5-4　ALCAPA（三）

患者，男，15岁，ALCAPA 左冠状动脉的后正中壁。a.轴位 MPR 图像显示左右冠状动脉明显扩张，左冠状动脉异常起源于肺动脉（白箭）；b～c. VR 图像，可三维显示迂曲、扩张的右冠状动脉，侧支循环血管（星号）明显扩张

RCA，右冠状动脉；LCA，左冠状动脉；PA，肺动脉

三、先天性冠状动脉瘘

（一）概述

　　先天性冠状动脉瘘（coronary artery fistula，CAF）是少见的先天性心血管畸形，是指冠状动脉主干或分支与某一心腔或主动脉、肺动脉间存在直接交通。

　　根据瘘口的位置可分为 5 型：引流入右心房、引流入右心室、引流入肺动脉、引流入左心房、引流入左心室。其中，引流入右心系统的最多见。

　　大多数冠状动脉瘘的分流量小，对心肌的血液供应和血流动力学影响较小。如果引流量大，可出现心肌缺血、心脏增大、肺动脉高压及心力衰竭的表现。CT 能够将 CAF 图像三维立体、全面地显示给临床医生，对于选择手术方式和设计手术方案都有重要的作用。

(二) CT 影像学表现

1. 直接征象

CT 多种后处理技术综合应用更能全面地显示 CAF，MPR 适合于局部重点观察瘘口位置，可准确测量 CAF 受累冠状动脉的管径和瘘口的大小；MIP 可用于观察瘘口周围血管间的位置关系；VRT 可以全面、立体、直观地观察 CAF 迂曲血管的走行情况及其与心脏的整体位置关系(图 5-5)。

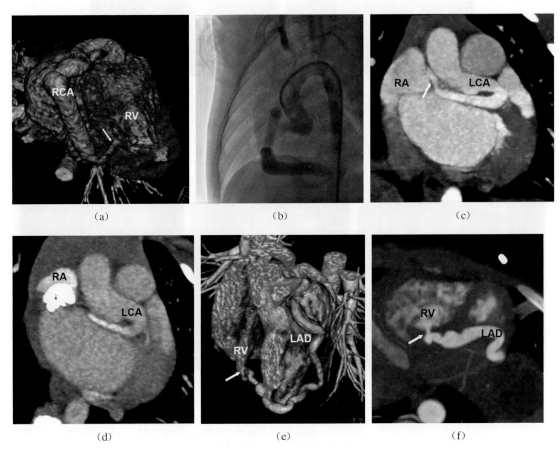

图 5-5 冠状动脉瘘

a~b. 女，1 岁 6 个月，右冠状动脉-右心室瘘。a. VR 图像，可三维显示迂曲扩张的右冠状动脉，近瘘口(白箭)处管腔轻度扩张；b. 传统血管造影图像。c~d. 男，9 个月，左冠状动脉-右心房瘘治疗前后比较。c. 为介入治疗前，CT 清晰显示瘘口(白箭)；d. 为放置封堵器(高密度者)后图像。e~f. 男，3 岁 2 个月，左冠状动脉前降支-右心室瘘。CT 的 VR、MIP 图像，可三维显示迂曲扩张左冠状动脉前降支及瘘口(白箭)

RCA，右冠状动脉；LCA，左冠状动脉；LAD，左前降支；RA，右心房；RV，右心室

2. 间接征象

因分流量大小不同，回流的心腔不同而引起不同程度的房室增大。

四、房间隔缺损

(一) 概述

房间隔缺损(atrial septal defect，ASD)是起源于胚胎期的原发或继发房间隔发育缺陷，

左、右心房间存在穿隔血流，是最常见的先天性心脏结构畸形之一，发病率仅次于室间隔缺损。

房间隔缺损绝大多数为单孔型，少数为多孔型、筛孔状。男女发病比例为 1.6：1。单纯 ASD 症状轻，常发现较晚。影像学检查可为临床提供房间隔缺损的位置、大小、数目以及合并的其他常见畸形，为临床掌握手术指征及禁忌证、评估预后提供较全面的诊断信息。

根据 2010 年欧洲心脏协会(ESC)成年人先心病治疗指南，ASD 分为以下 5 个类型：

（1）继发孔型 ASD：最多见，约占 80%，缺损位于房间隔中部，相当于卵圆窝及其周围。

（2）原发孔型 ASD：约占 15%，又称为部分型房室间隔缺损(部分型心内膜垫缺损)、部分型房室通道；缺损位于十字结构附近(房间隔下部)，缺损常较大，常伴有房室瓣畸形，引起不同程度的反流。

（3）上腔静脉型缺损：约占 5%，缺损位于房间隔后上方上腔静脉入口处附近，常伴有部分型或完全型肺静脉异位引流入上腔静脉或右心房。

（4）下腔静脉型缺损：<1%，缺损位于房间隔后下方下腔静脉入口处附近。

（5）无顶冠状静脉窦：<1%，是冠状静脉窦顶部与左心房后壁之间的间隔部分或完全缺损。

各种类型的房间隔缺损造成的血流动力学变化是一致的，由于左心房压力高于右心房，故房间隔缺损一般为左向右分流，其分流量主要取决于缺损的大小、左右心房压力差及左右心室的顺应性。

（二）CT 影像学表现

CT 不作为诊断单纯房间隔缺损的常规检查方法，部分病例在行心脏冠状动脉 CTA 检查时偶然发现；但当 ASD 合并肺静脉异位引流时，CT 是最佳检查方法之一，尤其是对于上腔静脉型 ASD 是否合并有肺静脉异位引流具有重要价值。

1. 直接征象

正常房间隔连续，左右心房间对比剂不连通；房间隔缺损患者行 CTA 检查时见房间隔不连续，左右心房间对比剂相通(图 5-6)。可在轴位图像上测量房间隔缺损的前后径，在冠状位图像上测量上下径，同时多方位重建，显示缺损的位置及与周围组织结构的关系，为房间隔缺损的修补提供影像学信息。房间隔中部较薄，受左右心房内对比浓度的影响，CT 对小的房间隔缺损诊断可靠性较低。

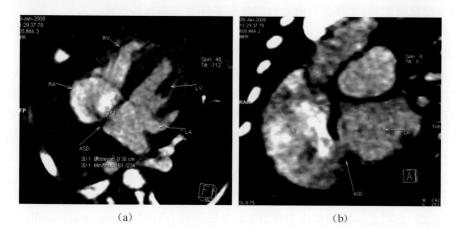

| (a) | (b) |

图 5-6　房间隔缺损

患儿，女，42 天，房间隔缺损。心脏四腔位(a)及斜矢状位图像(b)显示房间隔缺损仅有 0.36 cm

2. 间接征象

右心室扩大、室壁肥厚,右心房扩大,肺动脉高压,即表现为主肺动脉横径超过同水平升主动脉横径。观察房间隔缺损的同时,还应观察房-室连接及心室-大动脉连接关系,同时应注意合并冠状动脉起源和走行异常,有无合并肺静脉异位引流(尤其是上腔静脉型 ASD),主动脉弓、主动脉降部有无缩窄,气管发育情况等。

当合并房间隔膨胀瘤时,经常只在某一些层面上显示房间隔连续性中断,而没有看到对比剂在左右心房间通过,此时应同时观察收缩期、舒张期,若两个期相均见到房间隔连续性中断,则可以较为准确地诊断为房间隔缺损。上腔静脉型房间隔缺损要注意观察是否合并肺静脉异位引流。CT 和 MR 对微小房间隔缺损的显示受限,测量时容易出现假象,故应结合超声图像进行准确判定。

五、室间隔缺损

(一) 概述

室间隔缺损(ventricular septal defect,VSD)是最常见的先天性心脏病,发病率约占先天性心脏病的 25%,居先天性心脏病第 1 位,系胚胎时期心室间隔各部分发育不全或融合不良引起的心室间血流交通,可单独存在,也可为其他复杂先天性心脏病的组成部分,例如法洛四联症、大动脉转位等。

室间隔任何部位均可发生缺损,根据 2010 年欧洲心脏协会(ESC)成年人先心病治疗指南,VSD 分为以下 4 型:

(1) 膜周部室间隔缺损:最多见,缺损位于室间隔膜部及其周边肌部,缺损可扩展至流入部、小梁部或流出部;又分为单纯膜部型、嵴下型、隔瓣下型;缺损与三尖瓣和主动脉瓣毗邻;室间隔膜部瘤较多见,膜部瘤顶端可为盲端亦可见缺损。

(2) 肌部室间隔缺损:占 15%~20%,缺损位于室间隔肌部,多靠近心尖部,缺损边缘均为肌肉组织,常多发,自然闭合发生率较高。

(3) 双动脉下室间隔缺损:又称为漏斗部缺损、干下型、嵴上型、主动脉下型、肺动脉下型等,缺损位于主动脉及肺动脉下方,缺损顶部由主动脉瓣与肺动脉瓣之间的纤维连续组成;由于合并有主动脉瓣脱垂(尤其是右冠瓣),故此型多伴有主动脉瓣反流。

(4) 房室通道型室间隔缺损:又称为隔瓣下、非膜周室间隔缺损,房室间隔缺损型室间隔缺损,缺损位于三尖瓣隔瓣下方并以三尖瓣环为界,通常发生在唐氏综合征。

室间隔缺损分流量多少及方向主要取决于缺损口面积,左右心室间压力差;而左右心室的压力差又取决于肺循环的阻力差。小的室间隔缺损,分流量小,肺循环容量轻度增加,不会产生肺动脉高压,对心功能影响小,房室大小正常。大的室间隔缺损,分流量多,肺血流量增加,肺动脉扩张,肺静脉回流也增加,回流至左心房、左心室的血流量亦增多,引起左心容量负荷过重及充血性心力衰竭;同时肺循环容量超过血管容量,引起肺血管痉挛,早期产生可逆性的高动力性肺动脉高压,如肺循环容量持续增多,即演变为不可逆性的阻力型肺动脉高压。当肺动脉高压导致右心室压力接近或超过左心室压力时,可出现心室水平的双向分流,甚至以右向左分流为主,此时,将引起一系列临床表现,即艾森曼格综合征(Eisenmenge's syndrome),患者可出现发绀。

（二）CT影像学表现

1. 直接征象

正常室间隔连续，左右心室间对比剂不连通；室间隔缺损患者行 CTA 检查时见室间隔不连续，左右心室间对比剂相通。CTA 可通过多方位重建准确地对室间隔进行分型（图 5-7）。

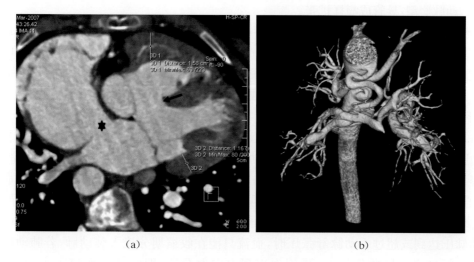

（a） （b）

图 5-7 室间隔缺损

患儿，男，11 岁，肺动脉闭锁合并房、室间隔缺损。a. MPR 图像同时显示房间隔（星号）和室间隔缺损（箭头）；b. VR 图像肺动脉闭锁、肺动脉狭窄，多支侧支血管起自主动脉弓部及降部供应左右肺

2. 间接征象

由于左向右分流，肺动脉血流量增加，回流到肺静脉的血流量亦增多，导致左心容量负荷增加，表现为左心房、左心室腔扩大；长期肺血量增多可引起肺动脉痉挛、肺动脉高压，表现为肺动脉干增宽，右心房、右心室增大，右心室壁增厚。

室间隔连续性中断，可见穿隔血流，影像学检查方法需要明确缺损的部位、大小与邻近瓣膜的位置关系等，超声波检查还需要明确瓣膜有无病变，例如瓣叶脱垂、瓣叶裂等；影像学检查还需要明确分流量大小、肺动脉压力及左心室容量负荷情况等。对于室间隔膜部瘤患者，需要明确膜部瘤顶端是否存在缺损。小的室间隔缺损，需要结合超声波检查判断。

六、动脉导管未闭

胎儿时期动脉导管是正常的血流通道，一端连于降主动脉正对左锁骨下动脉的开口处，另一端连于主肺动脉分叉处靠左肺动脉侧，胎儿肺不呼吸，肺血管阻力较高，动脉导管的血流方向是右向左，即肺动脉向主动脉分流；胎儿出生后，随着肺循环压力的降低，动脉导管逐渐发生纤维化完全闭合而形成动脉导管索或动脉韧带，一般在出生后约 48 小时便可发生功能性关闭，80% 在出生后 3 个月解剖学关闭，如果出生后 1 年仍然持续开放则形成动脉导管未闭。动脉导管未闭占先天性心脏病的 20%。女多于男，比例约 3:1。

（一）病理解剖及血流动力学改变

动脉导管未闭大致分为 5 型：

（1）管型：导管两端连接的主动脉与肺动脉直径大致相等，约 1cm。

（2）漏斗型：最多见，导管近主动脉侧较粗大，至肺动脉侧管径逐渐变细，形似一个漏斗。

（3）窗型：导管较短，有时与间隔缺损难以区分，主动脉与肺动脉近乎紧贴，是较为罕见的一种类型。

（4）哑铃型：导管形成中间细、两头粗的形态。

（5）动脉瘤型：导管成瘤样扩张。

分流量与导管粗细、主动脉压差有关。一般主动脉压力高于肺动脉，血液经未闭的动脉导管自主动脉向肺动脉分流，肺动脉同时接受主动脉及右心室的血流，导致肺动脉血流量增加，左心负荷增加，使左心扩张、心肌肥厚。长期大量的肺血流量使肺动脉压进行性增高，当肺动脉压力等于或高于主动脉时，可产生双向或以右向左为主的分流，此时患儿常常出现差异性发绀（下肢比上肢重）。

胎儿出生后主动脉内压力无论是收缩期还是舒张期都高于肺动脉压力，因此血液持续地自主动脉分流入肺动脉，使肺动脉血容量增加，肺动脉扩张，继而导致左心房回心血量增加，左心容量负荷增加，使左心房、左心室扩大；另一方面，为了弥补分流造成的体循环血量减少，左心室需强力收缩增加搏出量，这又加剧了左心房、左心室的扩大。对于窗型导管，口径大，高压动脉血长期冲击肺动脉，使肺动脉压增高，右心压力负荷增大，使右心室壁肥厚；当肺动脉压达到或超过主动脉舒张压时，血流只能在收缩期分流入肺动脉，若肺动脉压进一步增大超过主动脉收缩压时，导管内出现右向左分流，即肺动脉血流入主动脉，出现发绀。

（二）CT 影像学表现

（1）直接征象：降主动脉与肺动脉间可见管道相通。CT 可分析动脉导管的类型、直径及长度。矢状位是显示导管的最佳体位（图 5-8）。

（2）间接征象：左心增大，肺动脉扩张。常合并室间隔缺损、主动脉缩窄、离断等。

除了显示未闭的动脉导管外，还需要测量肺动脉及主动脉侧动脉导管的管径，以及测量主动脉、左/右肺动脉的管径，以判断有无肺动脉高压。

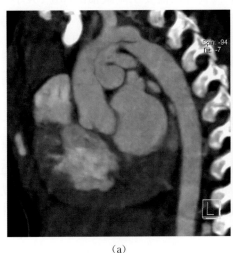
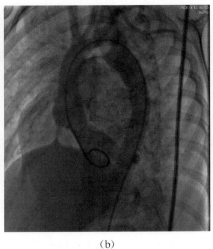

（a）   （b）

图 5-8 动脉导管未闭

患儿，男，5 岁。主动脉轻度缩窄并动脉导管未闭。薄层 MIP(a) 和 DSA(b) 图像，均清晰显示动脉导管及降主动脉狭窄

七、主-肺动脉间隔缺损

(一) 概述

主-肺动脉间隔缺损(aorto-pulmonary septal defect，APSD)，又称主-肺动脉窗(aortic-pulmonary window)，是指升主动脉与肺动脉干之间存在直接交通，而两组半月瓣发育正常的心脏畸形；是一种少见的先天性心脏病，发生率占先天性心脏病的0.2%～1.5%。本病是由于动脉干发育过程中，不能完全分隔为升主动脉和肺动脉所致。

主-肺动脉直接交通导致压力高的主动脉血大量分流至肺动脉，肺静脉回流血量增加，左心负担加重，引起左心房、左心室增大，体循环血量减少，进一步引起主动脉发育不良或迟缓。

由于肺血增多，患儿易患呼吸系统感染；病程后期会引起肺动脉高压，右心室负荷加重，左、右心室同时肥厚、增大，当肺动脉压力高于主动脉后，会使得肺动脉内未经氧合地直接分流入主动脉，从而出现全身发绀。

(二) CT影像学表现

(1) 直接征象：多平面重组可显示升主动脉与肺动脉间动脉管壁局限性缺损，主动脉与肺动脉直接交通，合并肺动脉高压时，肺动脉管径增宽，远端分支增粗，合并有心力衰竭时心影增大。

根据主-肺动脉间隔缺损的大小及位置分为3型：Ⅰ型缺损位于升主动脉近段，靠近半月瓣，远段近肺动脉分叉处间隔完整；Ⅱ型缺损位于升主动脉远段，靠近肺动脉分叉处，近段间隔完整(图5-9)；Ⅲ型为Ⅰ、Ⅱ型共存，缺损较大，半月瓣瓣上至肺动脉分叉处间隔均缺损。

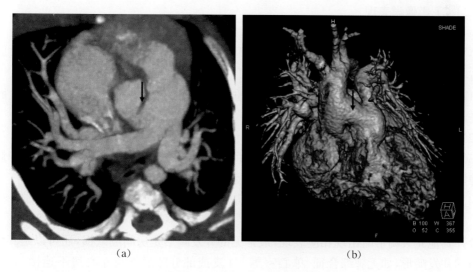

(a)　　　　　　　　　　(b)

图5-9　主肺动脉间隔缺损

患儿，女，2月龄，主肺动脉间隔缺损(Ⅱ型)。薄层MIP(a)和VR(b)图像，主动脉及肺动脉起源位置未见异常，升主动脉中远段与主肺动脉之间间隔缺损(黑箭)，主肺动脉增宽

(2) 其他征象：合并其他先天畸形，如室间隔缺损、动脉导管未闭、主动脉缩窄、法洛四联症等，会出现相应表现。

八、肺静脉异位引流

(一) 概述

肺静脉异位引流（anomalous pulmonary venous connection，APVC）又称为肺静脉畸形连接，是指部分或所有肺静脉未能与左心房连接，而是直接或通过体静脉系统与右心房连接，分为部分型肺静脉异位引流和完全型肺静脉异位引流。

完全型肺静脉异位引流（total anomalous pulmonary venous connection，TAPVC）的 4 支肺静脉可先汇合在一起，也可分别与体静脉或右心房连接。因此，据回流部位分为 4 型：①心上型，4 支肺静脉汇合成一支共干引流入垂直静脉，经左无名静脉、右上腔静脉至右心房，此型最多见；②心内型，4 支肺静脉全部直接引流至右心房或冠状静脉窦；③心下型，4 支肺静脉共干经横膈引流入下腔静脉、肝门静脉或肝静脉，此型多因回流受阻致肺静脉高压；④混合型，完全型肺静脉引流几乎都合并房间隔缺损，部分合并其他心内外结构畸形。完全型肺静脉异位引流血流动力学取决于心房间交通的大小、肺循环的阻力等。该型患者体静脉和肺静脉的血都回流至右心房，借助房间隔缺损使混合血流入左心系统以维持体循环。因此，房间隔缺损大小有重要意义，缺损小不足以维持体循环，缺损大患者耐受性好。影像学检查方法尤其MSCT 是诊断 APVC、明确分型、判断是否合并其他畸形的重要检查方法。

部分型肺静脉异位引流（partial anomalous pulmonary venous connection，PAPVC）中，畸形引流的肺静脉可为一侧单支、一侧双支及双侧单支，异位引流的静脉可分别引流至下腔静脉、上腔静脉、无名静脉或右心房等部位。常合并房间隔缺损。异位连接的肺静脉氧合血进右心房、右心室后入肺再循环，肺血流量增加，血流动力学改变取决于异位连接的肺静脉数量和是否有房间隔缺损。异位引流的肺静脉数量越少，患者的症状越轻。

(二) CT 影像学表现

1. 直接征象

多平面及容积再现重组可显示部分或全部肺静脉不与左心房相连，而直接或通过腔静脉汇入右心房；还可显示连接部位有无狭窄。

（1）心上型：肺静脉在心后汇合成一主干垂直向上走行汇入左侧无名静脉后经上腔静脉引流进入右心房（图 5-10）。

（2）心内型：肺静脉汇入右心房或冠状静脉窦（图 5-11）。

（3）心下型：肺静脉在心后汇合成一主干垂直向下走行穿过膈肌汇入门静脉、肝静脉或者下腔静脉后回流至右心房，常合并肺静脉回流受阻，患儿病死率较高。

（4）混合型：肺静脉各支分别引流至右心房、腔静脉不同位置。

2. 其他征象

合并其他先天畸形时出现相应表现，最常见的并发畸形是房间隔缺损，还可以是其他复杂先心病的并发畸形，如无脾综合征、单心室等。4 支或部分肺静脉与左心房不连接，立体直观地显示肺静脉的回流通道。综合应用多种 CT 后处理技术显示诊断 TAPVC，轴位图像避免了图像重叠，可清晰显示左右心房的大小、形态、位置等；MPR 图像可多平面观察引流静脉的汇入部位，汇入部有无狭窄及狭窄程度，垂直静脉的粗细及有无梗阻，心腔内有无分流及合并的其他畸形；MIP 图像可通过调节层厚局部或整体显示位置关系；VR 可立体显示肺静脉的全貌，观察共同静脉干形态、位置及垂直静脉的走行，与周围血管或组织的关系。

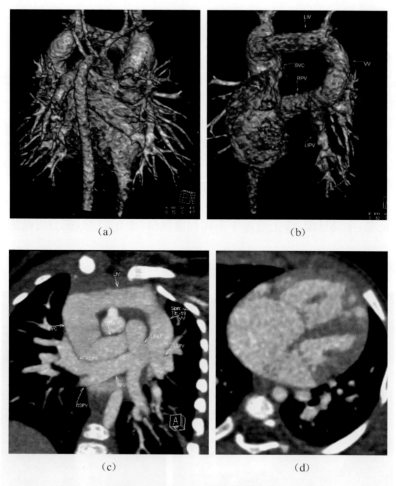

(a)　　　　　　　　　　(b)

(c)　　　　　　　　　　(d)

图 5-10　完全型肺动脉异位引流

　　患儿,男,5月龄,心上型 TAPVC。a.整体 VR 后面观;b.肺静脉局部 VR 前面观;c.MIP 图像显示,双肺静脉首先汇入垂直静脉,经上腔静脉汇入右心房;d.MPR 图像显示合并房间隔缺损

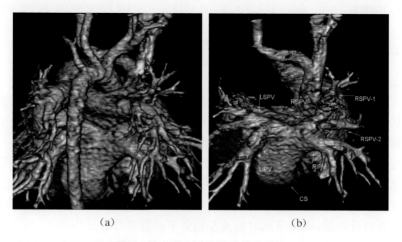

(a)　　　　　　　　　　(b)

图 5-11　完全型肺动脉异位引流

　　患儿,女,6月龄,心内型 TAPVC。a.整体 VR 后面观;b.肺静脉局部 VR 后面观显示肺静脉共同汇入冠状静脉窦

九、先天性主动脉狭窄

（一）概述

先天性主动脉狭窄（congenital aortic stenosis）是一种较少见的先天性心血管疾病，是指主动脉瓣或瓣上、瓣下的局限性狭窄。

多由于主动脉瓣瓣叶分化一侧瓣叶间相互融合所致，其中二瓣畸形最常见。根据狭窄部位分为 3 型：主动脉瓣膜狭窄（最常见，约 80%）、瓣上狭窄和瓣下狭窄。

主动脉狭窄导致左心室后负荷加重，左心室收缩压增高，左心室与主动脉间产生收缩期跨瓣压差，左心室代偿性肥厚。

（二）CT 影像学表现

（1）直接征象：主动脉瓣、瓣上或瓣下不同程度狭窄（图 5-12），部分可见瓣叶畸形及瓣上隔膜样结构。

（2）间接征象：狭窄后主动脉扩张，左心室壁及室间隔增厚。

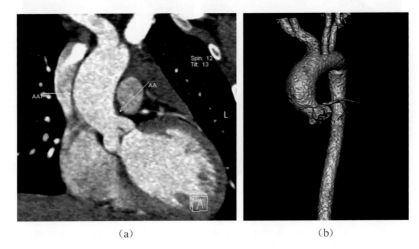

(a)   (b)

图 5-12　主动脉瓣上狭窄

患儿，男，6 岁，主动脉瓣上狭窄。a. 多平面重组；b. 主动脉 VR 显示主动脉瓣上局限性狭窄，狭窄远端升主动脉扩张

十、主动脉缩窄

（一）概述

主动脉缩窄（coarctation of aorta，CoA）是指主动脉有一局限性的狭窄，大多数缩窄局部呈膜样或嵴状向腔内凸出弓峡部，部分缩窄腔内无隔膜样结构，狭窄段较长。缩窄部位多位于左锁骨下动脉远端、动脉导管或动脉韧带附着处附近的主动脉弓降部（即峡部）。

一般将此病分为单纯型和复杂型。单纯型主动脉缩窄位于主动脉弓降部，不伴有动脉导管未闭及其他畸形。复杂型主动脉缩窄又分为 2 个亚型：Ⅰ型合并动脉导管未闭、室间隔缺损等其他心血管畸形，不累及左锁骨下动脉及主动脉弓；Ⅱ型并发主动脉弓发育不良，缩窄位于左锁骨下动脉开口近心端，或缩窄同时累及左锁骨下动脉开口。

主动脉缩窄的血流动力学变化取决于是否存在动脉导管未闭、主动脉缩窄的位置、程度和是否伴发心内畸形。当合并室间隔缺损时，因主动脉缩窄导致左心室压力增高，左向右分流量增加,心力衰竭不可避免,随后肺动脉压力增高,当肺动脉压力高于缩窄段以远主动脉压力时,动脉导管的分流方向变为右向左即从肺动脉→降主动脉。合并动脉导管未闭者,缩窄位于动脉导管近心端者,临床出现分界性发绀(即下半身发绀或下半身发绀重于上半身);缩窄位于动脉导管远心端者,早期即出现严重的肺动脉高压。

（二）CT 影像学表现

（1）直接征象:可以直接显示主动脉弓不同程度狭窄,多平面重组及容积再现等后处理重组方法可以不同角度准确显示主动脉缩窄的位置、程度、缩窄后主动脉情况、有无合并其他心内外结构畸形及侧支循环建立情况等(图 5 - 13)。

（2）间接征象:可显示以左心室增大为主的左右心室增大及心室壁的肥厚等。

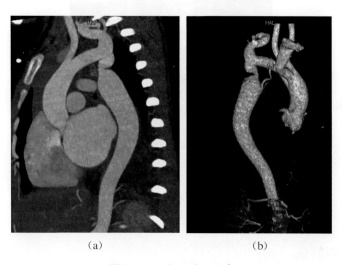

（a）　　　　　　　　　　（b）

图 5 - 13　主动脉弓缩窄

患儿,男,3 岁,主动脉缩窄(单纯型)。a.最大密度投影;b.主动脉 VR 显示主动脉峡部局限性狭窄,狭窄以远降主动脉近端扩张

十一、主动脉弓离断

（一）概述

主动脉弓离断(interruption of aortic arch,IAA)是指主动脉弓与降主动脉间不连接、无血流通过的一种少见的先天性主动脉弓畸形。

本病的特点是主动脉弓部有一段缺如,形成前后离断。左心室与发育不良的升主动脉连接,右心室发出肺动脉通过未闭动脉导管与降主动脉连接。本病多合并室间隔缺损和动脉导管未闭,因此合称为主动脉弓离断三联征。根据离断发生的部位将其分为 3 型:A 型(离断位于左锁骨下动脉以远)、B 型(离断位于左颈总动脉与左锁骨下动脉间)、C 型(离断位于头臂干与左颈总动脉间)。

主动脉弓离断是升主动脉与降主动脉间连续性中断,故升主动脉由左心室供血,供应头颈部及上肢等躯体上部;降主动脉由右心室经肺动脉通过未闭动脉导管供血,供应腹部及下肢等躯体下部。由于躯体上下部血流分别来源于体循环和肺循环,故患者有明显的差异性发绀及杵状趾。若合并室间隔缺损或较大的动脉导管未闭,下半身可无明显发绀。

（二）CT 影像学表现

（1）直接征象:横断面图像及三维重组图像可直观显示主动脉弓连续性中断,升主动脉与降主动脉无直接连接,动脉导管连接肺动脉与降主动脉,可显示弓离断的部位与弓上血管的关系并进行分型(图 5-14),同时可显示合并的室间隔缺损等并发畸形。

(2) 间接征象:肺动脉扩张;左右心室及左心房明显增大。

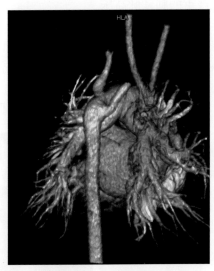

图 5-14　主动脉弓离断

患儿,男,3 月龄,主动脉弓离断。VR 显示降主动脉起自肺动脉,左侧颈总动脉及左侧锁骨下动脉起自升主动脉,右侧颈总动脉及右侧锁骨下动脉起自降主动脉

十二、法洛四联症

(一) 概述

法洛四联症(tetralogy of Fallot,ToF)是儿童期最常见的发绀型先天性心脏病。本病属于圆锥动脉干的发育畸形,为圆锥动脉干的分隔、旋转异常及圆锥间隔与窦部室间隔对合不良所致,包括 4 种畸形:肺动脉狭窄、室间隔缺损、主动脉骑跨及继发性的右心室壁肥厚。卵圆孔未闭和室间隔缺损是 ToF 最常见的并发畸形。

胚胎早期发育过程中,动脉球嵴隔移位,造成肺动脉狭窄和主动脉粗大,室间隔膜部发育不全,粗大的主动脉向右移位而骑跨在室间隔缺损处,同时接受左右心室的血流。由于肺动脉狭窄,右心室排血阻力大,使右心室壁肥厚。

(二) CT 影像学表现

1. 直接征象

(1) 肺动脉瓣:可以显示为瓣环发育小、瓣叶增厚及开放受限。同时了解漏斗部的发育、狭窄程度及心肌壁肥厚情况。

(2) 肺动脉:全面地评估主肺动脉、左右肺动脉及远端分支血管的发育情况,管径测量及是否合并狭窄(图 5-15)。

(3) 室间隔缺损:显示室间隔缺损的位置、大小,及其与主动脉瓣、肺动脉瓣的相对位置关系。

(4) 主动脉骑跨:CT 通过显示主动脉窦与室间隔的解剖关系判断主动脉的骑跨程度,一个主动脉窦位于室间隔的右侧,主动脉骑跨程度约 1/3,两个主动脉窦位于室间隔的右侧,主动脉骑跨程度约 2/3,法洛四联症患者主动脉骑跨不超过 75%。

（5）主肺动脉侧支循环血管:全面评估及显示侧支血管的管径大小、分支多少等。

（6）冠状动脉畸形:单支冠状动脉及冠状动脉主要分支横跨右心室流出道等畸形都会影响手术方式的选择。

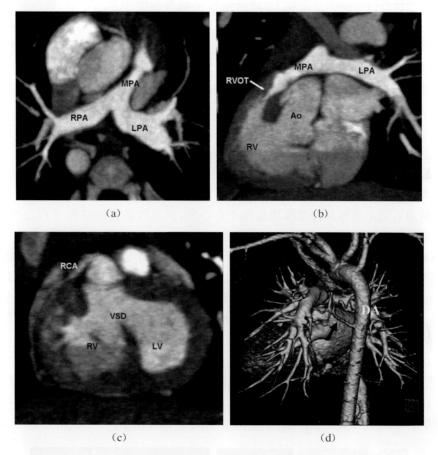

(a)　　　　　　　　　　　(b)

(c)　　　　　　　　　　　(d)

图 5-15　法洛四联症

患儿,男,8 月龄,法洛四联症。a.重组图像显示室间隔缺损(VSD)和主动脉骑跨;b.薄层斜矢状位 MIP 图像显示右心室流出道(RVOT)重度狭窄(白箭);c.轴位 MIP 图像显示主肺动脉瓣上狭窄,左右肺动脉发育正常;d.VR 图像显示降主动脉发出较大的支气管动脉

RCA,右冠状动脉;RV,右心室;LV,左心室;MPA,主肺动脉;Ao,主动脉;MAPCA,主-肺动脉侧支;LPA,左肺动脉;RPA,右肺动脉;DA,降主动脉

2. 间接征象

右心室扩大,左心房和左心室体积略小。

十三、右心室双出口

(一) 概述

右心室双出口(double outlet right ventricle,DORV)指主动脉和肺动脉全部或大部从右心室发出,室间隔缺损是左心室的唯一出口。典型的右心室双出口两组半月瓣下均有圆锥部,

与房室瓣皆无纤维连接,肺动脉瓣狭窄可有可无。DORV 是少见的发绀型先天性心脏病。

DORV 是介于法洛四联症与完全型大动脉转位间的一种先天性心血管畸形。有学者认为,在有右心室流出道狭窄和主动脉瓣与二尖瓣有纤维连接的病例,主动脉骑跨大于 75% 者可归为右心室双出口,否则为法洛四联症。若动脉连续右移完全起自右心室,而肺动脉骑跨在室间隔上,且大部分起源于右心室者为特殊类型的 DORV,称为陶-宾综合征(Taussing-Bing syndrome);当肺动脉骑跨于室间隔上,超过 50% 的部分起源于左心室时,则诊断为完全型大动脉转位。

根据半月瓣水平,主动脉与肺动脉的排列关系将其分为 4 型:①位置关系正常,肺动脉在主动脉的左前方,肺动脉瓣高于主动脉瓣;②主动脉弓与肺动脉呈左、右并列,两组半月瓣同等高度;③右位型大动脉异位,即主动脉位于肺动脉的右前方;④左位型大动脉异位,即主动脉位于肺动脉的左侧或左前方。

据室间隔缺损的位置将其分为 4 型:①主动脉瓣下室间隔缺损;②肺动脉瓣下室间隔缺损;③靠近大动脉开口的室间隔缺损;④远离大动脉开口的室间隔缺损。

据有无肺动脉狭窄分为 2 型:①无肺动脉狭窄;②有肺动脉狭窄型,此型类似于法洛四联症,故称四联症型。

DORV 患者的主动脉及肺动脉均起源于右心室,主动脉必然接受源于右心室的静脉血,而存在右向左分流,室间隔缺损是左心室的唯一出口,故必然存在经室间隔缺损的左向右分流;所以,DORV 的血流动力学变化取决于室间隔缺损的大小、室间隔缺损与主动脉瓣和肺动脉瓣的位置关系,以及是否伴发肺动脉狭窄及狭窄程度。因此,DORV 患者的血流动力学变化和临床表现差异较大,肺动脉狭窄者可发生发绀,临床表现类似于法洛四联症或大动脉转位;肺动脉无狭窄者,主、肺动脉压力相同,肺血增加致肺动脉高压,临床表现类似大的室间隔缺损或艾森曼格综合征。

(二) CT 影像学表现

(1) 直接征象:可见 2 条大动脉全部或 1 条大动脉全部,另一条大动脉大部分起源于右心室(图 5 - 16);大的室间隔缺损。

(2) 间接征象:右心室明显扩张、室壁增厚,左心室相对较小。

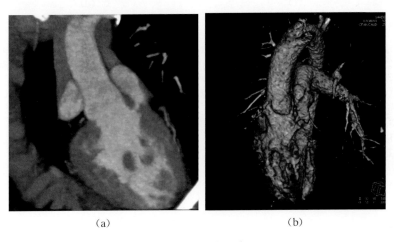

(a) (b)

图 5 - 16 右心室双出口

多平面重组图像(a)及容积再现图像(b)示右心室双出口并右心室室壁肥厚、肺动脉扩张

十四、完全型大动脉转位

(一) 概述

完全型大动脉转位(complete transposition of the great arteries)是指主动脉和肺动脉位置互换,主动脉位于肺动脉的前方(右前方或左前方),全部或大部出自右心室;肺动脉位于主动脉的后方(左后方或右后方),全部或大部出自左心室。本病是最常见的发绀型先天性心脏病之一。

上、下腔静脉回流的非氧合静脉血通过右心房、右心室,后经主动脉供应全身,而肺静脉回流的氧合血则通过左心房、左心室,后经肺动脉达到肺部。患者必须依靠心内交通(卵圆孔未闭、房间隔缺损、室间隔缺损)或心外交通(动脉导管未闭、侧支血管等)方能维持生命。

因全身各系统均严重缺氧,使心排血量增大,心脏负荷加重,早期即发生心脏增大、心力衰竭。根据是否合并室间隔缺损及肺动脉狭窄分为3类。

(1) 完全型大动脉转位并室间隔完整:仅借助卵圆孔未闭或房间隔缺损、动脉导管未闭形成沟通,故发绀、缺氧、炎症,该类患儿由于严重低氧血症大部分早期夭亡。

(2) 完全型大动脉转位并室间隔缺损:与室间隔完整者相比,本型可是左、右心血液沟通混合较多,减轻患者的低氧血症症状,但是肺血流量增加可导致心力衰竭。

(3) 完全型大动脉转位合并室间隔缺损及肺动脉狭窄:临床表现类似于法洛四联症。

(二) CT影像学表现

(1) 直接征象:2条大血管起始部平行走行,主动脉在前,肺动脉在后;还可显示并发的心内外结构畸形。多平面重组及容积再现图像可显示房室连接一致,主动脉与解剖右心室相连,肺动脉与解剖左心室相连,肺动脉与主动脉位置对调(图5-17)。

(2) 其他征象:合并其他先天畸形时出现相应表现,如室间隔缺损、房间隔缺损、动脉导管未闭等。影像诊断的关键在于识别静脉和心房、心房与心室以及心室和大动脉的连接关系,左心房心耳狭长,突向外侧,心房后壁较光滑,右心房心耳较圆钝,其内可见细丝状肌肉影;左心室流入道呈椭圆形,肌小梁较细,心室内可见粗大乳头肌附着于二尖瓣,右心室流入道形似三角状,肌小梁较粗大,心室内可见较细的条索影。完全性大动脉转位表现为房室连接一致,而主动脉与右心室漏斗部直接相连,肺动脉与左心室相连。

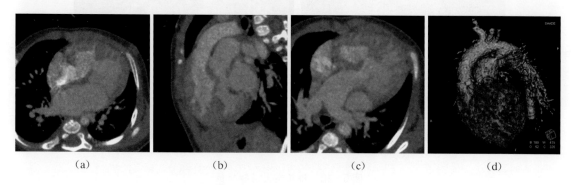

(a)　　　　　　　　(b)　　　　　　　　(c)　　　　　　　　(d)

图5-17　完全型大动脉转位

患儿,女,3月龄,完全性大动脉转位合并室间隔缺损。a～c.房室及大动脉连接关系为:左心房-左心室-肺动脉;右心房-右心室-主动脉;室间隔肌部可见缺损。d.VR图像显示完全性大动脉转位合并动脉导管未闭

十五、矫正型大动脉转位

（一）概述

矫正型大动脉转位（corrected transposition of the great arteries）是指无论心房正位或反位，形态学的右心房与形态学左心室连接，发出肺动脉，形态学的左心房与形态学右心室连接，发出主动脉，这种畸形使血液循环的生理功能得到纠正。

矫正型大动脉转位是指心室大动脉连接的不一致与心房、心室连接的不一致并存，连接关系为腔静脉-右心房-左心室-肺动脉，肺静脉-左心房-右心室-主动脉，由此可见，虽然存在路径的变异，但是血流动力学与正常人相同。

（二）CT 影像学表现

（1）直接征象：多平面重组及容积再现可显示房室连接不一致，主动脉与解剖右心室相连，肺动脉与解剖左心室相连，肺动脉与主动脉位置对调（图 5 - 18）。

（2）其他征象：常合并其他心血管畸形，如室间隔缺损（约 70%）、肺动脉狭窄（约 40%）、房间隔缺损等；合并室间隔缺损者，缺损往往较大。

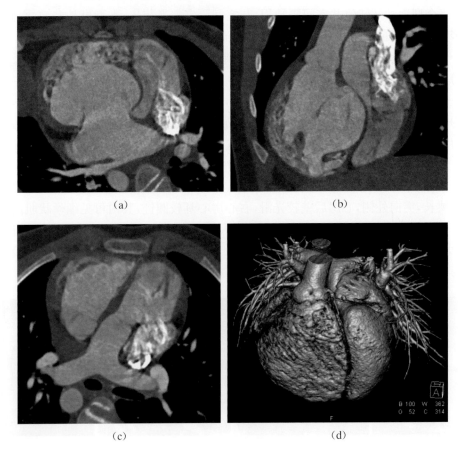

(a)　　　　　　　　　　　　(b)

(c)　　　　　　　　　　　　(d)

图 5 - 18　矫正型大动脉转位

患儿，男，12 岁，矫正型大动脉转位。a～d. 心房反位，心室右襻；房室连接不一致，房室及大动脉连接关系为：右心房-解剖左心室-肺动脉；左心房-解剖右心室-主动脉. 尽管大血管位置有倒转，但肺动脉仍与静脉心室相连，而主动脉与动脉心室相连，血液方向得到生理上的纠正，故称为矫正性大动脉转位

CT可立体直观地显示房室连接、房室与大血管的连接关系以及两大动脉之间的位置关系；同时可清晰显示伴发的其他心内外结构畸形。

十六、一侧肺动脉缺如

（一）概述

一侧肺动脉缺如（unilateral absence of pulmonary artery）是指肺动脉瓣存在，但肺动脉主干未分支，直接与一侧肺动脉及该侧肺相连，另一侧肺动脉完全缺如或由主动脉的某一部位发出；为一种罕见的先天性心血管畸形，以右肺动脉缺如多见，绝大多数与其他先天性心脏病并存。

按照肺动脉缺如侧的肺血来源分为2型：①肺血来源于升主动脉或主动脉弓近端，一般较粗大，早期即出现肺动脉高压，引起心力衰竭；②肺血来源于降主动脉或无名动脉的迷走动脉分支或扩张的支气管动脉，分支细小，可见多支，很少见肺动脉高压。

（二）CT影像学表现

（1）直接征象：主肺动脉延续为单支肺动脉，另一侧肺动脉完全缺如（图5-19），或另一侧肺动脉源于主动脉。

（2）间接征象：体-肺循环间见丰富的侧支循环形成。

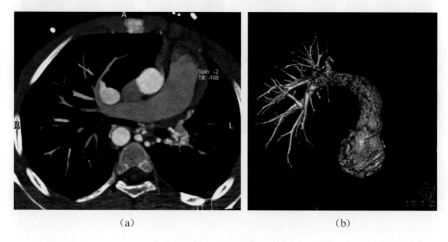

（a）　　　　　　　　　　　　　　（b）

图5-19　一侧肺动脉缺如

患儿，男，11岁，左侧肺动脉缺如。轴位图像（a）、VR重组（b）图像显示主动脉延续为右肺动脉，左肺动脉缺如未见显示，相应区域可见迂曲侧支动脉显示

十七、肺动脉吊带

（一）概述

肺动脉吊带（pulmonary artery sling，PAS）又名迷走左肺动脉，是指左肺动脉起源于右肺动脉。肺动脉吊带是先天性心脏病中极为少见的疾病。本病由Glaevecke和Doehle于1897年首先报道，1958年Contro等将其称为"肺动脉吊带"。

右肺动脉起源正常，左肺动脉起自右肺动脉后方，位于气管的右侧、右主支气管的上方，呈半环形跨过右主支气管向左向后穿行于食管前和气管后到达左肺门。走行异常的左肺动脉对与其紧密接触的气管、支气管和食管产生不同程度的压迫是本病的病理基础。此外,动脉导管或韧带向左后方与降主动脉相连,此结构和异常的左肺动脉一起形成血管环可造成对左主支气管的压迫。本病常合并气管及支气管发育不良。由于气管、左主支气管受压及发育不良常导致通气不良,支气管黏液引流不畅,易产生阻塞性感染、阻塞性肺气肿。临床根据左肺动脉有无对气道、食管压迫产生症状决定是否外科手术矫正。

（二）CT影像学表现

（1）直接征象:增强扫描轴位及重组图像显示左肺动脉异常起源于右肺动脉,走行迂曲,绕行于气管后方,向左走行至左肺,并形成血管环,压迫左肺动脉近段使之不同程度狭窄,支气管树重组均有气管、左或右主支气管不同程度受压改变(图5-20)。

（2）间接征象:气管、左或右主支气管常伴不同程度发育不良。左肺血管分支多较右侧细小,左肺血减少。常合并肺内感染、阻塞性肺气肿等。合并其他心内畸形或腔静脉畸形者有相应征象。

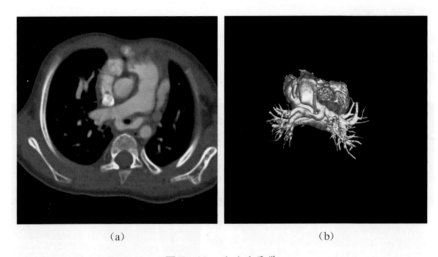

(a)   (b)

图5-20　肺动脉吊带

a.轴位重组图像显示左肺动脉异常起源于右肺动脉,绕行于气管后方,向左走行至左肺,并形成血管环环绕气管;b.VR重组图像显示肺动脉与气管的关系

参考文献

［1］吕滨,范占明.心血管放射诊断学［M］.北京:人民卫生出版社,2018.

［2］吕滨.心血管病CT诊断［M］.北京:人民军医出版社,2012.

［3］戴汝平,高建华.先天性心脏病多排螺旋CT成像与诊断［M］.北京:科学出版社,2009.

［4］马小静.先天性心脏病CT诊断图谱［M］.北京:人民卫生出版社,2010.

［5］周爱卿.先天性心脏病心导管术［M］.上海:上海科学技术出版社,2009.

［6］纪晓鹏,陈立光,王锡明,等.双源前瞻性心电触发大螺距扫描在小儿先天性心脏病诊断中的初步应用［J］.中华放射学杂志,2012,46(10):925-928.

［7］程召平,赵世华,程怀兵,等.双源CT诊断复杂先心病伴冠状动脉畸形［J］.中华放射学杂志,2015,49(7):515-519.

［8］程召平,王锡明,赵斌,等.双源CT在小儿冠状动脉瘘诊断中的价值［J］.中华放射学杂志,2014,48(3):

232 - 235.

[9] 程召平,王锡明,赵斌,等.双源CT在左冠状动脉异常起源于肺动脉诊断中的价值[J].中华医学杂志, 2013,93(45):3590 - 3593.

[10] 程召平,武乐斌,王锡明,等.64层螺旋CT在先天性心脏病诊断中的价值[J].实用放射学杂志,2008,24 (2):190 - 192.

[11] 曹婷,王锡明,程召平,等.128层双源CT对比剂优化方案在法洛四联症患儿成像中的应用[J].中华医学 杂志,2015,95(11):810 - 813.

[12] 聂佩,王莉,王锡明,等.双源CT前瞻性心电门控技术在小儿主动脉缩窄诊断中的应用[J].中华放射学 杂志,2012,46(5):401 - 404.

[13] 段艳华,王锡明,程召平,等.双源CT前瞻性心电门控心胸联合扫描在儿童先天性心脏病诊断中的应用 [J].中华医学杂志,2012,92(3):179 - 183.

[14] BAUNGARTNER H, BONHOEFFER P, DE GROOT NM, et al. ESC Guidelines for the management of grown-up congenital heart disease (new version 2010)[J]. Eur Heart J, 2010,31(23):2915 - 2957.

[15] FRATZ S, CHUNG T, GREIL GF, et al. Guidelines and protocols for cardiovascular magnetic resonance in children and adults with congenital heart disease: SCMR expert consensus group on congenital heart disease [J]. J Cardiovasc Magn Reson, 2013,15:51.

[16] HAN BK, RIGSBY CK, HLAVACEK A, et al. Computed tomography imaging in patients with congenital heart disease Part I: Rationale and utility. An expert consensus document of the Society of Cardiovascular Computed Tomography (SCCT): Endorsed by the Society of Pediatric Radiology (SPR) and the North American Society of Cardiac Imaging (NASCI) [J]. J Cardiovasc Comput Tomogr, 2015,9(6):475 - 492.

[17] HAN BK, RIGSBY CK, LEIPSIC J, et al. Computed tomography imaging in patients with congenital heart disease, Part 2: Technical recommendations. An expert consensus document of the Society of Cardiovascular Computed Tomography (SCCT): Endorsed by the Society of Pediatric Radiology (SPR) and the North American Society of Cardiac Imaging (NASCI) [J]. J Cardiovasc Comput Tomogr. 2015,9(6):493 - 513.

[18] SCHROEDER S, ACHENBACH S, BENGEL F, et al. Cardiac computed tomography: indications, applications, limitations, and training requirements: report of a Writing Group deployed by the Working Group Nuclear Cardiology and Cardiac CT of the European Society of Cardiology and the European Council of Nuclear Cardiology [J]. Eur Heart J, 2008,29(4):531 - 556.

[19] CHENG Z, WANG X, DUAN Y, et al. Low-dose prospective ECG-triggering dual-source CT angiography in infants and children with complex congenital heart disease: first experience [J]. Eur Radiol, 2010,20(10):2503 - 2511.

[20] CHENG Z, WANG X, DUAN Y, et al. Detection of coronary artery anomalies by dual-source CT coronary angiography [J]. Clin Radiol, 2010,65(10):815 - 822.

[21] NIE P, WANG X, CHENG Z, et al. Accuracy, image quality and radiation dose comparison of high-pitch spiral and sequential acquisition on 128-slice dual-source CT angiography in children with congenital heart disease [J]. Eur Radiol, 2012,22(10):2057 - 2066.

[22] GOO HW. State-of-the-art CT imaging techniques for congenital heart disease [J]. Korean J Radiol, 2010,11(1):4 - 18.

[23] HUANG MP, LIANG CH, ZHAO ZJ, et al. Evaluation of image quality and radiation dose at prospective ECG-triggered axial 256-slice multi-detector CT in infants with congenital heart disease [J]. Pediatr Radiol, 2011,41(7):858 - 866.

[24] MULLIGAN PR, PRAJAPATI HJ, MARTIN LG, et al. Vascular anomalies: classification, imaging

characteristics and implications for interventional radiology treatment approaches [J]. Br J Radiol，2014,87(1035):20130392.

[25] CHAUDRY MI，MANZOOR MU，TURNER RD，et al. Diagnostic imaging of vascular anomalies [J]. Facial Plast Surg，2012,28(6):563 - 574.

（纪淙山，陈宝锦，王锡明）

第六章

心脏瓣膜病的 CT 诊断

心脏瓣膜病(valvularheartdisease,VHD)是指心脏瓣膜存在结构和(或)功能异常,是一组重要的心血管疾病。瓣膜开放使血液向前流动,瓣膜关闭则可防止血液反流。瓣膜狭窄,使心脏压力负荷增加;瓣膜关闭不全,使心脏容量负荷增加。这些血流动力学改变可导致心房或心室结构改变及功能失常,最终出现心力衰竭。随着社会人口老龄化,VHD 的患病率亦逐年上升。一项入选 2500 例 65 岁以上受试者的大规模流行病学筛查发现,6.4%的受试者存在明显(中度或严重)的 VHD 但未被诊断;而且,4.9%的受试者曾患有 VHD(总发病率达11.3%)。研究者结合这些发现与人口资料估计,2050 年前明显 VHD 的发病率可能翻倍。

常见的瓣膜病变有二尖瓣狭窄、二尖瓣关闭不全、三尖瓣狭窄、三尖瓣关闭不全、主动脉瓣狭窄、主动脉瓣关闭不全等。临床上最常受累的是二尖瓣,其次是主动脉瓣。

第一节 二尖瓣疾病

二尖瓣环呈复杂三维构型,形似马鞍,内侧和外侧点的位置最低。二尖瓣环是左心室底部纤维骨架的 C 字形节段。二尖瓣叶悬于瓣环,而瓣环沿着二尖瓣的内侧、后侧和外侧面为二尖瓣器提供结构支撑。在前方,二尖瓣前叶中段与主动脉根后壁通过瓣膜间纤维膜而呈纤维性连续,中间无瓣环组织(图 6-1)。

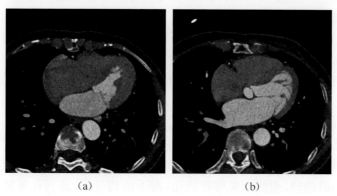

(a)   (b)

图 6-1 正常二尖瓣关闭(a)及开放(b)状态

一、二尖瓣环钙化

二尖瓣环钙化(mitral annular calcification，MAC)是二尖瓣纤维环的慢性病变，通常随着衰老而更加明显；但其他基础病变，如动脉粥样硬化、矿物质代谢改变或机械应力增加，也会促进 MAC 的进展。晚期 MAC 可能会很严重，导致左室流入道梗阻和有症状的二尖瓣狭窄(mitral stenosis，MS)。此外，MAC 还与心律失常有关，包括心房颤动(atrial fibrillation，AF)和传导系统疾病。MAC 通常没有症状，所以一般人群的总体 MAC 患病率低于真实值。MAC 的患病率和严重程度会随年龄增长而增加。在矿物质代谢改变的患者中，包括慢性肾脏病患者中，MAC 更加明显，而且进展更快。MAC 通常沿二尖瓣环的 C 字形分布，所以前叶底部相对正常。

(一) 病理生理学

目前认为 MAC 是主动发生的，类似动脉粥样硬化和主动脉瓣钙化性疾病。动脉粥样硬化危险因素与瓣膜钙化密切相关。目前认为 MAC 的初始病变是瓣环与心室肌连接处因机械应力增加而出现的内皮破坏。氧化型脂质在局部蓄积，引起慢性炎症细胞浸润。这些细胞的浸润促进了细胞外基质重构。微损伤及脂蛋白聚积区域的局部钙质沉积可能会逐渐融合成致密、纤维化、肉眼可见的坚硬条带，即为 MAC。MAC 也反映全身性组织矿化异常。终末期肾病(end-stagerenaldisease，ESRD)患者的 MAC 与钙磷乘积升高相关。胎球蛋白 A 是一种多功能的糖蛋白，可抑制营养不良性钙化；在无重度肾脏病的冠状动脉心脏病患者中，MAC 的存在与血清胎球蛋白 A 的水平呈负相关。血清胎球蛋白 A 的水平还与透析患者的瓣膜钙化(包括 MAC)呈负相关。

(二) 临床表现

MAC 通常对左室流入道和二尖瓣功能几乎无血流动力学影响，广泛钙化可导致功能性二尖瓣狭窄、反流等。正常心脏中左心室底部收缩如同括约肌，瓣环后部是左心室底部的一部分，在收缩期瓣环做括约肌一样的周期性动作。当瓣环钙化时，括约肌样收缩将消失。由于瓣环大小没有降低，因而二尖瓣后叶基底部钙沉积引起瓣叶抬高进而引起二尖瓣反流。其结果是与前叶的接合表面积减小，腱索相应延长和断裂的风险上升，这些变化又进一步增加了二尖瓣反流的风险。MS 很少见，但在二尖瓣瓣环严重钙化并向二尖瓣叶扩展时会出现，此时二尖瓣瓣口面积下降，导致二尖瓣钙化性或退行性狭窄。这种二尖瓣狭窄与风湿性二尖瓣狭窄不同，风湿性二尖瓣狭窄特点是瓣叶结合部融合，瓣尖部活动受限，腱索变短。

(三) 相关疾病

MAC 患者的舒张早期、晚期，二尖瓣环运动速度下降，引起舒张功能障碍。MAC 患者经常合并传导系统疾病，包括房室传导阻滞、束支传导阻滞和房室传导延迟。MAC 与传导系统疾病间的相关性可能部分是由于钙质沉积直接延伸至房室结和希氏束区域。有研究显示，MAC 是房颤的独立预测因素；也有研究显示，MAC 与冠状动脉粥样硬化性疾病的发生率相关。

(四) CT 表现

心脏 CT 的空间和时间分辨率高，便于准确评估钙化的严重程度和范围(图 6-2)。增强扫描还可以评估心脏结构，例如二尖瓣叶钙化，瓣下结构受累，或钙化延伸至心肌。CT 还可以鉴别干酪样钙化和其他心脏团块。CT 上，干酪样钙化表现为无对比增强、边界清晰的椭圆形或新月形高密度团块,周围有致密钙化,通常沿二尖瓣环后部分布。

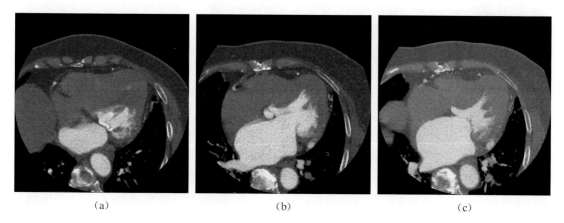

(a)   (b)   (c)

图 6-2　二尖瓣环钙化(a),伴瓣膜开口狭窄(b)及关闭不全(c)

二、二尖瓣狭窄

(一) 概述

正常二尖瓣口径面积约为 $4.0\sim6.0\,cm^2$,病变时二尖瓣口明显缩小,一般将瓣口缩小程度分为三度:

(1) 轻度狭窄:瓣口面积缩小至$\leqslant2.0\,cm^2$。

(2) 中度狭窄:瓣口面积缩小至$\leqslant1.5\,cm^2$。

(3) 重度狭窄:瓣口面积$\leqslant1.0\,cm^2$。

主要病理解剖改变为瓣叶交界处发生炎症、水肿,严重病变时瓣膜增厚、硬化和腱索缩短及相互粘连,造成瓣膜狭窄进一步加重。

根据狭窄程度和代偿状态,可分为3期:

(1) 代偿期:当瓣口面积减少至 $2.0\,cm^2$,左房排血受阻,继而发生代偿性扩张和肥厚,以增强左房容量和收缩,增加瓣口血流量。

(2) 左房失代偿:瓣口面积减小到 $1.5\,cm^2$ 时,左房压进一步升高,当瓣口面积减小为 $1.0\,cm^2$ 时,左心房压显著增高。左房失代偿时,由于左心房与肺静脉之间并无瓣膜,肺静脉和肺毛细血管压升高、血管扩张、淤血,进而间质性肺水肿和肺血管壁增厚,引起肺顺应性降低,出现呼吸困难,并逐步加重。

(3) 右心衰竭期:由于长期肺动脉高压,右心室负荷增加,出现右心室肥厚与扩张,最后导致右心衰竭。

(二) 常见病因

绝大多数的二尖瓣狭窄(MS)是由风湿热所致,即风湿性心脏病(rheumatic heart disease,简称风心病)。多见于 $20\sim40$ 岁青壮年,男女比例为 $1:(1.5\sim2)$。二尖瓣病变多出现于首次感染风湿热后 2 年以上,亦有不少病例缺乏典型风湿热史。其他病因包括:①瓣环钙化,为老年人常见的退行性变;②先天性发育异常;③结缔组织病,如系统性红斑狼疮、硬皮病;④多发性骨髓瘤等。

风湿性二尖瓣狭窄的主要病理改变为:瓣叶纤维化、增厚、僵硬和钙化;交界处或瓣叶游离缘粘连融合(此为风湿性二尖瓣狭窄的标志性改变);腱索或乳头肌融合、增厚和缩短,最终导致二尖瓣狭窄。若腱索发生融合短缩并向二尖瓣尖方向回收形成一个漏斗状结构时,二尖瓣狭窄程度更加严重(漏斗形)。另可表现为瓣尖的轻度增厚、粘连形成横膈膜似鱼口形的二尖瓣狭窄(隔膜型)。长期严重二尖瓣狭窄导致左心房扩大伴附壁血栓、肺动脉壁增厚、右心室肥厚和扩张。

(三)临床表现

当失代偿期发生时,初为劳力性呼吸困难,随着病情发展,出现休息时呼吸困难、阵发性夜间呼吸困难、端坐呼吸甚至发生急性肺水肿。另外,多于活动或夜间睡眠时发生咳嗽,劳累时加重,多为干咳。咳嗽致支气管内膜微血管或肺泡内毛细血管破裂时,有血丝痰;如咳出较大量鲜血,通常见于黏膜下支气管静脉破裂出血;急性肺水肿时多有大量粉红色泡沫状痰。如左心房明显扩张压迫食管,可引起吞咽困难;由于扩大的左心房和肺动脉压迫左喉返神经致其麻痹引起声音嘶哑。患者常呈二尖瓣型面容,口唇轻度发绀,由于右心室增大,心尖冲动可向左移位。局限于心尖区的低调、隆样舒张中晚期递增型杂音,左侧卧位时更明显,这是二尖瓣狭窄最重要而有特征性的体征。

(四)CT 表现

心脏 CT 是另一个用来评估二尖瓣狭窄的无创检查方法,补充了超声心动图的数据,提供了更多解剖细节。CT 的高空间分辨率和多平面重组图像可在术前提供更多关于瓣环结构、钙化(图 6-3、图 6-4)及其与邻近组织关系的信息,并可协助选择合适大小的瓣膜假体。心电门控技术可以评估左心室功能并计算射血分数(LVEF)。然而,与超声心动图相比,心脏 CT 时间分辨率更低、缺乏评估血流动力学的能力、存在辐射和对比剂过敏的风险、有肾毒性是其广泛使用的限制因素。

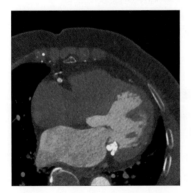 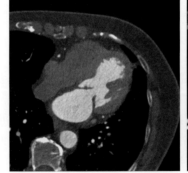 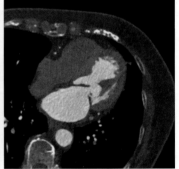

图 6-3　二尖瓣后瓣钙化伴瓣膜开口狭窄　　　　图 6-4　二尖瓣后瓣小钙化,二尖瓣开口轻度狭窄

三、二尖瓣关闭不全

(一)病因、病理生理

二尖瓣关闭不全分为原发性(结构性或变性异常)或继发性(左侧疾病脑室,影响功能和二尖瓣装置的完整性)。原发性二尖瓣反流的最常见原因是退行性二尖瓣疾病,包括二尖瓣小叶冗长和黏液变性,冗长的二尖瓣脱出回到左心房,使瓣膜吻合不佳,引起反流。在二尖瓣关闭不全的患者中,尤其是在老年男性中,腱索断裂并不少见,二尖瓣小叶部分失去支撑导致二尖

瓣反流的严重性进一步增加。原发性二尖瓣关闭不全的其他原因包括风湿病、药物性二尖瓣疾病、感染性心内膜炎和系统性疾病相关的二尖瓣关闭等,继发性二尖瓣关闭不全的主要原因是左心室扩大,二尖瓣无病理性改变。二尖瓣关闭不全使反流量达到50%时,左心室因容压力增加出现体积增大,此时可表现为慢性无症状阶段。但是,长期的容量过载可能会导致心肌伸展超出正常收缩长度,左心室进行性扩大,左心房和左心室舒张期压力增加,产生呼吸困难症状。

先进的心脏成像技术已对影响二尖瓣功能的二尖瓣小叶-瓣环和小叶-心室的相互作用提供了新的见解。功能性 MR 显示,二尖瓣小叶可能会因为压力过大而发生重塑。二尖瓣小叶重塑补充心室功能的能力决定二尖瓣反流的程度,适当的重塑会增加接触面,减少二尖瓣分流,过度的重塑则会加重反流。关于二尖瓣重塑的机理目前并不清楚。

（二）诊断性评估

二尖瓣的影像学评估对于二尖瓣关闭不全至关重要(识别二尖瓣关闭不全、量化严重程度、判断病因及治疗前评估)。超声心动图、CT 和 MRI 在这项检查中起着互补的作用,应充分利用每种技术的优势,以使患者获得最大利益。CT 可显示瓣膜增厚、卷曲、钙化,瓣环扩大,舒张期瓣口未完全闭合、留有漏口。主动脉根部扩张,左心室增大、肥厚,左心房增大等征象提示主动脉瓣关闭不全(图 6-5～图 6-8)。由于 CT 心脏检查是全周期采集图像,可以测量心室的卒中面积。CT 解剖学测量也可以与经胸超声心动图检查的血流动力学测量结合使用,以充分利用两者的优势。在一项最近的研究中,对 73 例严重的主动脉瓣狭窄和二尖瓣反流的患者在 TAVR 之前进行了动态多重检测,测量解剖性反流口面积是可行的。

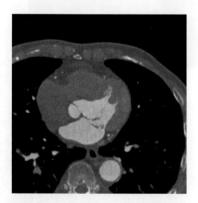

图6-5　二尖瓣后瓣脱垂伴关闭不全

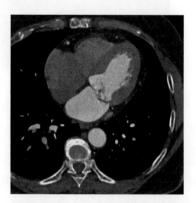

图6-6　二尖瓣后瓣脱垂伴关闭不全

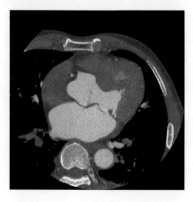

图6-7　二尖瓣前瓣冗长伴脱垂

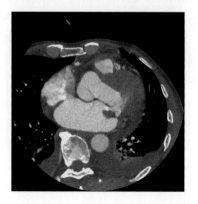

图6-8　二尖瓣后瓣增厚、钙化、脱垂伴关闭不全

第二节 主动脉瓣疾病

随着人口老龄化,主动脉瓣疾病的患病率正在增加,成为目前老年人最常见的心脏瓣膜疾病,特别是钙化性主动脉瓣狭窄。随着 CT 技术的发展,其在主动脉瓣疾病中的应用价值越来越大。

主动脉瓣位于左心室流出道与主动脉根部间,由 3 个相同大小的半月形瓣膜连接于瓣环上组成。在 CT 上开放的瓣膜最佳显示时相为收缩中期(R-R 间期的 20%~30%),关闭的瓣膜在舒张中期(R-R 间期的 70%~80%)显示较佳。主动脉瓣环的直径约 25 mm。每个瓣膜相对主动脉壁向外膨出,瓣膜与壁之间的腔隙为主动脉瓣窦(图 6-9)。

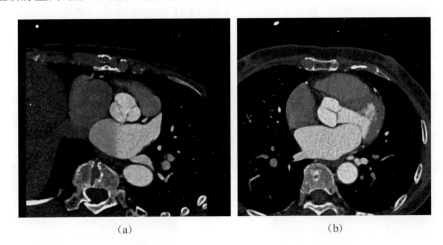

(a)　　　　　　　　　　　　　(b)

图 6-9　正常主动脉瓣开放(a)及关闭(b)状态

一、主动脉瓣狭窄

对严重主动脉瓣狭窄患者,外科主动脉瓣置换术曾经是唯一可以延长生命的治疗手段,但老年患者常因高龄、体质弱、病变重或合并其他疾病而禁忌手术。经导管主动脉瓣置换术(trans-catheter aortic valve replacement,TAVR),又称经导管主动脉瓣置入术(trans-catheter aortic valve implantation,TAVI),是指将组装完备的人工主动脉瓣经导管置入病变的主动脉瓣处,在功能上完成主动脉瓣的置换。自 2002 年首例成功以来,TAVR 已成为老年主动脉瓣狭窄患者的一线治疗手段。

(一) 常见病因

(1) 主动脉瓣退行性变:瓣膜纤维组织增生、变性、纤维斑块形成,并在此基础上钙盐逐渐沉着和钙化斑块的形成。早期退行性变往往从瓣周和瓣叶基底部开始,后逐渐向瓣叶体部发展(一般不影响瓣叶联合部),最终导致瓣膜的狭窄和关闭不全。特别是二叶式主动脉瓣(bicuspid aortic valve)早期容易退变,形成主动脉瓣狭窄。

(2) 风湿性心脏病:风湿性主动脉瓣膜炎反复发使瓣叶纤维组织增生、增厚变硬、钙化,瓣叶相互粘连、融合、卷曲,瓣口开放面积减小。

（3）感染性心内膜炎：可使主动脉瓣赘生物形成，引起主动脉瓣狭窄。

（4）其他少见病因：包括高脂血症、红斑狼疮等。

主动脉瓣狭窄时，左心室射血阻力增大，后负荷增加，心肌发生向心性肥厚，随后发生离心性肥厚。由于左心室扩大，致二尖瓣相对关闭不全，左心室血流反流入左心房，使左心房扩大，失代偿时发生左心衰竭，最后发生全心衰竭。

（二）临床表现

心绞痛、晕厥、左心衰竭，主动脉瓣收缩期喷射性杂音。

（三）CT评估

病变早期可见左心室壁普遍增厚，运动增强，晚期出现左心室腔扩大，可有相对二尖瓣关闭不全及左心房扩大。CT可在收缩末期于主动脉瓣短轴位图像上直接测量瓣口开放面积。

正常瓣口开放面积为 $2.5 \sim 6.0 \, cm^2$。轻度主动脉瓣狭窄瓣口面积为 $1.5 \sim 2.5 \, cm^2$，中度狭窄面积为 $1.0 \sim 1.5 \, cm^2$，重度狭窄瓣口面积 $< 1.0 \, cm^2$。轻度狭窄时，最大跨瓣压差 $< 25 \, mmHg$，中度狭窄时，最大跨瓣压差 $25 \sim 40 \, mmHg$，重度狭窄时，压差 $> 40 \, mmHg$。狭窄程度的判断还应结合患者的体表面积和临床症状。

CT不仅可以评估血管入路、瓣环尺寸、瓣环损伤、瓣膜形态、主动脉根部形状、冠状动脉和瓣环之间的距离以及治疗前期整个导管路径全面的解剖细节，还提供了预测潜在并发症的重要信息，是目前TAVR影像学评估最主要的手段之一，也是判断患者是否适合TAVR及选择人工瓣膜型号的主要依据。通过三维重建可以测量瓣环的周长和面积，继而计算瓣环内径，为瓣膜型号、类型选择提供依据，并可评估术后瓣周漏的风险。虽然CT可以提供解剖结构的精准测量，但是超声可以对瓣叶运动及功能做出评价，临床上需综合相关影像学检查综合评估（图6-10）。

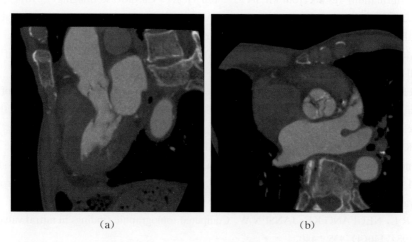

（a）　　　　　　　　　　（b）

图6-10　斜矢状面（a）和斜横断面（b）重组图像显示主动脉瓣钙化伴狭窄

二、主动脉瓣关闭不全

（一）病因

（1）风湿性心脏病：瓣叶和瓣环纤维组织增生、水肿、增厚、钙化、卷曲变形，使瓣叶不能完全闭合。

（2）高血压及动脉粥样硬化：高血压使主动脉及瓣膜承受的机械应力增大，引起胶原纤维断裂，升主动脉和瓣环扩大，瓣膜损伤、组织变性和黏液性变，利于钙沉积，引起关闭不全。冠心病导致心肌梗死，可引起乳头肌、腱索缺血坏死而断裂，产生关闭不全。

（3）感染性心内膜炎：可使主动脉瓣赘生物形成，主动脉瓣穿孔。

（4）其他原因：包括二叶瓣、黏液样变性、室间隔膜部缺损、外伤、主动脉夹层、梅毒、主动脉炎、升主动脉瘤、马方综合征等。

主动脉瓣关闭不全时，心脏舒张期主动脉内部分血液反流入左心室，左心室容量负荷过重、压力增大，左心室代偿性肥厚、扩张，同时反流的血液长期冲击左心室壁，使心内膜纤维组织增生、变厚，有时形成内膜囊袋（Zahh 袋），袋口朝向主动脉瓣。主动脉瓣关闭不全还可与狭窄并发。

（二）临床表现

头晕、呼吸困难、胸痛、心悸等。主动脉瓣区可闻及舒张期杂音。

（三）CT 表现

CT 可显示瓣膜增厚、卷曲、钙化，瓣环扩大，舒张期瓣口未完全闭合、留有漏口，主动脉根部扩张，左心室增大、肥厚，左心房扩大等征象提示主动脉瓣关闭不全。

参考文献

［1］ O'NEAL WT，EFIRD JT，NAZARIAN S，et al. Mitral annular calcification and incident atrial fibrillation in the Multi-Ethnic Study of Atherosclerosis［J］. Europace，2015，17：358.

［2］ O'NEAL WT，EFIRD JT，NAZARIAN S，et al. Mitral annular calcification progression and the risk of atrial fibrillation：results from MESA［J］. Eur Heart J Cardiovasc Imaging，2018，19：279.

［3］ MALLIOS DN，BOWDISH ME，STARNES VA. Theringoffire：Nuances in the surgical management of mitral annular calcification［J］. J Thorac Cardiovasc Surg，2019，157（2）：570 - 571.

［4］ ABRAMOWITZ Y，JILAIHAWI H，CHAKRAVARTY T，et al. Mitral Annulus Calcification［J］. J Am Coll Cardiol，2015，66（17）：1934 - 1941.

［5］ BUDOFF MJ，TAKASU J，KATZ R，et al. Reproducibility of CT measurements of aortic valve calcification，mitral annuluscal cification，and aortic wall calcification in the multi-ethnic study of atherosclerosis［J］. Acad Radiol，2006，13：166 - 172.

［6］ MAHNKEN AH，MUHLENBRUCH G，DAS M，et al. MDCT detection of mitral valve calcification：Prevalence and clinical relevance compared with echocardiography［J］. AJR，2007，188：1264 - 1269.

［7］ WILLMANN JK，KOBZA R，ROOS JE，et al. ECG-gated multi-detector row CT for assessment of mitral valve disease：Initial experience［J］. Eur Radiol，2002，12：2662 - 2669.

［8］ HEUSER L，NEUFANG KF，JANSEN W. Computed tomographic findings in mitral valve disease［J］. Rofo，1984，140（4）：435 - 440.

［9］ ROMERO J，HUSAIN SA，KELESIDIS I，et al. Detection of left atrial appendage thrombus by cardiac computed tomography in patients with atrial fibrillation：Ameta-analysis［J］. Circ Cardiovasc Imaging，2013，6：185 - 194.

［10］ MESSIKA-ZEITOUN D，SERFATY JM，LAISSY JP，et al. Assessment of the mitral valve area in patients with mitral stenosis by multislice computed tomography［J］. J Am Coll Cardiol，2006，48：411 - 413.

［11］ WEIR-MCCALL JR，PHILIPP B，CHRISTOPHER N，et al. Mitral Valve Imaging with CT：

Relationship with Transcatheter Mitral Valve Interventions [J]. Radiology，2018，288：172758.

[12] GUO YK，YANG ZG，NING G，et al. Isolated mitral regurgitation：quantitative assessment with 64 section multidetector CT comparison with MR imaging [J]. Radiology，2009，252(2)：369－376.

[13] VAN R P J，VAN W S E，VASILEIOS K，et al. Integrated imaging of echocardiography and computed tomography to grade mitral regurgitation severity in patients undergoing transcatheter aortic valve implantation [J]. European Heart Journal，2017(28)：28.

[14] CAHILL TJ，CHEN M，HAYASHIDA K，et al. Transcatheter aortic valve implantation：current status and future perspectives [J]. Eur Heart J. 2018；39(28)：2625－2634.

[15] BAUMGARTNER H，HUNG J，BERMEJO J，et al. Recommendations on the echocardiographic assessment of aortic valve stenosis：a focused update from the European Association of Cardiovascular Imaging and the American Society of Echocardiography [J]. European Heart Journal Cardiovascular Imaging，2017，18(3)：254－275.

[16] LIONEL T，ROMAIN C，MARIE-ANNICK C，et al. Systolic hypertension and progression of aortic valve calcification in patients with aortic stenosis：results from the PROGRESSA study [J]. European Heart Journal Cardiovascular Imaging，2015(1)：S66－S67.

[17] 申泽雪，李树仁. 主动脉瓣疾病的影像学评价[J]. 临床心血管病杂志，2020，36(7)：668－672.

[18] 冯娟，延良海，王锡明. 主动脉瓣病变的影像学研究进展[J]. 医学影像学杂志，2014(10)：176－179.

[19] 葛均波，周达新，潘文志，等. 经导管主动脉瓣置换术中国专家共识(2020更新版)[J]. 中国介入心脏病学杂志，2020(6)：301－309.

（孙英丽）

第七章

CT 在结构性心脏病介入治疗中的应用

结构性心脏病是近年心血管疾病介入治疗领域发展最快的方向，2005 年由德国法兰克福的 Horst Sievert 医生首先提出，泛指一大类先天性或获得性的以心脏和大血管结构异常为主要表现的心血管疾病。广义的结构性心脏病是指除原发心电疾患（因某些电生理异常而发生的 VT/VF）和循环疾病（部分高血压、稳定性心绞痛、急性冠状动脉综合征）以外，任何与心脏和大血管结构异常有关的疾病。而狭义的结构性心脏病是指解剖异常引起的心脏结构改变所造成的心脏的病理生理变化。结构性心脏病包括：①先天性心脏病，室间隔缺损（ventricular septal defect，VSD）、房间隔缺损（atrial septal defect，ASD）、动脉导管未闭（patent ductus arteriosus，PDA）等；②瓣膜病，二尖瓣、三尖瓣、主动脉瓣、肺动脉瓣等；③心肌病，肥厚性心肌病、扩张型心肌病、致心律失常型右心室心肌病等；④心肌梗死后室间隔穿孔、室壁瘤、瘢痕心肌等；⑤心脏内血栓、心脏肿瘤、心包疾病等。本章主要讨论 CT 在结构性心脏病介入治疗中的应用。

第一节 CT 与其他影像学技术的对比

CT 扫描速度快（一些不能忍受长时间平卧的患者也可接受），扫描范围大，可进行全主动脉 CTA 成像，扫描模式简单，对操作者依赖性低，时间和空间分辨率高，无重叠结构，可任意角度进行三维重建，能客观清晰地显示结构性心脏病的位置、形态、房室连接、房室与大血管连接的空间位置关系、某些结构性心脏病时出现的细小和畸形的异常血管。心脏 CT 可用于计算心排血量、心室容积、射血分数等。冠状动脉 CTA 能反映先天性心脏病时合并的冠状动脉起源、走行的异常，评估动脉粥样硬化及狭窄程度，在一定程度上替代常规冠状动脉造影。胸部 CTA 可覆盖整个心脏及大血管，有利于了解纵隔和气管的改变，当先心或冠心病患者因血管异常扩张或血管通路异常而压迫气管时，CT 可提供准确信息而无须气管镜。同时 CT 能显示邻近的肺实质和间质、纵隔、心包等结构，可以为部分结构性心脏病提供病因诊断的信息。有 MRI 禁忌证的患者中，CT 也可作为 MRI 的替代技术。CT 的局限在于：①存在一定的辐射损伤。②对瓣膜的运动模式难以评估，也不可用于评估血流模式和湍流。③对某些结构，如腱索、房间隔和室间隔膜部的评价存在局限[1]。CT 技术的进展主要包括：①使用可变螺距和低千伏技术减少心脏 CT 时患者的辐射剂量[1]。②FFR$_{CT}$ 可以从结构和功能两个方面评估冠状动脉狭窄程度,具有提供冠状动脉病变解剖学和血流动力学改变的临床潜力[2]。③CT心肌灌注成像(CT myocardial perfusion imaging, CTP)可准确反映心肌血流动力学变化,评价心肌灌注分布、心室功能,得到心肌的生理学和功能学信息[3]。

第二节　CT在结构性心脏病介入治疗中的应用

近年来,伴随着新技术的出现和新器械的发明,结构性心脏病介入治疗获得长足发展。已从先心病封堵术和瓣膜球囊成形术扩展到经导管瓣膜植入术、瓣膜修复术、左心耳封堵术、左心室减容术等。这些新技术在提高临床疗效的同时,减少了手术创伤和风险,未来发展前景广阔。

结构性心脏病介入治疗发展如此迅速,离不开心血管影像学的进步。多种影像学方法为结构性心脏病介入治疗的成功提供了准确信息,在整个诊疗过程中(包括术前评价和适应证选择、术中监测、术后随访等)保驾护航。CT在其中发挥着巨大作用。

一、基于心脏解剖和功能的CT评价

心脏大血管的解剖结构和功能的准确评价是结构性心脏病介入治疗的前提。CT的成像模式简单,对操作者依赖性低,空间分辨率高,可充分显示病变细节以及邻近结构的解剖,临床应用广泛。

在房间隔缺损的封堵术中,CT可清楚显示缺损的位置,精准测量缺损的宽度,以及房缺与右上肺静脉、三尖瓣、冠状窦、上腔静脉、下腔静脉和主动脉瓣的距离[4]。缺损一般在收缩期末达最大,故宜于收缩期末行三维重建进行测量。测量缺损边缘包括:①上腔边缘,上腔静脉根部与右心房连接处为起点,至出现缺损为终点,即距上腔长度;②下腔边缘,以缺损消失为测量起点,至左心房消失为终点,即距下腔长度;③后缘,观察横断面缺损横径,比较横径右侧距右心房最近点,即为后缘长度;④前缘,比较横断面横径左侧距主动脉距离最近点。测量房间隔长度:下腔静脉根部右心房处为测量起点,至左心房消失为测量终点,即为房间隔长度。此外还可显示有无合并肺静脉畸形引流、二尖瓣和三尖瓣病变、房间隔瘤、卵圆孔未闭等(图7-1,图7-2)。术后可显示封堵器的位置、有无残余分流等。

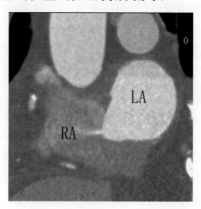

图7-1　中央型房间隔缺损合并房间隔瘤,由左向右分流

LA,左心房;RA,右心房

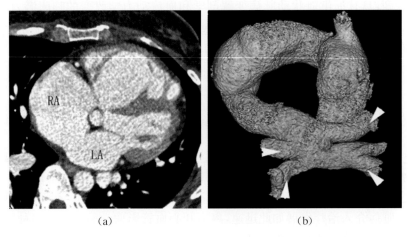

图 7-2 房间隔缺损合并完全型心上型肺静脉畸形引流

a.巨大的房间隔缺损,左心房无肺静脉连接;b.四支肺静脉汇合后引流入上腔静脉

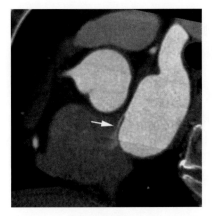

图 7-3 卵圆孔未闭合并左向右分流

封堵器应用于治疗卵圆孔未闭(patent foramen ovale,PFO)(图 7-3),其适应证为:①PFO 伴有或不伴有房间隔瘤,Valsalva 呼吸时彩超证实有右向左分流;②PFO 合并不明原因的脑栓塞或颅外血栓栓塞;③PFO 合并不明原因的短暂性脑缺血发作(TIA)或颅内缺血性病变;④PFO 合并静脉系统血栓引起脑梗死患者;⑤有先兆偏头痛合并 PFO 的患者。与单纯抗血小板治疗对比,经皮封堵 PFO 具有成本效益[5]。

主动脉瓣狭窄是一种常见的瓣膜病,在老年人群中发病率越来越高。当出现严重症状时,如果没有手术或经导管主动脉瓣置换术,其预后很差。目前,经导管主动脉瓣置换术被认为是外科主动脉瓣置换术的一种可行的替代方法。TAVI 的术前计划时,主动脉环层面的三维 CT 成像是必不可少的程序[6]。通过 CT 成像评估冠状动脉、主动脉及外周血管条件,根据患者个体化精细测量和预测,选择最适宜的系统和瓣膜类型、最合适的球囊类型和尺寸、最可能的瓣膜尺寸和备选尺寸、最适合的辅助材料,有助于减少血管通路损伤、反流、冠状动脉阻塞等手术并发症(图 7-4,图 7-5)。尤其在中国患者中,二叶式主动脉瓣是常见的挑战解剖,往往具有瓣环极度偏心、瓣叶钙化明显且分布不均、瓣膜扩张不均、瓣膜耐久性受损等不良事件,影响患者预后。因此术前 CT 评估尤为重要,其关键点在于:①通过对瓣环、瓣叶、形态、钙化与纤维化程度等的评估,确定锚定区域及锚定力;②冠状动脉方面,医师应对其开口的高度和位置、周围结构毗邻关系、有无支架、术中是否会阻塞等情况充分评估;③左心室及流出道方面,应观察左心室腔大小、心肌肥厚程度、血栓、室壁瘤、憩室等,确定流出道有无狭窄;④升主动脉并发症的预防重点在于预防动脉夹层,升主动脉直径>50 mm 时,并发症发生率明显增加,原则上更适宜外科手术。升主动脉明显钙化、附壁血栓等情况也需关注[7,8,9]。在 TAVI 术后患者中,CT 能很好地反映瓣膜的位置、假性动脉瘤、主动脉硬化等,是超声心动图的重要补充[10]。CT 可早期发现人工瓣膜和主动脉瓣根部介入后并发症,在直接检测假体小叶血栓形成方面优于超声心动图,CT也能显示瓣叶因血栓造成的运动功能减退[11]。

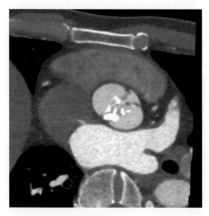

图7-4　二叶式主动脉瓣,瓣膜增厚、钙化、粘连,瓣口开放面积缩小(该例合并卵圆孔未闭)

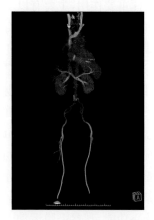

图7-5　全主动脉CTA成像

不同于瓣叶修复,Cardioband系统通过介入途径在二尖瓣环植入可调节大小的成型环,用以修复由于瓣环扩张导致的二尖瓣反流。术前需进行CT扫描,以评价其解剖学可行性(图7-6)。利用CT排除二尖瓣环钙化者,测量二尖瓣后环的长度,了解手术通路血管的情况,测量二尖瓣环与左旋支的距离以评估左旋支受损的风险,还可预测在手术过程中植入锚的最佳透视平面[12]。

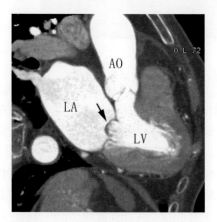

图7-6　二尖瓣前叶脱垂致二尖瓣关闭不全、反流

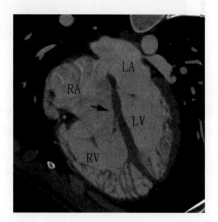

图7-7　房间隔缺损合并三尖瓣下移畸形(箭头示隔瓣附着点位置下移),右心房、室扩大

LA,左房;RA,右房;LV,左室;RV,右室

三尖瓣病变以反流为主,可以是先天性三尖瓣下移畸形(Ebstein畸形),也可继发于左心瓣膜病、房缺或心肌病患者(图7-7)。作为完全慢性心力衰竭的标志,它的出现往往提示预后不良。然而,临床上单纯的三尖瓣手术少见,手术风险和病死率较高。因此,微创介入治疗

三尖瓣疾病是非常具有吸引力和前景的技术。近年来,经导管治疗严重三尖瓣反流的方法不断推出,包括瓣叶边缘对合、瓣环成型、异位瓣膜(腔静脉)功能替代及三尖瓣置换等技术。CT可在其中发挥重要作用,主要有以下几点:①三尖瓣形态的精确测量,包括最大前后径、间隔侧径、周长、面积和右心室几何学,还有三尖瓣至右心室心尖部的最大距离。②放置区域的几何学,CT图像被用来识别一个安全的放置区域。③邻近结构的解剖关系。CT影像在评估右冠状动脉、乳头肌等周围结构时具有重要意义。④血管通路评估。当计划腔静脉功能替代时,CT影像帮助了解肝静脉与下腔静脉的关系,防止肝静脉阻塞瓣膜。经颈静脉通路时,需了解颈静脉、锁骨下静脉、腋静脉、上腔静脉的走行和大小[13,14]。

微创心室折叠减容术(Revivent TC™ System)是一种经导管的心室减容系统,通过将心肌梗死后前壁的瘢痕组织与正常的心肌组织隔离,从而减少心室腔容积及室壁张力,尽可能恢复心室的圆锥状态,以达到提升心室收缩效率、改善心脏功能的目的。术前计划需要CT(尤其是MR禁忌者)来识别瘢痕区域,了解室壁运动异常(图7-8),识别存活心肌面积,测量左心室容积及心功能,观察瓣膜运动[15]。

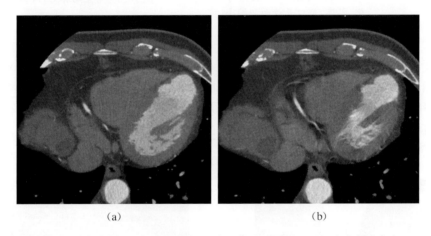

(a)　　　　　　　　　　　　(b)

图7-8　舒张期(a)左心室前壁、间壁变薄,收缩期(b)无运动并向外膨出

房颤是最常见的持续性心律失常,发病率不断上升,已成为全球性健康问题。房颤的发生与年龄增加、高血压、心力衰竭、心肌梗死、睡眠呼吸暂停综合征、肥胖、酗酒等有关。房颤可导致中风、血栓栓塞和心力衰竭。在非瓣膜性房颤和口福抗凝药禁忌证患者中,经皮介入封堵左心耳已成为减少栓塞性卒中的替代疗法,并被证实与标准华法林治疗效果相当。利用CT的三维成像可提供左心耳和邻近重要结构(包括二尖瓣和肺静脉)空间定位的容积评估(图7-9)。在CT上可将左心耳的形态分为4种:鸡翅样(主叶长度>4 cm,折角<100°)、仙人掌样(主叶长度<4 cm,至少有2个长度>1 cm的分叶)、风向标样(主叶长度>4 cm,折角>100°)、菜花样(主叶长度<4 cm,无分叶,只有突起),其中鸡翅样约占一半,菜花样约占3%,鸡翅样左心耳较肺鸡翅样左心耳具有更低的栓塞发生率,而菜花样左心耳栓塞发生率最高。CT成像不仅适用于术前计划,也可用于评价封堵器的位置、术后并发症等[16,17]。导管消融并肺静脉隔离是治疗持续性房颤的一种可行的治疗方法。CT成像可提供左心房、肺静脉和邻近结构的详细解剖信息,帮助制定手术计划,并减少并发症。术后并发症如肺静脉狭窄、食管漏、心包积血等在CT上也可得到很好显示。

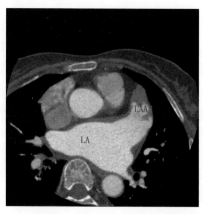

图7-9　房颤患者,左心房扩大,左心耳血栓形成
LA,左心房；LAA,左心耳

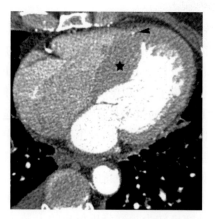

图7-10　左心室室间隔明显增厚(星),合并左前降支心肌桥(箭头)

肥厚性心肌病(hypertrophic cardiomyopathy,HCM)被认为是常染色体显性遗传病,致病基因目前发现>11个,400个位点被认为与疾病有关。其病理生理为:①在收缩期,肥厚的室间隔肌突入心室腔,使处于左室流出道的二尖瓣前叶与室间隔靠近而向前移位,引起左室流出道狭窄与二尖瓣关闭不全。②肥厚的心肌舒张期顺应性下降。③由于心肌需氧超过冠状动脉血供,室壁内冠状动脉狭窄,心室壁内张力增高,引起心肌缺血。CT表现:左心室明显肥厚,室间隔为主(>15mm),左室流出道狭窄,二尖瓣前叶收缩期前移靠近室间隔,可并发心肌桥(图7-10)。主要与运动员心脏以及主动脉瓣狭窄、高血压引起的心肌改变鉴别。运动员心脏是运动员经长期训练的生理适应的结果,一般心室厚度≤15mm。主动脉瓣狭窄有明显的主动脉瓣增厚、钙化、粘连。增强心脏CT能全面评估HCM,CT延迟强化检测HCM患者心肌纤维化的准确性与延迟强化MR相仿,当存在MR禁忌时,CT能作为一种替代手段[18]。心肌延迟强化与猝死具有关联性;对于心室壁厚度达30mm的患者,风险是以线性方式增加,而且在年轻患者中似乎具有更大的预后价值[19]。流出道梗阻的HCM患者进行射频消融治疗,可使左心室流出道梯度降低。

二、基于密度区分心脏各种组织和病变的能力

CT密度分辨率高,基于密度可准确区分心脏的各种组织和病变,主要包括血管及瓣膜的钙化、血栓、脂肪、心肌瘢痕组织等。

首先,MSCT能通过识别粥样硬化斑块来筛查冠心病,这是目前其他无创性影像手段难以实现的,在结构性心脏病介入术前可部分替代常规冠状动脉造影[1]。

主动脉瓣钙化是TAVI术后发生栓塞的危险因素之一[20]。

微创心室折叠减容术前,根据多层螺旋CT所显示,左心室心尖部血栓、室壁瘤严重钙化(图7-11)、左室壁厚度<3mm的患者因高风险的全身栓塞和设备并发症需

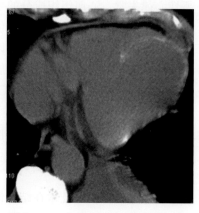

图7-11　左心室室壁瘤弥漫钙化

排除[21]。

除钙化外,CT 对脂肪成分的识别也具有优势。心包脂肪组织(pericardial adipose tissue, PAT)可分为两个部分:即脏层心包以内的心外膜脂肪组织(epicardial adipose tissue,EAT)和壁层心包以外的心周脂肪组织(pericardial adipose tissue)。组织学证据发现脂肪可直接浸润心房心内膜下,并在免疫介导下形成纤维化,造成心内膜与心外膜传导系之间的电分离;另一方面 EAT 可通过多种炎症因子或氧化应激作用于心房肌导致基质改变;此外,迷走神经过度兴奋也被认为与房颤的发生和维持机制密切相关,而支配心房的心脏神经丛就主要分布于心房外脂肪垫中[22]。鉴于 EAT 与房颤的相关性,利用 CT 重建 EAT 图像(图 7-12),并引入房颤射频消融成为一种新的治疗尝试。有团队将 EAT 与当前热点的转子学说和破裂电位为基础的房颤个性化消融治疗相结合:心房的复杂破裂电位被认为与房颤基质相关,而时域信号经傅立叶变换转为频谱分析得到的主导频峰则被认为与房颤的维持有关[23]。

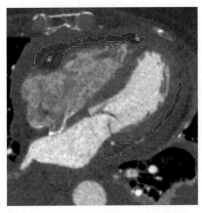

图 7-12　白线圈内即为心外膜脂肪

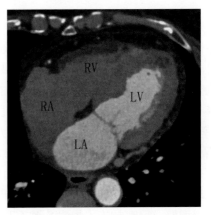

图 7-13　ARVC 患者,脂肪浸润右心室
游离壁和左心尖部

LA,左心房;RA,右心房;LV,左心室;RV 右心室

致心律失常性右心室心肌病(arrhythmogenic right ventricular cardiomyopathy, ARVC)是一种常染色体显性遗传的心肌疾病,表现为右心室逐渐扩大,室壁变薄,心肌组织逐渐为脂肪组织或纤维脂肪组织所替代和填充(随疾病进展可累及左心室壁),直至心室颤动等恶性心律失常。心肌组织成分的变化为右心室功能障碍和心律失常提供了一种力学基础,CT 可在分析右心室组织成分方面提供帮助(图 7-13)。而且,心脏 CT 能提供三维右心室成像、高分辨率的右心室解剖结构评估以及精确的功能评估,无须几何假设。病理解剖证实纤维脂肪组织一般由心外膜向心内膜进展,因此电生理检查发现 ARVC 的室性心动过速基质多位于心外膜。ARVC 患者与非 ARVC 患者脂肪分布不同,右室后外侧壁是 ARVC 最具特征性的区域[24]。ARVC 患者中,MDCT 图像上的心外膜脂肪分布与三维标测电解剖图的心室局部异常电活动分布存在较好的关联性,有指导消融靶点的潜在意义[25]。

三、CT 影像与 3D 打印技术的整合

近年来,3D 打印技术在结构性心脏病介入治疗中的应用受到关注,而 3D 打印的基础是心血管影像 3D 数据。

TAVI术前3D打印主动脉根部复合体的模型能协助解剖结构的显示,还具有预测瓣周反流的能力[26]。

Obasare等利用CT舒张期图像(心动周期的70%~80%)进行3D打印制作左心耳模型,术前预测封堵器的大小和定位,可帮助简化操作、缩短时间。CT在术后还可用于判断是否存在封堵器移位、周围残余漏、封堵器表面血栓形成等[27]。

在梗阻型肥厚性心肌病的治疗中,3D打印不仅对术前评估、手术计划和实际操作有帮助,在医患沟通方面也可起作用[28]。

在结构性心脏病介入治疗中,3D打印对各种病变解剖的可视化、瓣膜及封堵器大小的选择、手术路径的选择、瓣膜的最佳位置等均有应用价值[29]。

四、CT与其他影像技术的融合

在结构性心脏病介入治疗过程中,经常需要同时获得多方面数据,而单一影像学方法往往顾此失彼,难以满足手术需要。因此,对多种影像学技术进行融合,使之优势互补,可发挥更大的作用。

在TAVI术中,将术前获得的CTA数据与X线透视下的影像进行融合,可提高操作人员的信心和手术安全性[9]。在术前将超声心动图与CT图像融合,对手术也有指导作用[30]。

Thakkar等利用CTA数据进行静脉窦型房间隔缺损的3D打印,并在术中与2D透视进行图像融合指导手术[31]。

在对先天性心脏病和获得性肺静脉狭窄患者进行介入治疗时,将术前采集的CT或MR图像中的解剖标志覆盖于实时透视图上,3D配准具有可行性和空间准确性,有助于减少手术时间、辐射和对比剂剂量[32]。

五、展望

随着结构性心脏病介入治疗新方法、新材料的不断涌现,对心血管影像学也提出了更高的要求。CT一方面需在降低辐射剂量及减少对比剂用量的基础上提升显示能力[33],另一方面还需实现与其他技术的融合以扬长避短,将大大提高结构性心脏病临床诊断效率,进一步促进介入治疗的发展。

●────────────── ● 参考文献 ● ──────────────●

[1] EXPERT PANEL ON CARDIAC IMAGING：WOODARD PK，HO VB，AKERS SR，et al. ACR Appropriateness Criteria® Known or Suspected Congenital Heart Disease in the Adult［J］. J Am Coll Radiol，2017，14(5s)：S166-S176.

[2] DRIESSEN RS，DANAD I，STUIJFZAND WJ，et al. Comparison of Coronary Computed Tomography Angiography，Fractional Flow Reserve，and Perfusion Imaging for Ischemia Diagnosis［J］. J Am Coll Cardiol，2019，73(2)：161-173.

[3] NISHIYAMA H，TANABE Y，KIDO T，et al. Incremental diagnostic value of whole-heart dynamic computed tomography perfusion imaging for detecting obstructive coronary artery disease［J］. J Cardiol，2019，73(5)：425-431.

[4] YAMASAKI Y，NAGAO M，KAWANAMI S，et al. One-stop shop assessment for atrial septal defect

closure using 256-slice coronary CT angiography [J]. Eur Radiol, 2017,27(3):697 - 704.

[5] HILDICK-SMITH D, TURNER M, SHAW L, et al. Evaluating the cost-effectiveness of percutaneous closure of a patent foramen ovale versus medical management in patients with a cryptogenic stroke: from the UK payer perspective [J]. J Med Econ, 2019,22(2):131 - 139.

[6] EXPERT PANEL ON CARDIAC IMAGING AND VASCULAR IMAGING: LEIPSIC JA, BLANKE P, HANLEY M, et al. ACR Appropriateness Criteria® Imaging for Transcatheter Aortic Valve Replacement [J]. J Am Coll Radiol, 2017,14(11S):S449 - S455.

[7] LATSIOS G, SPYRIDOPOULOS TN, TOUTOUZAS K, et al. Multi-slice CT (MSCT) imaging in pretrans-catheter aortic valve implantation (TAVI) screening. How to perform and how to interpret [J]. Hellenic J Cardiol, 2018,59(1):3 - 7.

[8] CHIOCCHI M, FORCINA M, MOROSETTI D, et al. The role of computed tomography in the planning of transcatheter aortic valve implantation: a retrospective analysis in 200 procedures [J]. J Cardiovasc Med (Hagerstown), 2018,19(10):571 - 578.

[9] VERNIKOUSKAYA I, ROTTBAUER W, SEEGER J, et al. Improved Registration of 3D CT Angiography with X-ray Fluoroscopy for Image Fusion During Transcatheter Aortic Valve Implantation [J]. J Vis Exp, 2018,(136). doi:10.3791/57858.

[10] SUCHA D, CHAMULEAU SA, SYMERSKY P, et al. Baseline MDCT findings after prosthetic heart valve implantation provide important complementary information to echocardiography for follow-up purposes [J]. Eur Radiol, 2016,26(4):997 - 1006.

[11] SOSCHYNSKI M, Capilli F, Ruile P, et al. Post-TAVI Follow-Up with MDCT of the Valve Prosthesis: Technical Application, Regular Findings and Typical Local Post-Interventional Complications [J]. Rofo, 2018,190(6):521 - 530.

[12] Maisano F, Taramasso M, Nickenig G, et al. Cardioband, a transcatheter surgical-like direct mitral valve annuloplasty system: early results of the feasibility trial [J]. Eur Heart J, 2016,37(10):817 - 825.

[13] ASMARATS L, PURI R, LATIB A, et al. Transcatheter tricuspid valve interventions: landscape, challenges, and future directions [J]. J am coll cardiol, 2018,71(25):2935 - 2956.

[14] ANCONA F, STELLA S, TARAMASSO M, et al. Multimodality imaging of the tricuspid valve with implication for percutaneous repair approaches [J]. Heart, 2017,103(14):1073 - 1081.

[15] KITAMURA M, SCHMIDT T, KUCK KH, FRERKER C. Heart Failure Interventions Targeting Impaired Left Ventricles in Structural Heart Disease [J]. Curr Cardiol Rep, 2018,20(2):8. doi:10.1007/s11886 - 018 - 0950 - 6.

[16] DONAL E, LIP GY, GALDERISI M, et al. EACVI/EHRA Expert Consensus Document on the role of multi-modality imaging for the evaluation of patients with atrial fibrillation [J]. Eur Heart J Cardiovasc Imaging, 2016,17(4):355 - 383.

[17] ENG MH, WANG DD. Computed Tomography for Left Atrial Appendage Occlusion Case Planning [J]. Interv Cardiol Clin. 2018;7(3):367 - 378.

[18] ZHAO L, MA XH, DELANO MC, et al. Assessment of myocardial fibrosis and coronary arteries in hypertrophic cardiomyopathy using combined arterial and delayed enhanced CT: comparison with MR and coronary angiography [J]. Eur Radiol, 2013,23(4):1034 - 1043.

[19] AL-KHATIB SM, STEVENSON WG, ACKERMAN MJ, et al. 2017 AHA/ACC/HRS Guideline for Management of Patients With Ventricular Arrhythmias and the Prevention of Sudden Cardiac Death: A Report of the American College of Cardiology/American Heart Association Task Force on Clinical Practice Guidelines and the Heart Rhythm Society [J]. J Am Coll Cardiol, 2018,72(14):e91 - e220.

[20] AGGARWAL SK，DELAHUNTY RN N，MENEZES LJ，et al. Patterns of solid particle embolization during transcatheter aortic valve implantation and correlation with aortic valve calcification [J]. J Interv Cardiol，2018,31(5):648 – 654.

[21] KLEIN P，AGOSTONI P，VAN BOVEN WJ，et al. Transcatheter and minimally invasive surgical left ventricular reconstruction for the treatment of ischaemic cardiomyopathy：preliminary results [J]. Interact Cardiovasc Thorac Surg, 2019,28(3):441 – 446.

[22] HATEM SN，REDHEUIL A，GANDJBAKHCH E. Cardiac adipose tissue and atrial fibrillation：the perils of adiposity [J]. Cardiovasc Res, 2016,109(4):502 – 509.

[23] GUILLEM MS，CLIMENT AM，RODRIGO M，et al. Presence and stability of rotors in atrial fibrillation：evidence and therapeutic implications [J]. Cardiovasc Res, 2016,109(4):480 – 492.

[24] COCHET H，DENIS A，KOMATSU Y，et al. Automated quantification of right ventricular fat at contrast-enhanced cardiac multidetector CT in arrhythmogenic right ventricular cardiomyopathy [J]. Radiology, 2015,275(3):683 – 691.

[25] KOMATSU Y，JADIDI A，SCHER F，et al. Relationship between MDCT-imaged myocardial fat and ventricular tachycardia substrate in arrhythmogenic right ventricular cardiomyopathy [J]. J Am Heart Assoc, 2014,3(4):e000935.

[26] RIPLEY B，KELIL T，CHEEZUM MK，et al. 3D printing based on cardiac CT assists anatomic visualization prior to transcatheter aortic valve replacement [J]. J Cardiovasc Comput Tomogr, 2016, 10(1):28 – 36.

[27] OBASARE E，MAINIGI SK，MORRIS DL，et al. CT based 3D printing is superior to transesophageal echocardiography for pre-procedure planning in left atrial appendage device closure [J]. Int J Cardiovasc Imaging, 2018,34(5):821 – 831.

[28] GUO HC，WANG Y，DAI J，et al. Application of 3D printing in the surgical planning of hypertrophic obstructive cardiomyopathy and physician-patient communication：a preliminary study [J]. J Thorac Dis, 2018,10(2):867 – 873.

[29] OTTON JM，BIRBARA NS，Hussain T，et al. 3D printing from cardiovascular CT：a practical guide and review [J]. Cardiovasc Diagn Ther, 2017,7(5):507 – 526.

[30] KHALIL A，FAISAL A，LAI KW，et al. 2D to 3D fusion of echocardiography and cardiac CT for TAVR and TAVI image guidance [J]. Med Biol Eng Comput, 2017,55(8):1317 – 1326.

[31] THAKKAR AN，CHINNADURAI P，BREINHOLT JP，et al. Transcatheter closure of a sinus venosus atrial septal defect using 3D printing and image fusion guidance [J]. Catheter Cardiovasc Interv, 2018, 92(2):353 – 357.

[32] SUNTHAROS P，SETSER RM，BRADLEY-SKELTON S，et al. Real-time three dimensional CT and MRI to guide interventions for congenital heart disease and acquired pulmonary vein stenosis [J]. Int J Cardiovasc Imaging, 2017,33(10):1619 – 1626.

[33] TALEI FRANZESI CR，IPPOLITO D，RIVA L，et al. Diagnostic value of iterative reconstruction algorithm in low kV CT angiography (CTA) with low contrast medium volume for transcatheter aortic valve implantation (TAVI) planning：image quality and radiation dose exposure [J]. Br J Radiol, 2018,91(1092):20170802.

(毛定飚,齐琳,许凌,林雷,曲新凯)

第八章

冠状动脉夹层

冠状动脉夹层(dissection of coronary artery，DCA)在 1931 年被首次报道，是急性冠状动脉综合征(acute coronary syndrome，ACS)的一种较为少见的病因，冠状动脉夹层可分为自发性和继发性二类。自发性冠状动脉夹层(spontaneous dissection of coronary artery，StDCA)是指冠状动脉内膜未经人为干预，自发地发生撕裂或内膜下血肿形成，又称原发性冠状动脉内膜撕裂。继发性冠状动脉夹层(secondary dissection of coronary artery，SdDCA)是指冠状动脉介入治疗过程中明显的动脉内膜损伤，从而造成冠状动脉内膜撕裂，当撕裂导致管腔闭塞或血流受阻引起持久胸痛时称为继发性冠状动脉夹层。

第一节 流行病学

冠状动脉夹层以女性居多，大多数患者在尸检时才被发现，好发年龄在 50 岁以下，平均年龄 35～40 岁。由于冠状动脉造影(cardiovascular angiology，CAG)对血管壁显示的局限性，DCA 的发病率被大大低估，仅为 0.1%～1.1%。随着冠状动脉 CT 血管成像(coronary computed tomography angiology，CCTA)、血管内超声(intravascular ultrasound，IVUS)、光学相干断层成像(optical coherence tomography，OCT)等断层影像方法的引用，DCA 的发病率统计日趋完善，研究表明，发生急性冠状动脉综合征的年轻女性中，DCA 占 22%～43%。同样，最近的大型研究报告 DCA 发生在有冠状动脉相关疾病的老年患者中，这将增加发病率和平均发病年龄。

第二节 病理学

冠状动脉夹层存在两种主要的病理亚型：伴有内膜撕裂的和不伴有内膜撕裂的。对于前者，内膜撕裂引起真腔和假腔的沟通，从而血流大量涌入假腔。随着假腔的压力逐渐增高，真腔受压进而血流被阻断，从而引起心肌缺血。对于那些无明确内膜撕裂的患者，多由于血管滋养血管破裂，引起壁内出血，进而血肿形成，导致冠状动脉阻塞，从而引起心肌缺血(图 8-1)。

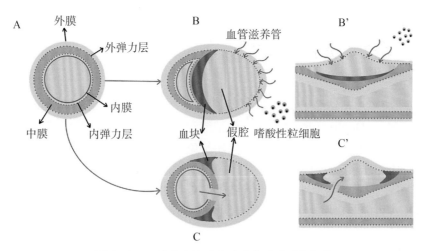

图8-1　两种自发性冠状动脉夹层的形成机制

正常冠状动脉的横断位(A)。类型1：冠状动脉横断位(B)和纵向观(B')示冠状动脉夹层由中膜撕裂和壁间血肿形成引起，不伴有内膜撕裂；该种类型在冠状动脉造影上无法被显示，仅可通过血管内超声、光学相差断层影像和冠状动脉CT显示。血管滋养管破裂或嗜酸性浸润在其中扮演着重要的角色。类型2：冠状动脉横断位(C)和纵向观(C')示冠状动脉夹层由内膜撕裂引起，伴有中膜撕裂和壁间血肿形成

第三节　病因及发病机制

一、动脉粥样硬化

研究发现DCA患者的冠状动脉多数都有一定程度的粥样硬化，斑块破裂是发生自发性DCA的主要原因，约占30%。Hering等应用IVUS发现，42例自发性DCA患者中，35例检测到不同程度的动脉粥样硬化斑块，且多数病例为中老年患者。另一方面，动脉粥样硬化斑块的滋养血管密度增加，也导致斑块容易出血或破裂，从而引起冠状动脉夹层。同时，血管痉挛或血流剪切力的增加也可能是动脉粥样硬化致DCA的高危因素。

二、妊娠、围生期

妊娠和围生期是自发性DCA的高危因素，其中1/3发生于妊娠晚期，2/3发生在产后早期，产后2周是自发性DCA的高发阶段。超过70%的患者无明确的冠心病危险因素，其确切的发病机制目前仍不十分清楚，通常认为性激素水平的变化是自发性DCA的重要原因。围生期高水平的雌激素使正常动脉壁结构发生一系列的变化，包括平滑肌细胞肥大，嗜酸黏多糖增多导致细胞间基质缺失，内膜胶原产生减少等，易于出现自发夹层。此外，围生期总血容量及心排血量增加，以及在劳动过程中的紧张和剪切力可能导致壁应力的增加。

三、外伤和医源性

继发性DCA大多有明确的原因，可继发于心导管术及经皮冠状动脉介入治疗(percutaneous coronary intervention，PCI)术中、术后、心外科手术以及胸部创伤。继发性DCA多见于年

龄较大者，且以男性多见。它既可是介入治疗成功的一个原理，亦可是介入治疗中急性并发症之一。

四、其他原因

少数自发性 DCA 与结缔组织病有关，如马方综合征（Marfan's syndrome）、埃勒斯-当洛综合征Ⅳ型（Ehlers-Danlos type Ⅳ）。这些结缔组织病主要累及动脉中膜，使冠状动脉中膜囊性坏死，导致自发性 DCA。冠状动脉夹层还与免疫或炎症性疾病有关，如系统性红斑狼疮、风湿性冠状动脉炎、自身免疫性甲状腺炎、丙型肝炎等，推测可能与冠状动脉慢性炎症有关。剧烈运动、滥用可卡因、大量吸烟也可能导致 DCA，其主要机制可能与冠状动脉痉挛有关。另外，自发性 DCA 可能与口服避孕药有关，急性血压升高也可能导致 DCA 的发生。

五、特发性

一些自发性 DCA 病例并不具有围生期或动脉粥样硬化等已知的危险因素，称之为特发性自发性 DCA，多见于年轻女性。Vavuranakis 等报道 2 例非围生期女性 SCAD 患者经 IVUS 证实无冠状动脉粥样斑块，自发夹层处局部冠状动脉亦未检测到炎症反应，考虑为特发性。

—— 第四节　临床表现 ——

冠状动脉夹层是由于冠状动脉内膜撕裂或壁内出血导致假腔形成，继而压迫真腔，造成管腔狭窄，产生不同程度的心肌缺血。依据累及冠状动脉的数量及夹层严重程度，临床表现多样。真腔无显著受压者通常无明显临床症状，如真腔严重受压则产生不稳定型心绞痛、急性心肌梗死、心力衰竭、心源性休克等一系列严重的临床症状，甚至导致猝死。基于小规模研究或个例报道，DCA 的临床表现差异较大，60%～90% 的自发性 DCA 患者可表现为急性 ST 抬高型或非 ST 抬高型心肌梗死。多变的临床表现给 DCA 的诊断增加了困难。研究发现，女性自发性 DCA 多发生于左前降支，而男性则多发于右冠状动脉。冠状动脉夹层可以出现在单支血管，也可累及多支血管，甚至累及 3 支冠状动脉。Vanzetto 等报道的 23 例自发性 DCA 患者中，2 例无明显临床症状，21 例（93%）表现为急性心肌梗死，其中 7 例为 ST 抬高型心肌梗死，14 例为非 ST 抬高型心肌梗死。冠状动脉造影结果提示 DCA 累及左主干 3 例，左前降支 12 例，左回旋支 5 例，右冠状动脉 3 例。其中冠状动脉血流 TIMI 0～1 级 14 例、TIMI 2 级 5 例、TIMI 3 级 4 例。

—— 第五节　诊　断 ——

一、冠状动脉造影

在冠状动脉造影（CAG）上，将冠状动脉夹层定义为明显的内膜损伤，在造影时显示管腔内充盈缺损，造影剂向管腔外渗出或管腔内线状密度增高。在冠状动脉造影时出现以下影像学改变则可判定为DCA：①冠状动脉腔内可见内膜分离所形成的薄而透亮的线样影，该线样影平行于管腔或呈螺旋形；②造影剂充盈假腔，真腔受压变窄或无改变，假腔内造影剂排空延迟或滞留；③冠状动脉管腔内孤立的随血流摆动的内膜撕裂片；④冠状动脉管腔不规则伴节段性增宽（图8-2）。

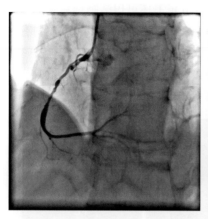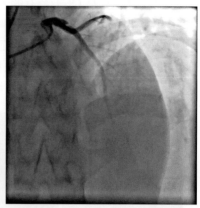

图8-2　CAG显示冠状动脉夹层

冠状动脉管腔不规则伴节段性增宽（a）；冠状动脉腔内可见内膜分离所形成的薄而透亮的线样影（b）

　　根据夹层形态，可将冠状动脉夹层分为6型（表8-1），并发现与临床预后密切相关。临床上，A、B型无明显的临床症状；C、D型夹层可发生一定的并发症；E、F型也可能为血栓所致，E、F型无法从形态上与血栓形成所鉴别，而且E、F型必然导致严重症状和体征，故有人建议不划入冠状动脉夹层范围内。通常夹层在临床上被分为：轻度夹层（A和B型），中度夹层（无明显缺血征象或症状C型）和严重夹层（有缺血征象或症状的C型以及D～F型）。

表8-1　不同类型夹层的特点与急性闭塞的发生率

分型	特　　点	急性闭塞发生率/%
A型	管腔内有微小透X线区，无或仅有少量造影剂滞留	/
B型	双管（腔）样改变，两腔之间有一透X线带，无或仅有少量造影剂滞留	3
C型	管腔外帽样改变，管腔外造影剂滞留	10
D型	管腔内螺旋状充盈缺损	30
E型	新出现的持续充盈缺损	9
F型	非A～E型导致血流障碍或血管完全闭塞	69

　　当CAG影像上出现假性动脉瘤、内膜撕裂片或双腔征，通常可以确定冠状动脉夹层的诊断，但是这种撕裂的内膜片是可透X线的，所以一旦夹层假腔内血栓形成或者冠状动脉夹层仅表现为内膜下血肿，CAG只能发现管腔的充盈缺损，而无法识别出夹层，往往错误地判断为动脉粥样硬化狭窄，故CAG对冠状动脉夹层的诊断往往需要结合临床资料或随访复查。

二、光学相干断层成像

　　近年来，光学相干断层扫描（optical coherence tomography，OCT）在ACAD的诊断中发

挥着越来越重要的作用,尤其是在血管造影评估不明确的情况下。OCT 是一种基于光的相干性获取人体器官断层影像的成像方法。OCT 通过一个可旋转的玻璃光纤系统,相干红外光可以在组织内定向和反射,从而获得分辨率极高的组织影像。研究证实,OCT 可以发现 CAG 无法发现的 DCA,表现为假腔形成并伴有增厚的内膜撕裂片,OCT 可见其由内膜和基质组成,中膜的厚度在撕裂边缘最薄,是 OCT 特有的表现;OCT 还可以清晰地显示内膜的破口和壁内血肿(图 8-3~图 8-5)。利用 OCT 早期识别 DCA 可避免不必要和潜在的有害干预。然而 OCT 也具有一些局限性,比如从完全塌陷的血管腔内清除血液。尽管存在这些局限性,早期进行 OCT 可减少创伤性治疗并提高疾病的预后,高分辨率的成像方式与病理的高度一致性,都有助于临床决策的制定,尤其是对于之前误诊的 SCAD 患者。

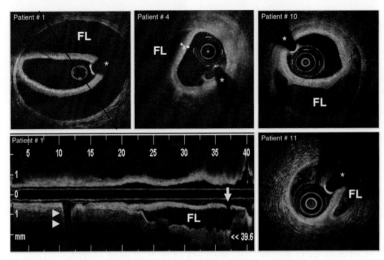

图 8-3 OCT 在不同病例中对冠状动脉中膜的显示

探针所处(*)的位置是真腔,OCT 可清晰显示真腔(TL)、假腔(FL)以及中间撕裂的厚度和范围。冠状动脉纵向图可见撕裂的入口(箭)和发自真腔的分支(箭头)(图片来源于参考文献[22])

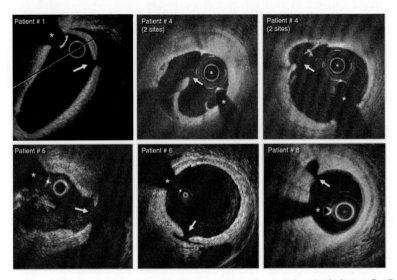

图 8-4 OCT 所示各种不同形态和特征的内膜撕裂(图片来源于参考文献[22])

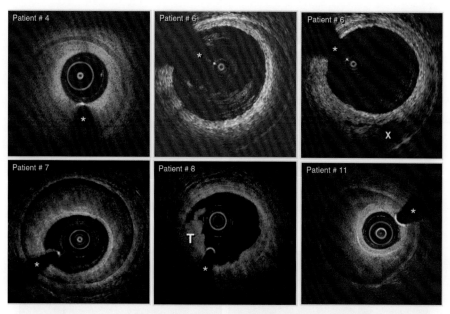

图8-5　OCT显示壁间血肿

患者6可见从壁间血肿向双腔(×)形成的过渡。患者8可见红色血栓(T)遮盖了部分旗下的血管壁
(图片来源于参考文献[22])

三、血管内超声

由于DCA形态结构多变,冠状动脉造影并不能全面而准确地反映病变的性质、程度和范围,单纯明确夹层的存在远远不能满足治疗上的需要。血管内超声(IVUS)能清晰地显示血管横断面图像,对于夹层破口的定位、真假腔的鉴别以及夹层原因的判断具有一定的优势。冠状动脉造影对DCA的诊断主要依靠对剥脱的夹层内膜片的识别,然而这种内膜片是可透X线的,所以一旦夹层假腔内血栓形成或者DCA仅表现为内膜下血肿,冠状动脉造影只能发现管腔的充盈缺损而无法识别出夹层,往往错误地判断为动脉粥样硬化狭窄。内膜片在IVUS影像中表现为一层搏动性的高回声结构,并与真腔的高回声内层相连,即使假腔由血栓形成,在血栓和内膜片之间仍可显示出清晰的界面。Maehara等的研究发现,5例仅为内膜下血肿而无内膜片撕裂的DCA均被冠状动脉造影所漏诊,提示IVUS对DCA的诊断有协助或补充作用。

在IVUS上可将冠状动脉夹层分成4种类型(图8-6):Ⅰ型(边缘型),该夹层平面位于正常血管段与偏心斑块的交界处,占全部夹层的51%;Ⅱ型(中心型),发生在同心性或偏心性斑块裂隙的下层,占26%;Ⅲ型(无通道型),由于重度钙化,夹层入口通道不能被观察到,仅能经注射造影剂后才显示夹层存在,占6%;Ⅳ型(假腔型),在冠状动脉内腔与夹层之间无交通相连,假腔扩张致真腔受压,斑块下外膜扩张,占17%。

值得一提的是IVUS在诊断SCAD方面具有独特的优势,它不仅能够清晰显示夹层内膜片,判断夹层破口,鉴别真假腔,还能确定夹层范围、程度以及有无血栓。此外,IVUS还可以明确冠状动脉造影难以发现的冠状动脉壁内血肿造成的夹层。

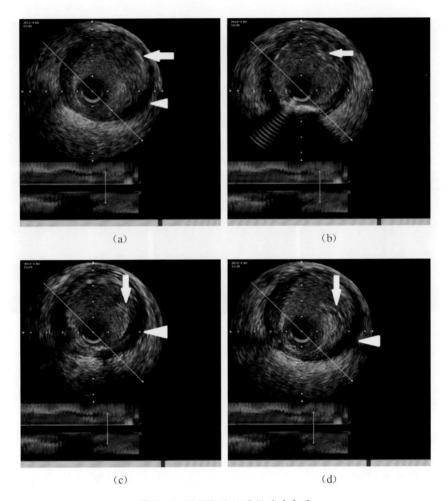

图 8-6　IVUS 显示冠状动脉夹层

a. Ⅰ型(边缘型),占全部夹层的 51%;b. Ⅱ型(中心型),占 26%;c. Ⅲ型(无通道型),占 6%;d. Ⅳ型(假腔型),占 17%

四、多层螺旋 CT 冠状动脉成像

多层螺旋 CT 冠状动脉成像(CCTA)可以对冠状动脉疾病进行无创成像,尽管与有创的 CAG 相比,CCTA 的空间分辨率相对较低,但是由于 CCTA 可直接显示冠状动脉的斑块和血管壁,因此它可显示夹层假腔内血栓形成和位于内膜下的血肿,以填补 CAG 的空缺。

CCTA 影像上可将 DCA 分为 3 种(图 8-7~图 8-9):Ⅰ型,可见中央或偏心性狭窄的管腔为新月形增厚的管壁所围绕,伴或不伴有局限性外径增大;Ⅱ型,局部或弥漫性的管腔狭窄伴局限性偏心或不偏心性外径增大;Ⅲ型,可见内膜撕裂片。有学者认为,理论上应该还存在第Ⅳ型,即可见管腔瘤样扩张,但目前尚未见到病例报道。已有报道,多层螺旋 CT 在诊断椎动脉夹层方面具有很高的价值(敏感度为 100%,特异度为 98%)。此外,鉴于它的无创性,CCTA 可能是最佳的成像方法,尤其是对于 DCA 术后和采用保守治疗的患者。

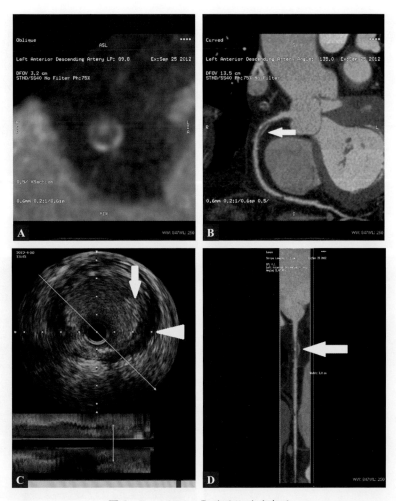

图 8-7 CCTA- Ⅰ 型冠状动脉夹层

在 CCTA 横断位和曲面重建影像上,可见中央或偏心性狭窄的管腔为新月形增厚的管壁所围绕,伴有局限性外径增大(A、B、D)。IVUS 证实 CT 所见,可见内膜撕裂片(箭)和新月形血肿(箭头)

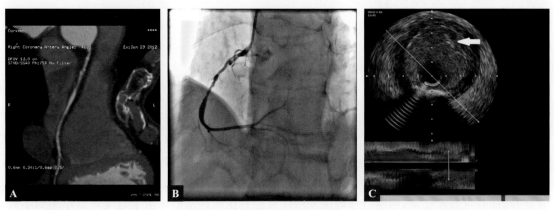

图 8-8 CCTA- Ⅱ 型冠状动脉夹层

在 CCTA 影像上,Ⅱ 型冠状动脉夹层表现为局部或弥漫性的管腔狭窄或闭塞伴局限性偏心或不偏心性外径增大(A),冠状动脉造影显示出类似的影像(B);IVUS 影像证实了冠状动脉夹层存在(C),箭头所指为内膜撕裂片

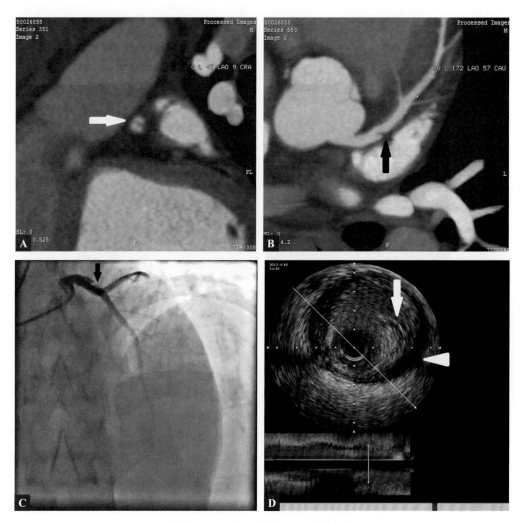

图 8-9 CCTA-Ⅲ型冠状动脉夹层

冠状动脉夹层Ⅲ型,可见明确的内膜撕裂片。CCTA明确显示内膜撕裂片(A和B),CAG表现与CCTA类似(C),IVUS影像(D)显示内膜撕裂片(箭)和血肿(箭头)

——— 第六节　处理和治疗 ———

目前 SCAD 还没有指导性的治疗建议,其治疗策略主要取决于患者的临床症状及血流动力学状况、夹层累及冠状动脉的位置及数量、冠状动脉血流情况等(图 8-10)。在急性心肌梗死和持续缺血的情况下,首要目标应该是恢复正常的冠状动脉血流。原发性经皮冠状动脉介入治疗(PCI)仍然是再灌注策略的选择。然而,治疗应该根据个人而定。如果血管造影时血管是开放的,且血流正常,则应合理地保守治疗夹层。虽然许多临床医生对保守治疗感到不放心,但这种方法在流量正常的中小型血管中仍然是明智的。然而,对于较大的心外膜血管,放置支架通常是治疗的优先选择。

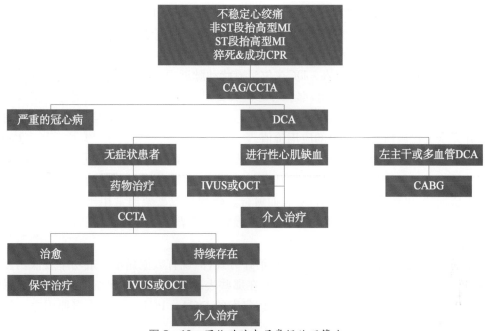

图 8-10 冠状动脉夹层常规处理策略

MI, myocardial infarction, 心肌梗死；CAG, coronary angiology, 冠状动脉造影；CCTA, coronary computed tomography angiology, 冠状动脉 CT 成像；DCA, dissection of coronary artery, 冠状动脉夹层；CABG, coronary artery bypass graft surgery, 冠状动脉搭桥手术；CPR, cardiopulmonary resuscitation, 心肺复苏，IVUS, intravascular ultrasound, 血管内超声；OCT, optical coherence tomography, 光学相干断层成像

一、药物治疗

对于临床无明显症状、血流动力学稳定、夹层位于血管远端的 DCA 患者,通常采用药物保守治疗,包括阿司匹林、肝素等抗栓治疗,硝酸酯类、钙离子拮抗剂预防冠状动脉痉挛,β 受体阻滞剂降低冠状动脉内血流剪切力等。血管紧张素转化酶抑制剂(ACEI)或血管紧张素 Ⅱ 受体拮抗剂(ARBs)在 DCA 药物治疗中具有重要作用。因为肾素-血管紧张素系统与基质金属蛋白酶(matrix metallo proteinases, MMPs)的调节有关,而 MMPs 可以降解胶原和弹性蛋白,从而影响血管壁的结构和完整。ACEI 或 ARBs 通过抑制肾素-血管紧张素下调 MMPs 的产生,维持血管壁稳定。研究显示,冠状动脉血流正常的患者采用药物保守治疗,其一年后仍能维持较高的冠状动脉开通率。

目前药物溶栓治疗争议较大,一些学者认为溶栓治疗可能导致内膜下血肿增大继而导致夹层扩大,故不推荐常规溶栓治疗。DCA 的治疗需要个体化,分析 DCA 可能的病因也是必要的。对于同时伴有粥样斑块的 DCA 患者,需要同时加用阿司匹林、他汀类药物等,并在出院后持续服用。对于可疑结缔组织病伴发的 DCA 患者,需要进行相关的检查以明确诊断,并进行相应治疗。育龄妇女还需进行妊娠试验,如果证实怀孕,鉴于 ACEI 和他汀类药物都具有致畸作用,应尽量避免应用。

二、介入治疗或冠状动脉旁路移植术

对于具有明显临床症状、冠状动脉血流受影响、夹层位于血管近中段的 DCA 患者,尤其是 DCA 致急性心肌梗死患者,经皮介入治疗(percutaneous intervention,PCI)或冠状动脉旁路移植术(coronary artery bypass grafting,CABG)是血运重建的主要治疗方法。依据即刻冠状动脉造影结果选择相应治疗策略。DCA 累及冠状动脉远段小血管,血流受影响,推荐行球囊成形术,但不需常规支架植入。DCA 位于冠状动脉近中段,血管直径>2.5 mm 及夹层长度>5 mm,无论其血流是否受影响,都要考虑植入支架,但操作中应注意规避导丝误入假腔的风险。IVUS 由于可以准确判断真腔,清晰显示夹层破口,明确夹层范围,对指导支架的选择及植入并完全覆盖破口具有重要的应用价值。

大多数介入医师倾向于保守的支架植入方法,近段支架植入以封闭夹层入口,同时限制夹层进展的风险。如果冠状动脉血流良好且无明显梗阻,远端夹层可不予治疗。晚期随访显示自发性夹层远端,可随壁内血肿的再吸收而愈合。药物洗脱支架通常用于长时间支架植入的病例,以降低再狭窄的风险。然而,壁内血肿再吸收后支架移位的风险增加,这可能导致晚期支架血栓形成。

不幸的是,尽管 PCI 仍是 DCA 的首选治疗方式,但现有数据显示其成功率较低。多项研究发现,PCI 与较高的手术失败率相关,即使在那些表现为血管流量保留的患者中也是如此。研究数据表明,PCI 不能预防靶血管重建术或复发的 DCA。PCI 失败的众多原因之一是导丝进入真腔以及术后再狭窄。

冠状动脉旁路移植术(CABG)首选用于血流动力学不稳定和那些在技术困难无法实行 PCI 的患者。在报道的病例中,约 10% 的患者由于 PCI 失败而需要进行 CABG。因此,更安全的方法建议 ACAD 患者在有现场心脏手术设施的中心进行 PCI。冠状动脉夹层患者行 CABG 的住院结果非常好,死亡率<2%。

三、急性期监护

患者急性期均需加强院内监护,约 50% 的患者在 2 个月内会出现 DCA 的复发,超过 40% 的妊娠自发性 DCA 患者会反复发生 DCA,提示自发性 DCA 的患者,其血管本身存在病理基础。

四、预后

冠状动脉夹层是一种危重疾病,死亡率较高。对 1966 年至 2000 年的 224 例 DCA 患者的荟萃分析提示,女性患者的平均死亡率(50%)显著高于男性患者(24.6%),女性围生期变异的总死亡率接近 40%。回归分析提示,患者的性别以及有无接受早期治疗是影响 DCA 患者预后的主要因素。随着对 DCA 认识的逐步深入及介入技术的发展,近年来 DCA 死亡率较早期已有显著下降。新近报道的 23 例自发性 DCA 患者中,10 例采用药物治疗,8 例行 PCI 治疗,5 例行 CABG。平均随访 15.6 个月,其中 1 例患者院内死亡,1 例患者 12 个月后死亡,4 例患者出现 NYHA Ⅱ～Ⅲ级心力衰竭,其余生存者均未再发心绞痛,亦无须再次血运重建,1 年无事件生存率为 74%。Mortensen 等报道 22 例 SCAD 患者,7 例采用药物治疗,13 例行 PCI 治疗,2 例行 CABG,平均随访 3.6 年,1 例患者死于反复的 SCAD,1 例患者猝死,2 年无主要不良事件生存率达 81%。早期诊断和介入治疗是改善 SCAD 患者预后的重要因素。另有研究认为冠心病伴 DCA 患者预后相对较好,可能与这些患者具有良好的冠状动脉侧支循环有关。

冠状动脉夹层是一种罕见、复杂的疾病,尤其在没有传统心血管危险因素的年轻女性中特别突出。其病理生理和治疗与由斑块破裂或糜烂引起的急性冠状动脉综合征不同。其临床表现可从不稳定心绞痛到心源性猝死不等。冠状动脉造影(coronary angiography，CAG)至今仍是诊断 DCA 的主要参考标准，然后由于其对管壁显示的局限性，更多高分辨率的断层成像方式如血管内超声(intravascular ultrasound，IVUS)和光学相干断层成像(optical coherence tomography，OCT)逐渐取代了 CAG 的确诊手段地位，冠状动脉 CT 血管成像(coronary CT angiography，CCTA)是目前无创且相对最为经济的高效能诊断方法，大多数病例(包括 CAG 漏诊的病例)，均能在 CCTA 上得以很好的显示。大多数的冠状动脉剥离会自动愈合，对于不复杂的病例推荐保守治疗。在急性期，原发性 PCI 仍是再灌注策略的选择；然而，对于血流正常的中小型动脉，保守治疗是有益的。药物治疗应根据病情的严重程度因人而异。PCI 应由经验丰富的操作人员进行，使用血管内成像时，由于并发症风险增加，最好有现场手术支持。如果患者在急性夹层事件中存活下来，预后是良好的；然而，患者在第一次事件发生几周后，其他动脉有复发的高风险，提示动脉的整体脆弱，需要进行长期临床试验，以全面确定这些患者的长期发病率和死亡率，并确定新技术在提高早期存活率方面的作用。

参考文献

[1] CELIK SK, SAGCAN A, ALTINTIG A, et al. Primary spontaneous coronary artery dissections in at herosclerotic patients. Report of nine cases with review of the pertinent literature [J]. Eur J Cardiothorac Surg, 2001,20(3):573 - 576.

[2] SHAH SR, ALWEIS R. Acute Coronary Artery Dissection: A Review of the Literature and Current Evidence [J]. Cardiol Rev, 2018,26(5):274 - 276.

[3] KALAGA RV, MALIK A, THOMPSON PD. Exercise-related spontaneous coronary artery dissection: case report and literature review [J]. Med Sci Sports Exerc, 2007,39(8):1218 - 1220.

[4] STEINHAUER J R, CAULFIELD JB. Spontaneous coronary artery dissection associated with cocaineuse: a case report and brief review [J]. Cardiovasc Pathol, 2001,10(3):141 - 145.

[5] DHAWAN R, SINGH G, FESNIAK H. Spontaneous coronary dissection: the clinical spectrum [J]. Angiology, 2002,53(1):82 - 93.

[6] LAWAL L, LANGE R, SCHULMAN S. Acute myocardial infarction in two young women without significant risk factors [J]. J Invasive Cardiol, 2009,21(1):E3 - E5.

[7] TATLI E, ALTUN A. May emergency hypertension be reason of spontaneous coronary artery dissection? [J]. Int J Cardiol, 2010,140(3):e53 - 54.

[8] VAVURANAKIS G, LAT SIOS D, TOUSOULIS S, et al. Spontaneous coronary dissection as a cause of acute coronary syndrome: evidence for noninflammatory underlying mechanisms [J]. Int J Cardiol, 2007,114(1):e24 - e26.

[9] THOMPSON EA, FERRARIS S, GRESS T, et al. Gender differences and predictors of mortality in spontaneous coronary artery dissection: a review of reported cases [J]. J Invasive Cardiol, 2005,17(1):59 - 61.

[10] LUNEBOURG A, LETOVANEC I, EGGENBERGER P. Images in cardiovascular medicine. Sudden cardiac death due to triple vessel coronary dissection [J]. Circulation, 2008,117(15):2038 - 2040.

[11] SUN YB, MAO DB, LU F, et al. Diagnosis of Dissection of the Coronary Artery Dissection by Multidetector Computed Tomography: A Comparative Study With Coronary Angiology [J]. J Comput Assist Tomogr. 2015,39(4):572 - 577.

[12] VANZETTO G，BERGER COZ E，BARONE ROCHETTE G，et al. Prevalence，therapeutic management and mediumterm prognosis of spontaneous coronary artery dissection：result s from a database of 11,605 patients [J]. Eur J Cardiot horac Surg，2009,35(2)：250 - 254.

[13] ARNOLD J R，WEST NE，VAN GAAL WJ，et al. The role of in-travascular ultrasound in the management of spontaneous coronary artery dissection [J]. Cardiovasc Ultrasound，2008,6:24. doi:10. 1186/1476 - 7120 - 6 - 24

[14] CHANG SM，FUH A，BIANCO J A，et al. Spontaneous coro nary artery dissection on multiple detector computed tomography (MDCT) [J]. J Cardiovasc Comput Tomogr，2007,1(1)：60 - 61.

[15] MAEDER M，AMMANN P，ANGEHRN W，et al. Idiopathic spontaneous coronary artery dissection：incidence，diagnosis and treatment [J]. Int J Card，2005,101(3)：363 - 369.

[16] BUYS EM，SUTTORP MJ，MORSHUIS WJ，et al. Extension of a spontaneous coronary artery dissection due to thrombolytic therapy [J]. Cathet Cardiovasc Diagn，1994,33(2)：157 - 160.

[17] MOUKARBEL GV，ALAM SE. Spontaneous coronary artery dissection：management options in the stent era [J]. J Invasive Cardiol，2004,16(6)：333 - 335.

[18] KAMINENI R，SADHU S，ALPERT J S. Spontaneous coronary artery dissection：report of two cases and a year review of the literature [J]. Cardiol Rev，2002,10(5)：279 - 284.

[19] MORTENSEN KH，THUESEN L，KRISTENSEN IB，et al. Spontaneous coronary artery dissection：A Western Denmark Heart Registry Study [J]. Cat heter Cardiovasc Interv，2009,74(5)：710 - 717.

[20] ROIG S，GOMEZ J A，FIOL M，et al. Spontaneous coronary artery dissection causing acute coronary syndrome：an early diagnosis implies a good prognosis [J]. Am J Emerg Med，2003,21(7)：549 - 551.

[21] VIJAYARAGHAVAN R，VERMA S，GUPTA N，et al. Pregnancy-related spontaneous coronary artery dissection [J]. Circulation，2014,130(21)：1915 - 1920.

[22] ALFONSO F，BASTANTE T，RIVERO F，et al. Spontaneous coronary artery dissection [J]. Circ J. 2014;78(9):2099 - 2110.

（孙奕波，毛定飚，史凯蕾）

第九章

自身免疫性疾病心血管损害的影像表现

自身免疫性疾病是机体对自身组织成分或细菌抗原失去免疫耐受性，导致免疫效应细胞或自身抗体的产生，造成自身组织的损伤和功能障碍的疾病。自身免疫性疾病常累及心血管系统，其中川崎病、幼年特发性关节炎、系统性红斑狼疮、风湿病等风湿性自身免疫性疾病主要引起心脏炎症反应，导致心包炎、心内膜炎、心肌炎等相关损伤，川崎病还可引起冠状动脉瘤；与抗体相关的抗卵磷脂综合征主要引起循环系统血栓形成，进而导致心肌梗死及瓣膜病变；与激素相关的甲亢和糖尿病主要因机体激素代谢异常而引起糖及脂质代谢紊乱，促进血管内皮细胞功能障碍及动脉粥样硬化，导致心血管损伤。本章节主要介绍 IgG4 相关性疾病和白塞病这两种病因不明的自身免疫性疾病心血管损害的影像学表现，帮助临床及影像医师掌握其影像学表现并做出正确临床诊断及诊疗决策。

——— 第一节 IgG4 相关性血管周围炎 ———

IgG4 相关性疾病(IgG4-related disease，IgG4 - RD)是累及多器官和组织的慢性进行性自身免疫性疾病。1995 年 Yoshida 等[1]首次提出了自身免疫性胰腺炎的概念，认为其与自身免疫性因素有关。随后的研究发现自身免疫性胰腺炎与 IgG4 具有相关性，并可累及胰腺以外器官。Kamisawa 等[2]于 2003 年提出了 IgG4 - RD 的概念。IgG4 - RD 腹部最常受累的器官是胰腺，其他为胆道系统、肾脏、腹膜后及肠系膜、腹部血管、胃肠道、肝脏、淋巴结、前列腺。好发于中老年人群。

目前 IgG4 - RD 的临床诊断标准为[3]：

(1) 累及 1 个及以上器官，呈弥漫性/局限性肿胀或肿块形成。

(2) 实验室检查血清 IgG4 升高(>1 350 mg/L)。

(3) 组织学检查：①显著的淋巴细胞和浆细胞浸润，伴纤维化；②组织中浸润的 IgG4 阳性浆细胞比例>40%，且高倍镜视野下 IgG4 阳性浆细胞>10 个。

同时满足(1)～(3)可确诊，满足(1) + (2)或(3)为疑似。

IgG4 - RD 心血管受累最可能表现为心脏假瘤、大动脉周围炎、炎性主动脉瘤、冠状动脉周炎及心包炎。Stone 等[4]于 2011 年提出了 IgG4 相关性血管周围炎的诊断标准：①组织学检查符合动脉炎或动脉周围炎改变，其炎性改变不能为粥样硬化病变解释；②IgG4＋浆细胞占总浆细胞至少 50%；③高倍镜下 IgG＋浆细胞超过 50 个。淋巴细胞及浆细胞浸润主要累及血管壁的外膜，中膜浸润较少。而巨细胞动脉炎淋巴细胞、浆细胞主要累及中膜[5]（图 9-1）。然而，获取血管壁尤其是冠状动脉壁的病理诊断并不容易，因此，掌握 IgG4 相关性血管疾病的无创影像学诊断方法非常重要。

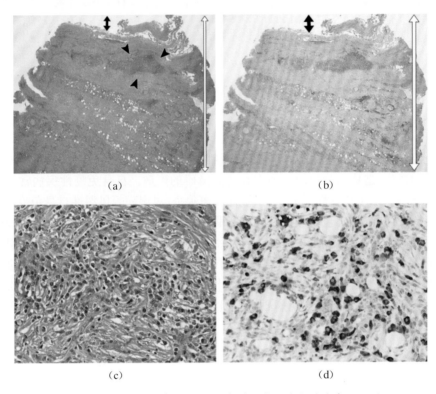

(a) (b)

(c) (d)

图 9-1　83 岁女性 IgG4 相关性炎性腹主动脉瘤

切除的腹主动脉壁苏木精-伊红（a）和 Verhoeff-Masson 染色（b）显示淋巴细胞、浆细胞浸润（a 中箭头），管壁增厚主要累及外膜（a、b 中白色双箭头示外膜厚度）；Verhoeff-Masson 染色显示致密纤维化。（c、d）苏木精-曙红染色的高倍视野显微照片（c）及 IgG4 免疫染色（d）显示腹主动脉壁内的 IgG4 阳性浆细胞和淋巴细胞浸润，IgG4 阳性细胞比率几乎 100%（图片来源参考文献[5]）

　　对比增强超声（CEUS）可显示腹主动脉周围强化的纤维炎性组织，还可敏感检测血管周围渗漏。CT 可显示动脉炎及周围软组织增厚。冠状动脉 CT 造影可诊断 IgG4 相关性冠状动脉周围炎，评估血管狭窄及周围炎性组织厚度，并监测治疗反应。CMR 的优势是无创、无辐射，可评估动脉周围炎的活动性及动脉壁水肿。FDG-PET 可根据摄取值评估动脉周围炎症活动性并评估治疗效果[5]。治疗 IgG4 相关性疾病的一线药物为糖皮质激素，效果不明显者可联合免疫抑制剂，包括硫唑嘌呤、吗替麦考酚酯、氨甲蝶呤、环磷酰胺等。对于糖皮质激素不耐受或反复发作的难治性患者，可应用利妥昔单抗生物治疗，与激素相比，前者可短期内迅速缓解症状。

一、IgG4-RD 主动脉及周围炎

　　Yabusaki 等[6]报道约 41% 的 IgG4-RD 患者伴有主动脉及周围炎，老年男性多见，其中约 80% 患者累及多根血管。髂动脉和腹主动脉下部（肾动脉开口以下）最常见，分别占所有

IgG4 相关性血管病变的 35% 和 33%；其次为胸主动脉（8%）及其分支（6%）、腹主动脉上部（5%）、腹主动脉分支（5%）。27% 的 IgG4 - RD 患者伴有胸或腹主动脉瘤。Perugino 等[7]报道，IgG4 相关性动脉病变患者约 7% 伴动脉瘤形成。较大动脉瘤在激素治疗中或治疗后可发生破裂。因此，IgG4 相关性动脉瘤在临床治疗前、中、后均应密切监测其变化[8]。

IgG4 相关性心血管疾病严重影响患者预后。主要临床问题包括活动性炎症和血管周围纤维化的评价、评估治疗反应等。影像学评价方法包括超声、CT 血管造影、PET 和心脏 MR。超声心动图和血管超声最常用，可提供心脏及心包解剖学及功能学信息，经胸超声心动图（TEE）及经食管超声心动图（TTE）可早期评价瓣膜受累严重程度。

炎性主动脉周围炎最常见症状为后背或腹部疼痛。常伴有 C 反应蛋白（C-reactive protein，CRP）和红细胞沉降率（erythrocyte sedimentation Rate，ESR）升高。约 50% 的病例抗核抗体升高[9]。慢性主动脉周围炎可表现为腹主动脉及髂总动脉周围软组织肿块。糖皮质激素或免疫治疗后主动脉周围肿块大部分会缩小[10]。

腹膜后纤维化（retroperitoneal fibrosis，RF），也称为 Ormond's 疾病，发生率为 1.38/10 万，以主动脉周围纤维炎性肿块为特征，病因可为药物、感染、放射相关、手术或恶性肿瘤[11]。然而，超过 30% 的 RF 病因不明确。巨细胞性动脉炎，Takayasu 动脉炎，类风湿关节炎，系统性红斑狼疮，HLA - B27 相关性脊椎病，ANCA 相关性血管炎，白塞病，Cogan 综合征，复发性多发性软骨炎，结节病和主动脉炎（如 IgG4 - RD 主动脉/动脉炎）均可表现为 RF。大多数风湿性疾病相关性动脉炎累及大动脉，IgG4 相关性动脉炎常可累及大、中动脉，以及冠状动脉[12]。

IgG4 - RD 可累及腹主动脉、胸主动脉、冠状动脉或其他动脉。炎性腹主动脉瘤（inflammatory abdominal aortic aneurysms，IAAAs）占所有 IgG4 - RD 腹主动脉疾病的 10%，并可伴有瘤周腹膜后纤维化。IAAAs 是 IgG4 - RD 心血管病变最常见的并发症，占外科治疗腹主动脉瘤的 5%，占所有炎性腹主动脉瘤的 50%[13]。尽管 IAAAs 也可由慢性感染和其他自身免疫性疾病引起，但大部分 IAAAs 合并主动脉壁的 IgG4 + 浆细胞浸润。胸主动脉瘤更常见于老年女性，而 IAAAs 和腹膜后纤维化更常见于老年男性。大部分 IgG4 相关性动脉瘤/动脉炎表现为动脉外膜和内膜的 IgG4 + 浆细胞和嗜酸细胞浸润，提示动脉瘤是主动脉炎症的晚期改变。Sakamoto 等利用 CT 血管成像研究发现，IgG4 相关性血管病患者血清 IgG4 含量与血管壁炎性组织厚度有明显相关性，并认为免疫炎性反应在动脉壁重塑中起到了关键作用。另一种理论认为，主动脉瘤可能是由 Th2 主导的免疫应答引起的血管平滑肌细胞凋亡，最终导致动脉瘤形成。含丰富平滑肌细胞、可耐受血压波动的近心端大动脉发生病变时，更容易形成动脉瘤及破裂。直径大于 5.5cm 的主动脉瘤，或增长速度超过 0.5cm/年，或伴有迅速进展的腔内血栓形成，其破裂风险较高。动脉瘤在糖皮质激素的治疗前、中或之后均可能发生破裂[7,14,15]。

IgG4 相关性主动脉及动脉周围炎的 CT 特征[16]：①主要位于主动脉及分支，伴动脉壁增厚，增强扫描动脉晚期强化均匀；②动脉周围肿块边界清楚，可能伴有管腔狭窄或瘤样扩张；③病变管壁可伴有粥样硬化斑块及附壁血栓；④主动脉或大动脉的小分支开口可能受累；⑤可伴随其他器官的特征性病变（约 71%），如自身免疫性胰腺炎等。组织学上，主要表现为动脉外膜的硬化性炎性改变，在动脉晚期表现为均匀强化（图 9 - 2，图 9 - 3，图 9 - 4）。研究认为[16]，特征性影像学表现、其他器官同时受累、血清 IgG4 水平升高这三个因素非常重要，同时出现这 3 个因素可确定临床诊断。当然，组织病理学检查对于确诊至关重要，可用于其他原因引起的腹膜后纤维化鉴别。

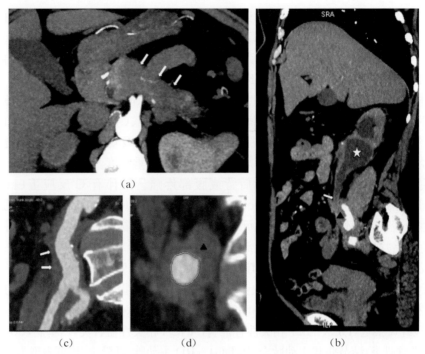

图 9-2　68 岁男性 IgG4 相关性血管病患者 CT 血管造影图像

a.轴位图像显示胰腺实质弥漫型肿大、强化程度减低(白箭);b.斜位重组图像显示腹主动脉周围软组织增多并累及右输尿管下段(黑色箭头),导致输尿管(白箭)和肾积水(星号);c.腹主动脉曲面重建图像显示腹主动脉壁软组织增厚、管腔轻度扩张(白箭);d.腹主动脉横断面图像显示管壁增厚及管腔内面平滑

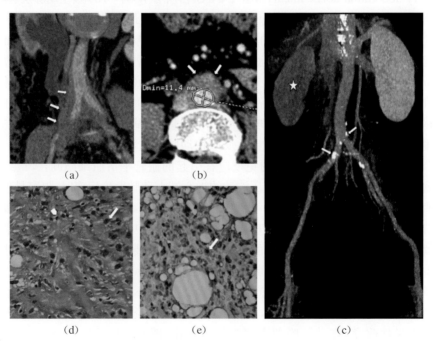

图 9-3　65 岁男性 IgG4 相关性血管病患者 CT 血管造影图像

a.斜位重组图像和 b.腹主动脉横断面图像显示腹主动脉、双侧髂总动脉壁明显增厚,累及右侧输尿管下段致以上集合系统积水。c.最大密度投影显示合并腹主动脉粥样硬化(白箭),右肾排泄功能减退(星)。d.病理 HE 染色显示血管壁周围组织以浆细胞(白箭)及淋巴细胞(箭头)为主。e.使用 IgG4 标记的抗体免疫染色显示 IgG4＋浆细胞浸润(白箭)

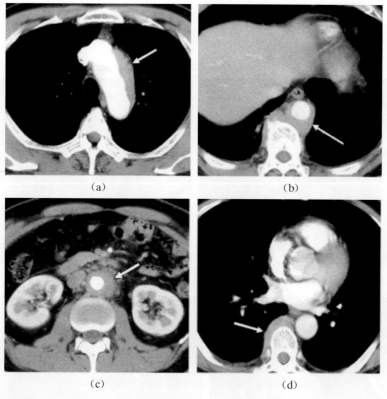

图 9-4　55 岁男性 IgG4 相关性血管周围炎患者

a. CT 增强动脉早期显示胸主动脉弓部壁(a)及降部壁(b)、腹主动脉壁(c)增厚(白箭)。(d)下胸椎旁可见一软组织肿块(白箭),该部位穿刺活检确诊为 IgG4-RD(图片来源参考文献[16])

　　IgG4 相关性主动脉周围炎需要与非 IgG4 相关性主动脉周围炎、腹膜后区及纵隔恶性肿瘤鉴别。因 71% 的 IgG4 相关性主动脉周围炎可伴其他器官病变,如自身免疫性胰腺炎、硬化性胆管炎、肾脏病变、肺部病变等,因此有助于与其他疾病鉴别。若影像学高度怀疑 IgG4 相关性主动脉周围炎,检测血清 IgG4 水平有助于确诊,但若后者检测结果正常,则需获取病理协助诊断。

二、IgG4-RD 中小动脉及冠状动脉周围炎

　　IgG4 相关性动脉及周围炎可累及中小动脉,多为胸腹主动脉一级分支。中小动脉壁动脉晚期可均匀强化,近端常在穿过增厚的主动脉壁时狭窄或闭塞,引起狭窄或闭塞远端动脉瘤形成(图 9-5)。IgG4-RD 还可累及冠状动脉,活检病理显示冠状动脉周围假瘤组织富含浆细胞和纤维组织,与腹膜后纤维化病理成分相似。因此,IgG4 相关性冠状动脉假瘤可能与腹膜后纤维化病理生理相同[17-22]。因内科医生目前认识不足,常因缺血性心脏病检查时由放射科医生偶然发现。Oyama-Manabe 等[5]回顾性分析了 134 例 IgG4-RD 患者,发现约 5% 伴有冠状动脉病变,这些患者除冠状动脉病变外,均伴有至少一根其他动脉炎或周围炎。IgG4-RD 冠状动脉病变可伴管腔狭窄、瘤样扩张或血栓形成,可引发心肌缺血或心肌梗死。冠状动脉 CT 造影可有效评估冠状动脉病变受累范围、血管狭窄程度、排除血栓形成。可根据冠状动脉壁软组织影是否在动脉晚期强化来与腔内血栓形成鉴别。在评估 IgG4-RD 冠状动脉病

变时,冠状动脉 CT 造影优于有创性冠状动脉造影(coronary angiography,CAG),前者可对冠状动脉管壁及管腔多方位重建来观察病变,而 CAG 无法显示冠状动脉壁的增厚及周围软组织肿块。

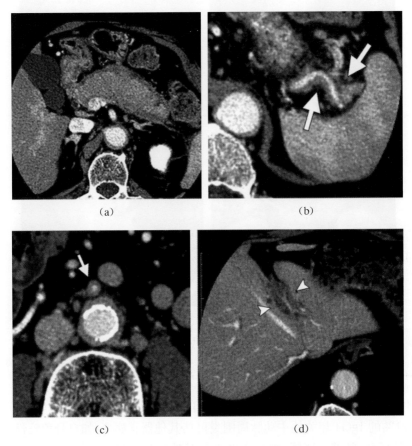

图 9-5　64 岁男性自身免疫性胰腺炎患者,确诊 IgG-RD 累及大动脉及中小动脉

a.增强早期轴位 CT 图像显示胰腺肿胀、假包膜形成;b.脾动脉曲面重建图像显示壁较均匀增厚(箭头);c.腹主动脉横断面轴位图像显示腹主动脉及肠系膜下动脉壁软组织密度增厚;d.门静脉脐部分支壁明显增厚后、假瘤形成,伴管腔狭窄(箭头)(图片来源参考文献[5])

2017 年 Maurovich-Horvat 等[23]将 IgG4 相关性冠状动脉周围炎的特征性征象命名为"槲寄生征"(图 9-6)。"槲寄生"是一种缠绕于树枝上的植物,冠状动脉树周围软组织肿块类似该种植物的缠绕于树枝,因此而得名。该征象在冠状动脉 CT 造影及 MR 心脏成像中较少见,但可高度提示 IgG4 相关性血管周围炎及纤维化。Gutierrez 等[24]报道 IgG4 相关性冠状动脉周围炎可引起心肌缺血及心源性猝死。因冠状动脉周围纤维炎性组织难以获取病理诊断,故特征性影像学改变及血清 IgG4 检查对诊断及治疗监测尤为重要。心电门控 CT 冠状动脉造影可对心脏及冠状动脉进行无创、快速成像,且其影像学征象较为特异,可与冠状动脉粥样硬化性心脏病鉴别,因此常用于 IgG4 相关性冠状动脉周围炎的诊断及治疗后评价。大部分 IgG4 相关性冠状动脉周围炎患者症状较轻且激素治疗效果较好,因此,早期正确诊断、全面评估疾病范围可避免患者延误治疗及不必要的介入手术,对患者预后至关重要(图 9-7,图 9-8)。

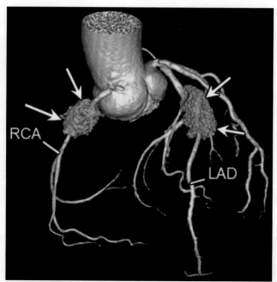

图9-6 冠状动脉CT造影三维容积重建图像（Volume-rendered images，VR images）显示左前降支（LAD）和右冠状动脉（RCA）近段周围软组织肿块（白箭）（图片来源参考文献[23]）

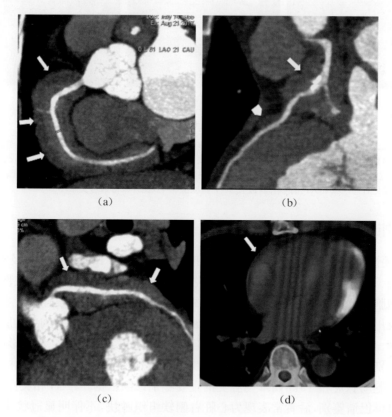

图9-7 男,65岁,因胸闷怀疑冠心病行冠状动脉CT造影检查

a. RCA曲面重建图像显示血管周围弥漫型软组织密度增厚（假瘤形成）（白箭）；b. 左前降支近段局灶性假瘤形成（白箭），可能为中段心肌桥阻碍了动脉壁周围炎性组织的延伸（箭头）；c. 左旋支曲线重建图像显示壁弥漫型假瘤；d. PET-CT显像心脏中部轴位图像显示RCA走行区域FDG摄取增高（白箭）

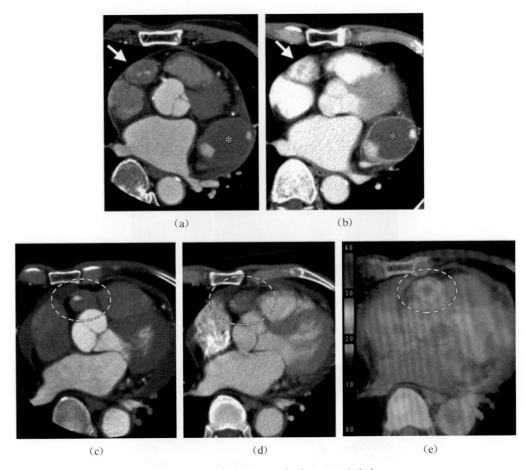

图 9-8　79 岁男性 IgG4 相关性冠状动脉瘤

a、b.ECG 门控冠状动脉 CT 造影轴位图像,动脉早期(a)不能区分左旋支和右冠状动脉动脉瘤的软组织肿块及附壁血栓,而动脉晚期(b)可鉴别延迟强化的右冠状动脉周围软组织肿块(白箭)与左旋支动脉瘤的附壁血栓(星);c、d.轴位图像显示该患者在激素治疗过程中右冠周围软组织肿块缩小,但管腔新见血栓形成及闭塞,引发急性心肌梗死、新报积液形成;e.FDG PET/CT 显像见右冠区域 FDG 摄取增高(最大 SUV 摄取值 3.4)(图片来源参考文献[5])

三、鉴别诊断

　　IgG4 相关性血管炎需要与其他原因导致的血管炎鉴别。IgG4 - RD 累及大中动脉需与巨细胞动脉炎、Takayasu 动脉炎、风湿性动脉炎、梅毒、人白细胞抗原 B27 相关性脊椎关节病、抗中性粒细胞胞浆抗体相关血管炎、白塞病、Cogan 综合征、复发性多发性软骨炎、结节病引起的主动脉炎及川崎病鉴别。巨细胞动脉炎和 Takayasu 动脉炎主要累及胸主动脉及分支,特别是锁骨下动脉。Takayasu 动脉炎好发人群为年轻女性,常累及肺动脉。仅凭影像学表现这三种疾病很难鉴别,但 IgG4 - RD 动脉炎常伴至少一个其他器官病变,如胰腺、淋巴结、腮腺等,可作为与巨细胞动脉炎和 Takayasu 动脉炎的重要鉴别诊断依据。IgG4 相关性冠状动脉周围炎需要与心脏淋巴瘤鉴别,后者常表现为心脏右侧软组织肿块,不伴明显冠状动脉狭窄,FDG 摄取值常显著增高(图 9-9)。Kawasaki 病冠状动脉炎急性期后常遗留管壁弥漫性钙化,而 IgG4 - RD 冠状动脉炎累及区域常不伴明显钙化(图 9-10)。鉴别诊断表格归纳如表 9-1 所示。

表 9-1　IgG4-RD 动脉炎、Takayasu 动脉炎、巨细胞动脉炎、动脉粥样硬化鉴别诊断

特征	IgG4-RD 动脉炎	Takayasu 动脉炎	巨细胞动脉炎	动脉粥样硬化
性别	男性多于女性	女性多于男性	女性多于男性	无性别差异
年龄	>60 岁	20~30 岁	>50 岁	>60 岁
好发部位	腹主动脉	胸主动脉	颞动脉，胸主动脉	腹主动脉
血管壁浸润部位	动脉外膜	中膜+外膜	中膜	内膜
其他器官受累	腹膜后纤维化、淋巴结肿大、胰腺炎等	一般不伴其他器官受累，可伴肺动脉病变	无	无
冠状动脉瘤	可有	可有	无	可有，多为医源性

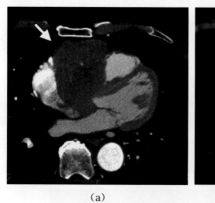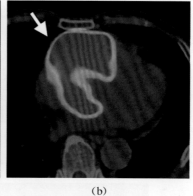

(a)　　　　　　　　　　　(b)

图 9-9　78 岁男性弥漫型大 B 细胞瘤患者

a. 冠状动脉 CT 造影轴位图像显示右冠状动脉走行区软组织肿块，包绕血管但不伴明显狭窄；b. FDG PET/CT 图像显示该肿块 FDG 摄取值明显增高(SUVmax=29.0)(图片来源参考文献[5])

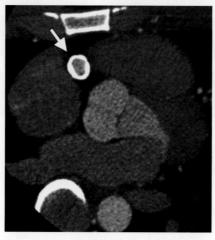

图 9-10　23 岁男性，Kawasaki 病患者

冠状动脉 CT 造影轴位图像显示右冠动脉瘤壁弥漫性钙化(箭头)(图片来源参考文献[5])

第二节　白塞病心血管病变

白塞病(Behcet's disease，BD)是一种以口腔和外阴溃疡、眼炎及皮肤损害为主要临床特征、可累及多个系统的全身性、慢性、血管炎性疾病。临床表现复杂多样，也可累及血管、神经系统、消化道、关节、肺、肾及附睾等器官。好发年龄为 16～40 岁。白塞病累及心血管称为心血管 BD，文献报道占总 BD 约 9%[25]。心脏 BD 由于自身免疫反应导致主动脉瓣炎及血管炎，严重者引起主动脉瓣脱垂、穿孔及主动脉瘤形成，也可累及二尖瓣、冠状动脉及传导系统，以及心包炎、心肌炎、心内膜炎、心内膜心肌纤维化等。血管 BD 主要表现为血管炎及并发症，如血栓综合征、动脉瘤病等。心血管病变可能是 BD 的首发器官，可能危及患者生命，与预后不良相关。仅基于临床症状很难做出正确诊断，影像学在诊断和评估 BD 血管炎及并发症时起着重要作用，因此放射科医生应掌握白塞病的临床诊断及影像学特征[26-37]。

一、心脏白塞病

心脏血栓是 BD 患者致命性并发症，主要见于男性，发生率为 1.2%。约 2/3 心脏血栓的 BD 患者伴有肺动脉血栓形成。临床症状包括发热、呼吸困难、胸痛和咯血。血栓多位于右心室，少见于左心室及双侧心室。经胸超声可通过显示不均质回声性肿块协助诊断，CT 心室造影可清晰显示心腔内不规则充盈缺损(图 9 - 11)，通过延迟期是否强化可与心脏黏液瘤鉴别。心脏 MRI 也可有效鉴别心脏血栓和肿瘤。

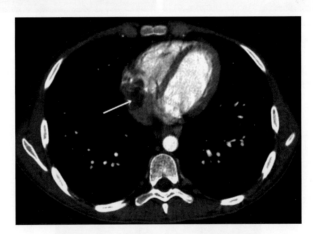

图 9 - 11　BD 患者伴右心房血栓形成

BD 患者胸部增强扫描偶然发现右心房区一不规则低密度肿块样病变(白箭)，增强扫描无强化，病理证实为血凝块(图片来源参考文献[25])

二、白塞病动脉炎及动脉瘤

BD 可并发大动脉血管炎，病理改变为主动脉壁内白细胞增多，对壁结构造成反应性损伤，临床症状不特异，可包括发热、胸或腹痛、器官供血不足的表现。疾病早期增强 CT 或 MRI 可显示动脉壁不规则增厚，伴周围脂肪间隙模糊及血管壁强化程度增高，晚期可见血管狭窄、闭塞和动脉瘤形成,延迟强化可反映炎症活动性。

BD 动脉瘤最常见发生部位为腹主动脉和肺动脉(图 9-12,图 9-13)。肺动脉瘤是 BD 的特征性表现之一,占总 BD 患者的 0.5%,临床症状为咳嗽、呼吸困难、咯血、胸痛。BD 肺动脉瘤预后不良,2 年死亡率接近 30%～50%。目前认为 CT 肺动脉造影逐渐取代血管造影成为金标准,其特征性影像学表现为双侧分布的多发动脉瘤,单侧少见;动脉瘤呈囊状,为全周扩张,部分伴血栓形成。BD 患者假性动脉瘤发生率高于真性动脉瘤,前者由于血管壁支撑力差而具有较高的破裂倾向,其破裂发生率目前尚不清楚。MR 诊断肺动脉瘤的敏感性低于 CT,自旋回波序列表现为等信号空腔,若存在血栓,则呈中等信号强度。血管造影是侵入性检查,若动脉瘤或肺动脉管腔完全为血栓充填,则易漏诊、误诊。

BD 主动脉窦瘤(sinus of valsalva aneurysms)破裂可能性及严重并发症如心肌缺血或梗死、主动脉瓣在狭窄的发生率相关报道缺乏。可在超声心动图检查、CT 冠状动脉造影中偶然发现,影像学表现(图 9-14)为主动脉窦增宽或呈囊状,但主动脉根部及升主动脉直径正常。心电门控 CT 血管造影可通过显示血管腔造影剂喷射评估动脉瘤是否发生破裂,并可同时提供瓣膜运动和心脏功能信息。MRI 可评估心室血流动力学及主动脉反流。

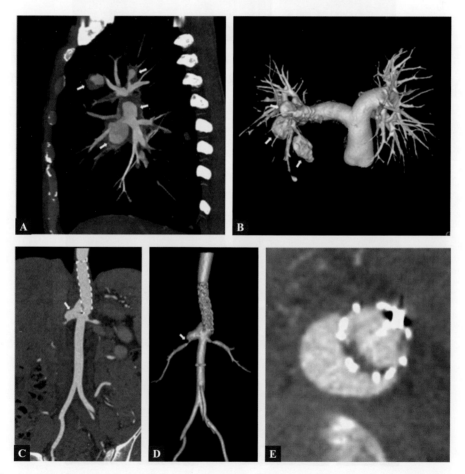

图 9-12 A～B.30 岁男性 BD 肺动脉瘤患者 CT 矢状位重建及三维重建图像,显示多发囊状扩张的肺动脉瘤(白箭),并少量血栓形成;C～E.BD 腹主动脉瘤患者支架植入术后,支架下端管壁动脉瘤复发(白箭)

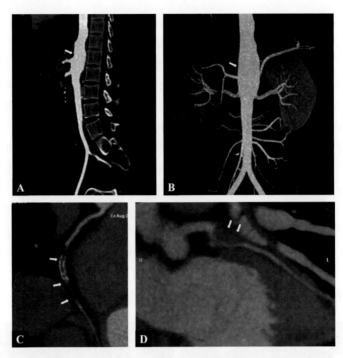

图 9-13　BD 患者伴腹主动脉瘤及冠状动脉炎

A～B.腹主动脉 CT 重建图像及 MIP 图像显示梭形动脉瘤形成、管壁增厚,伴少量附壁血栓形成;C.右冠状动脉闭塞 PCI 治疗后 20 个月,随访见支架内腔及远端管腔再次弥漫型闭塞;D.同时左旋支随访时新见管腔狭窄及壁增厚

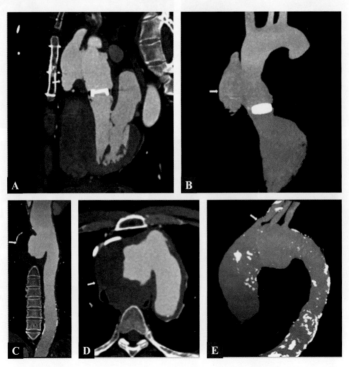

图 9-14　A～B.BD 主动脉瘤患者 1,CT 冠状动脉造影图像显示动脉瘤位于主动脉升部,主动脉瓣 Bentall 术后 9 个月,未发生瓣周漏;C～E.BD 主动脉瘤患者 2,有 BD 病史 8 年,主动脉曲面重建图像显示动脉瘤呈偏心性,伴大量血栓形成(白箭),MIP 图像显示右侧头臂干起始处管腔狭窄(白箭)

三、白塞病深静脉血栓形成及上腔静脉综合征

深静脉血栓形成（deep venous thromboembolism，DVT）是 BD 的常见并发症，约占4%～6.6%。无症状性下肢 DVT 发生率最高，多见于男性、腘静脉。超声是一种准确、无创性诊断下肢 DVT 方法。由于 DVT 血栓附着性强，很少会脱落引发肺动脉栓塞。BD 肺动脉栓塞多源于原位肺动脉血栓形成。BD 上腔静脉综合征多由上腔静脉血管炎、血栓形成或纵隔纤维化压迫所致，表现为脸红、色盲、呼吸窘迫和精神状态改变。增强 CT 可评估上腔静脉综合征的病因及严重程度，形态学改变包括上腔静脉未充盈、腔内充盈缺损、管腔狭窄或闭塞、纵隔软组织水肿、脂肪密度增高及侧枝静脉形成。MRI 及 MRI 血管造影可显示血管解剖、评估血栓状态、血流情况。血管造影既可用于病因评估，也可用于介于治疗。

自身免疫性疾病多为长期患病，其引起的心血管损害更是严重影响预后和转归，准确认识心血管损害的影像特征有助于尽早治疗、降低死亡率、提高生存质量。

参考文献

［1］ YOSHIDA K，TOKI F，TAKEUCHI T，et al. Chronic pancreatitis caused by an autoimmune abnormality. Proposal of the concept of autoimmune pancreatitis ［J］. Digestive diseases and sciences，1995，40(7):1561－1568.

［2］ KAMISAWA T，FUNATA N，HAYASHI Y，et al. A new clinicopathological entity of IgG4-related autoimmune disease ［J］. Journal of gastroenterology，2003，38(10):982－984.

［3］ UMEHARA H，OKAZAKI K，MASAKI Y，et al. Comprehensive diagnostic criteria for IgG4-related disease（IgG4－RD），2011［J］. Modern rheumatology，2012，22(1):21－30.

［4］ STONE JR. Aortitis，periaortitis，and retroperitoneal fibrosis，as manifestations of IgG4-related systemic disease ［J］. Current opinion in rheumatology，2011，23(1):88－94.

［5］ OYAMA-MANABE N，YABUSAKI S，MANABE O，et al. IgG4-related Cardiovascular Disease from the Aorta to the Coronary Arteries：Multidetector CT and PET/CT ［J］. Radiographics，2018，38(7):1934－1948.

［6］ YABUSAKI S，OYAMA-MANABE N，MANABE O，et al. Characteristics of immunoglobulin G4-related aortitis/periaortitis and periarteritis on fluorodeoxyglucose positron emission tomography/computed tomography co-registered with contrast-enhanced computed tomography ［J］. EJNMMI research，2017，7(1):20.

［7］ PERUGINO CA，WALLACE ZS，MEYERSOHN N，et al. Large vessel involvement by IgG4-related disease ［J］. Medicine，2016，95(28):e3344.

［8］ TAJIMA M，HIROI Y，TAKAZAWA Y，et al. Immunoglobulin G4-related multiple systemic aneurysms and splenic aneurysm rupture during steroid therapy ［J］. Human pathology，2014，45(1):175－179.

［9］ KASASHIMA S，ZEN Y，KAWASHIMA A，et al. Inflammatory abdominal aortic aneurysm：close relationship to IgG4-related periaortitis ［J］. The American journal of surgical pathology，2008，32(2):197－204.

［10］ MAVROGENI S，MARKOUSIS-MAVROGENIS G，KOLOVOU G. IgG4-related cardiovascular disease. The emerging role of cardiovascular imaging. Eur J Radio，2017，86(1):169－175.

［11］ VAGLIO A，SALVARANI C，BUZIO C. Retroperitoneal fibrosis ［J］. Lancet，2006，367(9506):

241－251.

[12] PALMISANO A, MARITATI F, VAGLIO A. Chronic Periaortitis: an Update [J]. Current rheumatology reports, 2018,20(12):80.

[13] ISHIDA M, HOTTA M, KUSHIMA R, et al. IgG4-related inflammatory aneurysm of the aortic arch [J]. Pathology international, 2009,59(4):269－273.

[14] FERNANDES B, ANACLETO R, CARVALHO L. IGG4 Disease And Slerosing Aortitis [J]. Rev Port Cir Cardiotorac Vasc, 2017,24(3－4):162.

[15] KIM IY, EUN YH, JEONG H, et al. Clinical characteristics and outcomes of 61 patients with chronic periaortitis including IgG4-related and non-IgG4-related cases [J]. International journal of rheumatic diseases, 2017,20(11):1751－1762.

[16] INOUE D, ZEN Y, ABO H, et al. Immunoglobulin G4-related periaortitis and periarteritis: CT findings in 17 patients [J]. Radiology, 2011,261(2):625－633.

[17] DE LA FUENTE J, BIRD J. Coronary Arteritis in IgG4-Related Disease [J]. The New England journal of medicine, 2019,380(22):2156.

[18] GORECKA MM, ARMSTRONG R, DALY C. Unusual cause of pericardial effusion: IgG4-related disease [J]. BMJ case reports, 2019,12(6):e230505.

[19] IKEOKA K, WATANABE T, OHKAWA T, et al. IgG4-related small-sized occlusive vasculitis in Mikulicz's disease [J]. Journal of vascular surgery cases and innovative techniques, 2019,5(3): 289－292.

[20] MIZUSHIMA I, KASASHIMA S, FUJINAGA Y, et al. Clinical and Pathological Characteristics of IgG4-Related Periaortitis/Periarteritis and Retroperitoneal Fibrosis Diagnosed Based on Experts' Diagnosis [J]. Annals of vascular diseases, 2019,12(4):460－472.

[21] NAITO Y, MIYATAKE T, IWASAKI M, et al. Rare Clinical Course of Immunoglobulin G4-Related Inflammatory Abdominal Aortic Aneurysm with Multiple Rare Complications [J]. Case reports in vascular medicine, 2019:8249061.

[22] NIKOLIC S, BREHMER K, PANIC N, et al. Cardiovascular and Lung Involvement in Patients with Autoimmune Pancreatitis [J]. Journal of clinical medicine, 2020,9(2):409.

[23] MAUROVICH-HORVAT P, SUHAI FI, CZIMBALMOS C, et al. Coronary Artery Manifestation of Ormond Disease: The "Mistletoe Sign" [J]. Radiology, 2017,282(2):356－360.

[24] GUTIERREZ PS, SCHULTZ T, SIQUEIRA SA, et al. Sudden coronary death due to IgG4-related disease [J]. Cardiovascular pathology, 2013,22(6):505－507.

[25] MEHDIPOOR G, DAVATCHI F, GHOREISHIAN H, et al. Imaging manifestations of Behcet's disease: Key considerations and major features [J]. Eur J Radio, 2018,98:214－225.

[26] DAVATCHI F, SHAHRAM F, CHAMS-DAVATCHI C, et al. Behcet's disease: from East to West [J]. Clinical rheumatology, 2010,29(8):823－833.

[27] MELIKOGLU M, KURAL-SEYAHI E, TASCILAR K, et al. The unique features of vasculitis in Behcet's syndrome [J]. Clinical reviews in allergy & immunology, 2008,35(1－2):40－46.

[28] DAVATCHI F, CHAMS-DAVATCHI C, Shams H, et al. Adult Behcet's disease in Iran: analysis of 6075 patients [J]. International journal of rheumatic diseases, 2016,19(1):95－103.

[29] MOGULKOC N, BURGESS MI, BISHOP PW. Intracardiac thrombus in Behcet's disease: a systematic review [J]. Chest, 2000,118(2):479－487.

[30] WU X, LI G, HUANG X, et al. Behcet's disease complicated with thrombosis: a report of 93 Chinese cases [J]. Medicine, 2014,93(28):e263.

[31] KECHIDA M, SALAH S, KAHLOUN R, et al. Cardiac and vascular complications of Behcet disease

in the Tunisian context: clinical characteristics and predictive factors [J]. Advances in rheumatology, 2018,58(1):32.

[32] KISACIK B, OREN C, KASIFOGLU T, et al. Investigation of the veins in patients with Behcet's disease with no known vascular event by Doppler ultrasonography [J]. Rheumatology international, 2012,32(2):303 – 306.

[33] CEYLAN N, BAYRAKTAROGLU S, ERTURK SM, et al. Pulmonary and vascular manifestations of Behcet disease: imaging findings [J]. AJR, 2010,194(2):W158 – 64.

[34] SHETH S, EBERT MD, FISHMAN EK. Superior vena cava obstruction evaluation with MDCT [J]. AJR, 2010,194(4):W336 – 46.

[35] COULOMB M, MORO D, LE RUMEUR Y, et al. The role of new medical imaging technics (TDM and MRI) in the diagnostic strategies of superior vena cava syndrome [J]. Revue des maladies respiratoires, 1991,8(1):45 – 57.

[36] ADAMS TN, ZHANG D, BATRA K, et al. Pulmonary manifestations of large, medium, and variable vessel vasculitis [J]. Respiratory medicine, 2018,145:182 – 91.

[37] EMAD Y, ABDEL-RAZEK N, GHEITA T, et al. Multislice CT pulmonary findings in Behcet's disease (report of 16 cases) [J]. Clinical rheumatology, 2007,26(6):879 – 884.

(齐琳,毛定飚)

第十章

心脏肿瘤的影像诊断

—— 第一节　心脏肿瘤概论 ——

心脏肿瘤是一种少见的肿瘤性疾病,手术率仅占心外科手术的 0.45%～0.85%。心脏肿瘤可按肿瘤性质分为良性肿瘤和瘤样病变、生物学行为不确定的肿瘤、生殖细胞肿瘤、恶性肿瘤、心包肿瘤等(表 10-1)。按发生部位可分为原发性及继发性。原发性心脏肿瘤的尸体解剖发生率仅为 0.02%,其中 75% 为良性肿瘤,25% 为恶性肿瘤;良性肿瘤中最常见的是黏液瘤,其次为脂肪瘤和乳头状纤维弹力瘤;在原发性心脏恶性肿瘤中,约 95% 为肉瘤,包括血管肉瘤、未分化肉瘤、恶性纤维组织细胞瘤、平滑肌肉瘤,其余 5% 为淋巴瘤,可起源于心脏的任何部位,无性别差异。儿童心脏肿瘤以原发性为主,大部分为良性。大约 18% 的晚期肿瘤患者可发生心脏转移,除中枢神经系统的肿瘤未被证实心脏转移外,其他部位的恶性肿瘤均可发生心脏转移,以肺癌、乳腺癌、食管癌、淋巴瘤、白血病、黑色素瘤等的心脏转移最为常见(表 10-2)。发病率大约是原发性心脏肿瘤的 20～30 倍。早在 1559 年,CoLumbos 即报告了首例心脏肿瘤;随后在 1762 年,Morgagni 描述了心脏肿瘤相关情况;1931 年,Yaten 对心脏肿瘤进行了分类。

表 10-1　心脏肿瘤的分类

良性肿瘤和瘤样病变	生物学行为不确定的肿瘤	生殖细胞肿瘤	恶性肿瘤	心包肿瘤
横纹肌瘤	炎性肌纤维母细胞瘤	成熟畸胎瘤	血管肉瘤	孤立性纤维瘤
组织细胞样心肌病	神经鞘瘤	未成熟畸胎瘤	多形性未分化肉瘤	恶性孤立性纤维瘤
成熟心肌细胞错构瘤		卵黄囊瘤	骨肉瘤	血管肉瘤
成人横纹肌瘤			黏液纤维肉瘤	滑膜肉瘤

续表

良性肿瘤和瘤样病变	生物学行为不确定的肿瘤	生殖细胞肿瘤	恶性肿瘤	心包肿瘤
心脏黏液瘤			平滑肌肉瘤	恶性间皮瘤
乳头状纤维弹性瘤			横纹肌肉瘤	生殖细胞肿瘤
血管瘤			滑膜肉瘤	
心脏纤维瘤			混合肉瘤	
脂肪瘤			心脏淋巴瘤	
房室结节囊肿性肿瘤			转移瘤	
颗粒细胞瘤				
神经鞘瘤				

表 10-2　心脏肿瘤的转移路径

转移途径	血行播散	淋巴道转移	直接浸润	静脉转移
常见病	恶性黑色素瘤	白血病	肺癌	肾脏肿瘤
	肺癌	淋巴瘤	乳腺癌	肾上腺肿瘤
	乳腺癌		食管癌	肝癌
	胃肠道肿瘤		胸腺癌	平滑肌肉瘤
	泌尿系肿瘤			
	各种肉瘤			

一、临床表现

心脏肿瘤与其他器官肿瘤不同,肿瘤对患者的影响不仅取决于肿瘤病变本身,更决定于肿瘤的位置和大小,以及对血流动力学的影响。累及心脏的肿瘤可能通过阻碍血液循环通过心脏或心脏瓣膜,从而导致心力衰竭症状;干扰心脏瓣膜,引起反流;直接侵犯心肌层,可导致心肌收缩力受损、心律失常、心脏传导阻滞,或者伴或不伴心包填塞的心包积液;侵犯邻近肺组织可能引起肺部症状,且可能类似于支气管肺癌;或者通过全身性或系统性症状的产生而引起症状。由于肿瘤生长于心脏,即使是良性肿瘤也可因阻塞心腔而导致心力衰竭,或因肿瘤和血栓栓子脱落发生肺与体循环栓塞,乃至猝死等严重并发症。全身表现主要有发热、恶病质、全身不适、关节痛、皮疹、杵状指、发作性行为古怪等。实验室检查可见高球蛋白血症、血沉快、贫血等及肿瘤标志物异常。栓塞现象可出现左侧心脏肿瘤产生全身体循环动脉栓塞,右侧心脏肿瘤产生肺栓塞。心脏表现主要为胸痛、晕厥、左/右心衰、瓣膜狭窄或关闭不全、心律失常、传导障碍、心包缩窄、心内分流、血性心包积液或心包填塞。原发性心脏肿瘤可能无症状,很多是在评估相关的医学状况时偶然发现的,临床表现缺乏特异性,随着肿瘤的生长,它们会逐渐阻碍相近的瓣膜。心房团块比心室团块更有可能阻塞房室流动,类似于瓣膜狭窄,而心室团块阻塞流出道,可能导致胸痛、呼吸困难或晕厥。心律失常通常通过传导组织的直接浸润或心肌本身的刺激而发生。房室传导阻滞和室性心动过速并不少见。然而,在目前儿科心脏肿瘤的文献中,症状的出现并不影响生存率和术后并发症的发生率。有报道称临床上有显著性心律失常发生在24%的儿童心脏肿瘤患者中,室性心动过速是最常见的类型。

二、检查手段

在20世纪50年代中期之前,原发性心脏肿瘤往往只见于尸检报告中,其中原发性恶性心脏肿瘤罕见但危害极大。心脏肿瘤早期缺乏特异性表现,易被误诊及延误诊断导致预后不良,所以对疾病的早期认识和诊断至关重要。近年来,随着影像医学技术的发展,特别是三维超声心动图、多层心脏CT(MDCT)和心脏磁共振成像(CMR)的应用,促进了心脏肿瘤的及时诊断,为肿瘤的临床诊断、预后判断和治疗指出了新途径。若怀疑存在心脏肿瘤,则可通过影像学检查来确定是否有包块存在以及肿瘤在心脏内的位置。超声心动图是进行此项评估最简单及重要的技术,可以评估肿瘤的形态学、位置和范围,也可以评估肿瘤引起的血流阻塞程度。为了获得完整的诊断,除了超声心动图外,还可以使用计算机断层扫描(CT)和磁共振成像(MRI)。心脏磁共振成像(MRI)和超快速计算机断层扫描(CT)可提供更详细的信息,对于心脏肿瘤的诊断及与血栓、瓣膜赘生物的鉴别等有帮助。肿瘤发生于或侵犯心外膜表面时,需要术前行冠状动脉造影来明确冠状动脉变形情况并确定肿瘤的冠状动脉血供。心电图和胸片在心脏肿瘤的诊断中无特异性。

三、治疗

外科手术被认为是一种防止肿瘤栓塞、严重瓣膜反流和室性心律失常等与质量相关的潜在致命并发症等的预防策略和有效治疗方法。此外,心脏肿瘤手术具有可接受的死亡率风险。在良性心脏肿瘤患者中,完全切除和部分切除肿瘤在总体死亡率和术后并发症方面没有差异。外科手术的目标是切除整个肿块同时保留足够的边缘,这在良性心脏肿瘤中基本可以实现。部分心脏肿瘤因为位置关系,手术应首先恢复正常血流动力学状态,在此基础上根据术前检查及术中所见确定切除范围。原发性心脏肿瘤切除一般均需要体外循环,尤其是当肿块位于心内时。手术入路如经房、经室,均取决于肿块的位置。手术切除需要对心脏进行轻柔的操作,以防止肿块破碎和栓塞。关胸前可以冲洗心包腔,如有肿瘤碎块则清理干净。

原发性恶性心脏肿瘤的临床特征取决于肿瘤的位置、大小、浸润性、脆性和生长速率。大多数为肉瘤,通常进展迅速,并通过心肌浸润、循环系统远处转移至肺、淋巴结和肝脏而导致早亡。如可行,可手术治疗,据报道,完全切除后患者可长期生存。一旦确诊,紧急切除肿瘤至关重要,因为即使在无症状患者中,栓塞或猝死也是可能的。

四、问题与展望

总之,大多数原发性心脏肿瘤是良性的,黏液瘤是常见的肿瘤,还有横纹肌瘤、纤维瘤和炎性肌纤维母细胞瘤等。大约18%的晚期肿瘤患者可发生心脏转移,发病率大约是原发性心脏肿瘤的20～30倍。患者表现形式多种多样,常见的表现包括听诊杂音和胸闷、晕厥史,也有患者没有明显症状。超声心动图提供了解剖学和功能的意识形态评价。CT和MRI是区分心脏肿瘤和栓塞的关键。发现心脏肿块即使在无症状的患者,完整的外科切除也是最有价值的治疗手段。术后随访总体结果良好。近几年来心脏肿瘤与基因的分子生物学机制有了一定的发展,然而心脏肿瘤生物学特性复杂,尚存在许多争论,进一步研究将有助于揭示心脏原癌基因的调控、复杂细胞因子网络的相互作用、心肌细胞的分化与再生等。此外,后天环境因素、内环境改变等在其发生发展过程中应该也起了重要的作用。因此,结合遗传因素与环境因素及其交互作用,从群体水平阐述心脏肿瘤的发生、发展机制将会是今后心脏肿瘤病因学的主要研究方向。

第二节 各类心脏肿瘤的特征及影像诊断

一、黏液瘤

心脏黏液瘤是成年人中最常见的原发性良性心腔内肿瘤,国外多项大型尸检数据提示原发性心脏肿瘤的发生率仅为 $0.0017\% \sim 0.28\%$,而心脏黏液瘤占其中 $50\% \sim 80\%$。女性占有性别优势,发病率约为男性 2 倍左右。儿童也可出现黏液瘤,但在该年龄组中仅占所有原发性良性肿瘤的 10%。心脏黏液瘤可附着于心脏的任何一个腔室,以左心房最为常见($60\% \sim 80\%$),具体位于房间隔的左心房卵圆窝处,常常以瘤蒂与心房相连。其次为右心房($15\% \sim 28\%$)、右心室(8%)、左心室($3\% \sim 4\%$),偶有报道称黏液瘤发生于二尖瓣、主动脉瓣、下腔静脉、肺血管。90%的心脏黏液瘤为散发性,仅有 $5\% \sim 10\%$ 为家族遗传性。黏液瘤的个体差异较大,直径由数毫米到十数厘米不等,平均直径为 $5 \sim 6\,cm$,也有直径长至 $15\,cm$ 的巨大黏液瘤的报道,瘤体可随着心脏舒张收缩而活动。黏液瘤外观呈半透明胶冻状,略带淡黄色或夹有紫褐色血斑,约 2/3 的心脏黏液瘤为圆形或卵圆形,分叶如葡萄状,大小不等。表面光滑,覆有绒毛或呈质脆状。肿瘤切面实性、质软、半透明胶冻状,可见出血坏死区及钙化质硬区。典型的黏液瘤有蒂,瘤蒂部与心壁间有弹力纤维分隔,弹力纤维层可作为肿瘤是否可完全切除和浸润的标志。

黏液瘤组织学表现为在酸性黏多糖基质上存在特征性的星形细胞和梭形细胞,其细胞核为卵圆形,周围有薄壁的毛细血管。电镜下可见瘤细胞表面富有微绒毛或胞质突出,瘤细胞内充满细纤维,是本瘤显著的超微形态学特征之一。心脏黏液瘤是一种凝胶状的肿瘤,组织学上不同于其他心外软组织黏液瘤。其精确的组织发生起源尚未确定,但一般认为是起源于房间隔卵圆窝处类似胚胎残留的多能性心内膜间充质细胞,具有向心肌原性细胞、神经内分泌细胞及内皮细胞等多种细胞分化的潜能。据相关研究报道,心脏黏液瘤可表达原始早期心肌细胞标记物,如内皮细胞标记因子 34(CD34)和 a-肌动蛋白;也可表达神经内分泌标记物,如神经元特异性烯醇化酶(NSE);亦可表达内皮细胞分化的标记物,如 CD31、CD34 和荆豆凝集素 1(UEA-1)。据报道,至少有 34 种蛋白质参与了黏液瘤的发生、发展。某些基因表达蛋白产物如 S-100、人钙结合蛋白 2(CALB-2)、凝血酶调节蛋白(THBD)、碱性成纤维细胞生长因子(bFGF)、成纤维生长因子受体 2(FGFR1)、转录因子 9(SOX9)、跨膜受体蛋白 1(NOTCH1)等在心脏黏液瘤中呈现过量表达。而某些蛋白的表达具有相对特异性,如黑色素瘤抑制活性蛋白(MIA)、多型性蛋白基因样蛋白(PLA2G2A)、人磷脂转移蛋白(PLTP)、基质金属蛋白酶（MMP-1、MMP-2、MMP-9）、胚胎成纤维细胞蛋白（MEF2D）等在心脏黏液瘤中也有所表达。检测分子蛋白质将有助于黏液瘤与其他肿瘤的鉴别诊断，但其敏感性及特异性方面仍有待研究。

心脏黏液瘤的临床表现通常被描述为三大主征：梗阻、栓塞以及全身症状。

1. 梗阻

有研究描述黏液瘤生长速度一般为 14g/月。黏液瘤早期时，尺寸尚小，可不阻塞血流。故单纯细小的心脏黏液瘤患者可无症状。中期肿瘤生长至房室瓣口，并经瓣口出入房、室时，常出现不同程度自觉症状。根据黏液瘤附着的位置，出现包括左侧（呼吸困难、夜间阵发性呼吸困难、端坐呼吸、肺动脉高压、肺水肿）或右侧（外周水肿、腹水、肝肿大和其他静脉高压症状）心力衰竭症状，且症状多与体位有关。在站立位置，因为重力会导致肿瘤向下移动，人可能会发生肺充血和呼吸困难甚至晕厥，直至改变体位，瓣膜打开，症状才得以减轻。晚期随着瘤体的增大，血流动力学的阻塞作用越来越显著。若肿瘤太大并且充满心腔时，血液只能通过肿瘤组织的间隙流动，这严重阻碍了血液流动并造成机械性的循环阻塞。如果黏液瘤从左心房突入左心室，并且收缩期卡于二尖瓣口不能返回左心房，则患者可突然晕厥，甚至猝死。

2. 栓塞

心脏黏液瘤的组织松散、易碎、易脱落。与其他心脏肿瘤相比，黏液瘤由于其凝胶状的结构而倾向于引起栓塞。在一些研究中，这种风险在黏液瘤患者中高达 30%～40%。我国黏液瘤出现动脉栓塞率约为 15%。虽然栓塞并发症的发生与病程长短和肿瘤的大小无关，但它与黏液瘤的形状结构密切相关。根据 St.JohnSutton 的方法，心脏黏液瘤可分为两种类型：实体状黏液瘤和乳头状黏液瘤。乳头状黏液瘤组织更柔软、脆弱、易碎，其不规则的表面更容易形成血栓。瘤组织及其表面血栓脱落，可导致脑、动脉及其他组织器官的栓塞。症状取决于阻塞的血管。由于黏液瘤左侧多见，所以栓塞主要位于脑和视网膜动脉，然后是下肢动脉、肾和冠状动脉，有时甚至在腹主动脉。50% 的栓塞影响中枢神经系统和视网膜动脉。颅内和颅外血管阻塞，导致脑梗死、偏瘫、癫痫发作、失语、视力障碍和进行性痴呆等。所以对于年轻中风患者，要想到心脏黏液瘤的诊断。

3. 全身症状

与其他良性心脏肿瘤不同，全身非特异症状在黏液瘤常见，如食欲不振、反复发热、乏力、体重减轻、关节痛、肌肉疼痛、血沉增快、贫血、血清球蛋白增高等。症状发生率高达 90%，且女性更为常见。其机制可能与肿瘤变性坏死以及多系统栓塞引起的免疫反应有关。较大尺寸的黏液瘤更有可能引起这类非特异性体征，这也许是由于其与房室壁摩擦更为严重，释放了更多的免疫物质。研究表明，肿瘤产生和释放白介素 6（IL6）细胞因子可能是炎症或自身免疫表现的原因。在黏液瘤组织中也发现 IL6mRNA 水平的增加。而手术切除后，黏液瘤患者的血清 IL6 水平可恢复正常，全身症状可逆并且可完全消退。

约有 10% 的心脏黏液瘤病例为家族性，家族性的黏液瘤主要表现为 Carney 综合征。这是一种涉及心脏、内分泌、神经和皮肤肿瘤的多发性肿瘤的染色体显性遗传综合征，主要是染色体 17q22-24 上肿瘤抑制基因 PRKAR1A 的遗传异质性突变造成的。Carney 综合征于 1985 年被首次提出，主要表现为心脏黏液瘤、皮肤黏膜/黏液瘤、骨软骨黏液瘤、皮肤色素沉着、乳腺导管腺瘤及肾上腺皮质功能亢进、巨人症、肢端肥大症等内分泌系统亢进的表现。与散发性黏液瘤不同，Carney 综合征相关的心脏黏液瘤在完全切除后常复发，报道的复发率高达 22%。其心脏黏液瘤常为多发，并且通常表现出非典型（非左心房）定位。以20～30 岁年轻患者多见，没有明显的男女性别差异。所以在临床上，如果患者心脏黏液瘤为多发，并且位于的心腔不是左心房，同时年龄较小，我们应该想到 Carney 综合征的可能性。

在 1951 年引入心血管造影之前，心脏黏液瘤的诊断仅在尸检时进行。血管造影曾经是诊断的"金标准"。但是由于其侵入性以及可能引起肿瘤栓塞的风险，现在已经被其他非侵入性成像技术，如超声心动图、计算机断层扫描（CT）和磁共振成像（MRI）所取代。

由于超声心动图可以有效地确定心脏黏液瘤的大小、形状、位置、附着点和活动度，并且还可评价继发血流动力学改变，是诊断该病的首选检查方法。目前，超声心动图成为评估心脏黏液瘤的主要方式，应用经胸超声心动图（TTE）和经食管超声检查（TEE）使得患者在术前被正确诊断的比例达到 90%。心脏黏液瘤的主要声像图特征：以单发左房黏液瘤最多见，其次发生在右房；肿瘤大小不一，多呈椭圆形或圆形，少数呈不规则的葡萄串样，易脱落形成栓子；部分边界整齐、表面平整，多数表面有小突起，凹凸不平，内部回声变化较大，细胞成分多显示为分布较均匀的高回声，胶冻状物质多显示为分布不均匀的弱回声并有分隔，若瘤内有坏死、出血区则高低回声分布不均匀，或有片状弱回声或无回声区；瘤蒂常附着于房间隔卵圆窝附近，瘤体以蒂为定点随心动周期而活动，蒂长的活动度大，经过房室瓣口时瘤体形态常发生变化，舒张期瘤体移至房室瓣口阻碍血流，可造成功能性房室瓣狭窄（图 10-1～图 10-4）。

诊断要点：

（1）心房内出现一个中、低回声的团块，形态随心动周期而变化。

（2）多数都有蒂附着于房间隔的卵圆孔部位，有的可以附着在心房的其他壁。这个患者附着在主动脉的后壁上面。舒张期移向二尖瓣口，收缩期又返回左房，活动度比较大。

（3）根据黏液瘤的大小不同和蒂的部位不同，可以造成瓣口不同程度的梗阻，导致瓣口的狭窄，也可以合并不同程度的关闭不全。

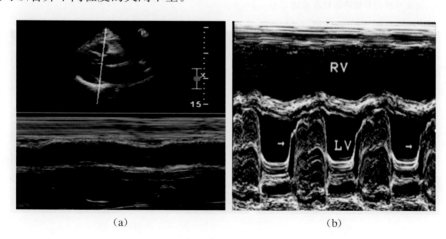

(a)　　　　　　　　　(b)

图 10-1　M 型超声心动图

显示黏液瘤呈云雾状样回声(a)并且二尖瓣呈城墙样改变(b)

RV，右心室；LV，左心室

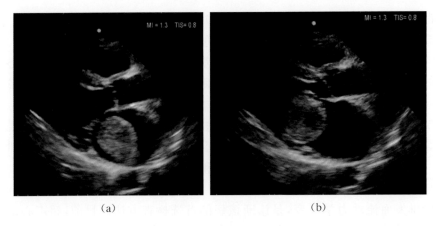

（a）　　　　　　　　　　　　　　（b）

图 10-2　二维超声心动图

左室长轴切面显示心房内可见一致密的中高回声团,收缩期瘤体位于左心房(a),团块可随心动周期舒缩而活动,舒张期瘤体堵住二尖瓣口(b)

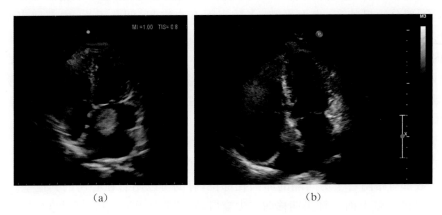

（a）　　　　　　　　　　　　　　（b）

图 10-3　二维超声心动图

心尖四腔切面是观察心房黏液瘤大小、活动度及蒂附着点的最佳切面。可以观察到左心房房间隔卵圆孔附着处有一个强回声团,呈分叶状,随血流冲击有规律地往返运动

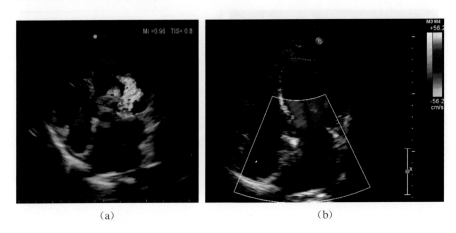

（a）　　　　　　　　　　　　　　（b）

图 10-4　多普勒超声心动图

通过彩色多普勒主要观察黏液瘤的梗阻情况和瓣膜关闭不全对血流动力学的影响。舒张期阻塞二尖瓣口时,彩色多普勒在瘤体与瓣叶之间出现明亮的红色血流束(a);左心房内的彩色血流绕过强回声团块流入左心室(b)

CT 和 MRI 的优点是它们提供了纵隔、肺和胸廓结构的剖视图。它们在评估肿瘤附着、心内膜定位和肿瘤蒂的存在和大小方面也很准确。

CT 典型表现为分叶、不均质、带蒂的低密度影(有时蒂细而不易显现),约 14% 可见钙化。CT 电影可见活动的带蒂肿块连接于房间隔。部分肿瘤舒张期位于左心房,收缩期可通过二尖瓣达左心室。对于左心房非卵圆窝起源或多发的黏液瘤,因其起源部位罕见,瘤体活动度不大而相对不易明确诊断。此外,冠状动脉 CT 的优势是可同时排查冠心病和肺动脉栓塞。特别是对老年、右心黏液瘤的患者,这一优势显得尤为突出,因为黏液瘤组织结构疏松,在高速血流的冲刷下易于脱落造成不同程度肺动脉栓塞(图 10 - 5,图 10 - 6)。

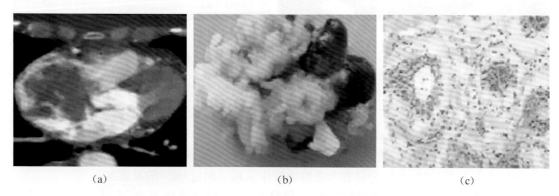

(a)　　　　　　　　(b)　　　　　　　　(c)

图 10 - 5　a.为体轴横断位,右心房内见一个较大的充盈缺损,基底部附着于房间隔上,肿块表面呈分叶状;b.病理肉眼观,肿瘤呈乳头状生长;c.为病理切片,HE 染色,10×10 放大。镜下见大量黏液样基质,部分基质变性、坏死

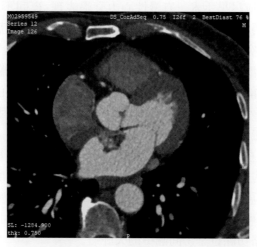

图 10 - 6　冠状动脉 CT 体轴横断位:左房一较大类圆形肿块,其内组织密度不均匀,可见大片不规则钙化,同时冠状动脉及主动脉显示无明确栓子

黏液瘤在影像上应注意与以下疾病鉴别:

(1)血栓:心脏黏液瘤有时候需要与左心房血栓相鉴别。血栓通常位于心房的后部,具有分层的外观,多发生于瓣膜病、心肌病、人造瓣膜、心肌梗死等心血管病的基础上,极少有蒂,通常有不同的病史和临床表现。而蒂的存在和肿块的移动性往往更能提示黏液瘤(图 10 - 7)。

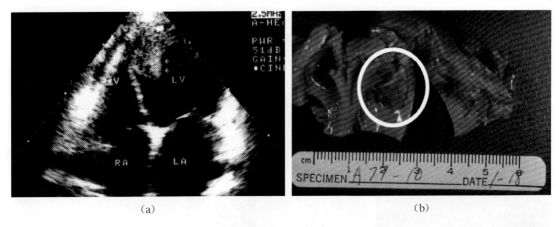

图 10-7　a.心尖四腔心切面:左心室近心尖部团块状回声,基底宽,附着面广;b.病理标本:心内附壁血栓

　　(2) 赘生物:多发生在有风湿性心脏病、感染性心内膜炎、先心病史的患者;赘生物表现为瓣叶上大小不等的强回声团块,回声一般高于黏液瘤,与瓣叶附着紧密,活动度小。

　　(3) 鉴别诊断还包括其他良性和恶性原发性心脏肿瘤(脂肪瘤、乳头纤维母细胞瘤、纤维瘤、肉瘤等),转移性肿瘤(比原发肿瘤多 20～40 倍)。[18]F-脱氧葡萄糖-正电子发射体层摄影(FDG-PET/CT)的使用,在区分良性和恶性肿瘤中实现了超过 90%的灵敏度。

　　心脏黏液瘤一经确诊,必须积极对待,应尽早手术,避免动脉栓塞和(或)猝死。如有全身症状时,应积极处理,尽早手术。对肿瘤部分阻塞二尖瓣孔,引起急性心力衰竭与急性肺水肿,经短时治疗病情无明显好转或瘤体碎片脱落,引起脑血管或周围血管栓塞,发生偏瘫或肢体活动障碍时,经积极治疗后应尽早手术。有慢性心力衰竭表现:夜间不能平卧、端坐呼吸、肝大、腹水、下肢水肿,身体虚弱的病例,应积极控制心力衰竭,待病情平稳后再行手术治疗。黏液瘤患者伴发严重瓣膜阻塞,突发性心搏骤停与暴发性肺水肿,经积极抢救心脏不能复苏,患者处于深昏迷,不宜手术。黏液瘤发生多发性脑血管栓塞及周围重要脏器血管栓塞,患者处于极度衰竭状态,合并有肝肾功能障碍或胃肠道出血时,不宜手术。但是,心内直视手术需要全身抗凝和体外循环,急性脑梗死的患者发生颅内出血的风险将会增加。因此,一些学者提出用抗血小板或抗凝治疗进行桥接治疗。

　　目前,被广泛接受的左心房黏液瘤手术通路包括经房间隔、左心房或双心房入路。通常进行经房间隔入路的左心房黏液瘤切除,因为它无须特殊处理就可以帮助扩大切除。它提供了足够的二尖瓣暴露,并且可以观察到其他心腔是否存在肿瘤。对于涉及位于左心房后壁或二尖瓣上的小黏液瘤病例,可以进行单独的左心房切开术。为了完全可视化心脏的两侧,一些外科医生建议采用双侧入路切除位于房间隔中的大肿瘤。

　　大多数黏液瘤是有蒂的,必须作为一个肿块切除。将肿瘤整块与 5～8 mm 宽的正常房间隔一并切除。切除肿瘤形成的缺损,可用细的聚丙烯缝线缝合,或用自体心包片来修补。外科医生必须尽量防止碎裂和术中栓塞。黏液性肿瘤碎裂引起的栓塞是该手术最严重的术中并发症。在插管和肿瘤切除时采取对心脏最低程度的操作对于降低此并发症的风险至关重要。冠状动脉旁路移植术和心脏瓣膜的修复或置换术是最常见的伴随手术方式。

　　心脏黏液瘤手术切除后的短期及长期结果一直被认为是优秀的。术后生存率与年龄和性别匹配的人群无显著差异。但黏液瘤似乎是唯一具有复发倾向的良性肿瘤。散发性黏液瘤复发风险近似为 3%，家族性黏液瘤为 22%。复发通常归因于肿瘤的不完全切除、原发肿瘤的心内植入等。Dearani 等在最近处理肿瘤复发时的经验中使用了冷冻消融术。此外，还在切除后将苯酚应用于肿瘤部位。他认为这些操作都将有助于减少肿瘤复发。黏液瘤切除后前 4 年，复发的危险性呈线性增加，之后复发的风险很低，很少有患者在切除术后 4 年以上复发。基于此，建议所有接受肿瘤切除术的患者（特别是年轻患者）在切除术后 4 年内应每半年进行一次超声心动图检查，对肿瘤切除部位进行密切监测。

二、心脏淋巴瘤

关于原发性心脏淋巴瘤（primarycardiaclymphoma，PCL）的概念，目前有两种不同观点，第一种由 McAllister 及 Fenogho 首先提出，是指仅累及心脏及心包的恶性淋巴瘤；另一种认为，初诊时发现心脏有大块肿瘤组织或以淋巴瘤心肌浸润引起的心脏症状为主要表现的患者即可诊断为原发性心脏淋巴瘤，可伴有纵隔淋巴结肿大、胸膜渗出、肺栓塞等转移征象。原发性心脏淋巴瘤罕见，仅占原发性心脏恶性肿瘤的 5%～6%，约占全部结外淋巴瘤的 0.5%。由于它进展迅速、缺乏特异性的症状和治疗的变异性，所以预后很差。约 80% 的患者确诊后生存期小于 12 个月。根据 PeterVoigt 报道，心脏淋巴瘤多数累及右心房（52.5%），其次是右心室（30.4%）及心包（20.3%）。肿瘤多为单发，也有报道为多发。在免疫功能正常的患者中，约 80% 的原发性心脏淋巴瘤病理类型为弥漫大 B 细胞淋巴瘤，而在免疫缺陷患者中，较常见的类型为小无裂细胞淋巴瘤、免疫母细胞型淋巴瘤。表现与分型的关系，单纯累及心包多为 T 细胞淋巴瘤和白血病，很少为 B 细胞淋巴瘤。B 细胞淋巴瘤多表现常为实质性的占位。

目前本病发病机制尚不明确，相关报告显示感染或免疫功能紊乱可导致淋巴样组织的出现，接着可继发从淋巴样组织到淋巴瘤的转变，包括人免疫缺陷病毒感染、EB 病毒感染、先天性免疫缺陷，或同种异体骨髓及实体器官移植等。

心脏淋巴瘤临床表现无特异性，常以心脏受累相关症状起病，包括心力衰竭、心包积液、心包填塞、上腔静脉压迫综合征、心律失常，亦可见发热等全身症状，也可表现为呼吸困难、胸痛、水肿、体重下降、乏力、发热和夜间出汗等。心电图常表现为非特异性的心律失常及心肌损害。由于没有典型的临床症状，往往较难早期诊断。

超声心动图检查是诊断心脏淋巴瘤敏感而无创性的影像技术，PCL 的超声心动图表现主要为心脏占位和（或）心包积液，肿块多位于右心，体积较大，故通常不难发现（图 10 - 8，图 10 - 9）；采用 CT 或 MRI 等影像技术可进一步观察肿瘤的定位以及与周围组织的关系（图 10 - 10，图 10 - 11）。近年 PET-CT 的广泛应用，有效地显示出肿瘤在全身的增殖及代谢情况，为 PCL 的诊断及治疗评估提供了更便利且准确的方法（图 10 - 12）。诊断要点包括：①主要累及右心，右心房更常见，心包受累较多。②无论是纵向病变还是横向病变，累及范围较广，可以心肌、心包、心腔同时受累，横向上可以心房、心室、大动脉同时受累，界限不清，无明显包膜。比一般原发于心脏的恶性肿瘤侵及范围更广，但临床症状更轻，多为梗阻相关症状或非特异性症状。③与其他部位淋巴瘤相似，回声低，相对均质。④除了占位导致的梗阻外，压迫效应较小，部分可见血管悬挂征（图 10 - 13）。

有心包积液的患者，行心包穿刺，发现典型淋巴瘤细胞可确诊，但有时难区分淋巴细胞性质或肿瘤细胞具体类型，故患者必须接受活组织病理学检查才能确诊 PCL。淋巴结活检会导致漏诊，而心脏活检敏感性 100%，但会引起不可控制的心力衰竭。心包积液的细胞血检查有 60%～

70%的有效率,但是心包积液只有 12%～49%的发生率。心包活检漏诊率为 38%～50%。

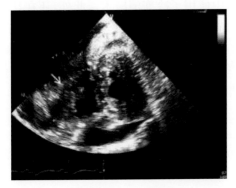

图 10-8　经食管超声心电图示:右心房内心
房与心肌等回声结构,造成三尖瓣
梗阻,并下降至右心室

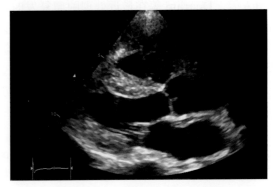

图 10-9　胸骨旁左心室长轴切面
右心室心肌、右心室腔内见低回声占位

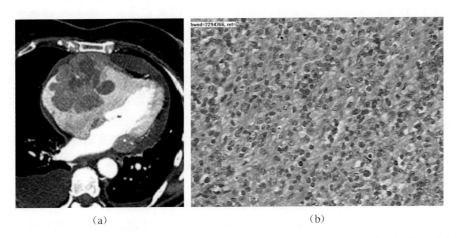

(a)　　　　　　　　　　　　(b)

图 10-10　(a)心血管 CT 示右心房内一串珠状、边界欠清的浸润性软组织肿块。增强扫描不均匀强化。向
下扩展入右心室,周围向心包内浸润。两侧胸腔内见少量积液。(b)病理报告:支持为非霍奇金
淋巴瘤,B 细胞性,CD5 阳性弥漫大 B 细胞淋巴瘤,非 GCB 免疫表型亚群

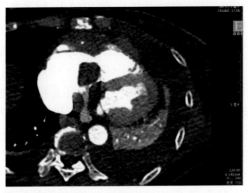

图 10-11　右心室前壁见一肿块影,肿块侵犯室间隔、房间隔、左心室壁及主
肺动脉根部,肿块最大层面大小约 46 mm×81 mm,增强扫描明显
不均匀强化,内见斑片状无强化区。右心室流出道明显狭窄

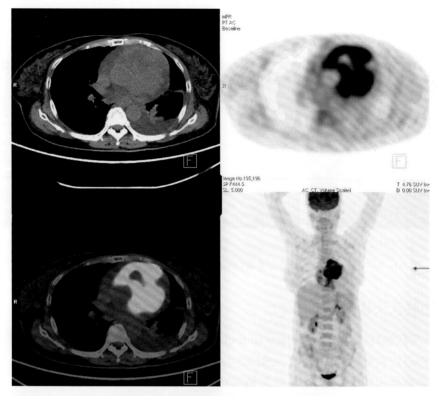

图 10-12 PET/CT 检查示"心脏多发高代谢病灶,考虑恶性肿瘤,淋巴瘤? 间皮瘤?"

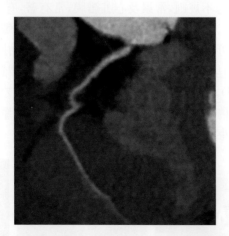

图 10-13 肿块包绕右冠状动脉,但未明显压迫和侵犯右
冠状动脉,形成了独特的"血管悬挂征"

根据 PeterVoigt 报道,心脏淋巴瘤的预后较差,平均生存时间为 215 天,其中白血病为 283.6 天,T 细胞淋巴瘤为 260.1 天,B 细胞淋巴瘤为 217.9 天,浆细胞瘤只有 155 天。积极的诊断和治疗可以改善患原发性心脏淋巴瘤患者的生存情况。目前 PCL 治疗尚缺乏统一的标准,治疗手段包括手术切除肿块、单用或联合应用全身化疗、放疗、造血干细胞移植。全身化疗仍是该病目前最为有效的方法。近年来,R-CHOP 方案已成为弥漫性大 B 细胞淋巴瘤的一线治疗方案,用于 PCL 的治疗亦获得良好的疗效,部分甚至治愈。手术切除全部或部分病灶,一

方面可明确病理类型,为化疗提供基础,另一方面可改善上下腔静脉阻塞综合征压迫症状,减少因心脏意外所致死亡的概率,但无证据表明手术可延长患者的生存时间(图 10-14)。

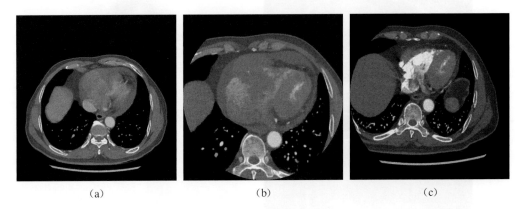

图 10-14 大 B 细胞淋巴瘤化疗前(a)以及化疗 3 个月(b)和 6 个月(c)后的图像

三、心脏乳头状弹性纤维瘤

心脏乳头状弹性纤维瘤(papillary fibroelastoma of heart,PFE)是一种发生于心脏的良性肿瘤,又称心内膜瘤、心脏乳头瘤、心脏瓣膜乳头状瘤、心脏乳头状弹力纤维瘤、心脏弹性纤维错构瘤、心脏乳头状纤维瘤、心脏巨兰伯赘疣(Giant Lamblia's excrescence of heart)。可发生于任何年龄患者,多见于成年人,约 55% 是 60 岁以上的老年人,少见于小儿,以男性多见。PFE 通常体积较小,形态不规则,常累及心脏瓣膜,常有蒂,有一定的活动度,一般不引起心脏结构改变。肿瘤大多数为单发,少部分为多发。发生于房室瓣膜时,通常肿瘤向心房面突出。发生于半月瓣,则肿瘤可向心室或动脉内突出,可引起冠状动脉开口阻塞而发生猝死。肿瘤大体呈乳白色,质软,表面呈绒毛状或菜花样,有短蒂,如将肿瘤置于水则呈现出极具特征性的"海葵样"外观(图 10-15)。光镜下肿瘤形态为细乳头状的分支结构,周围为一层疏松结缔组织,乳头表面被覆增生的内皮细胞,乳头轴心由致密结缔组织、弹力纤维、平滑肌细胞及黏多糖基质构成,中央胶原纤维束夹杂有细网状弹力纤维。

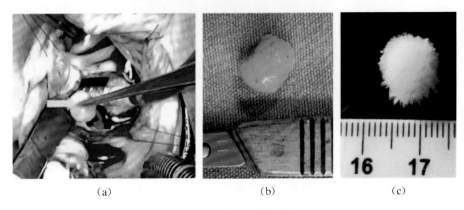

图 10-15 PFE 手术图片

a.一例附于二尖瓣左房侧的 PFE,从左房看到的手术视野,肿瘤刚被切除贴附在手术刀上(箭头示);b.瘤切除后的大体标本,测量其大小及乳头状弹性纤维瘤的胶状特征;c.经生理盐水浸泡后的乳头状弹性纤维瘤呈海葵状

PFE 的发病机制尚处在探索中,目前有如下假设。

（1）机化血栓假说:组织学显示肿瘤内含酸性黏多糖、胶原纤维、弹力纤维,提示肿瘤与机化血栓相关。

（2）错构瘤假说:部分 PFE 组织学上似微型腱索组织,故有学者提出应称其为错构瘤。

（3）创伤后反应:老年人的发病率远高于儿童,特别是长期患有心脏病的老人,提示 PFE 可能是创伤后肿瘤或是由退行性病变导致。心脏手术与 PFE 发病之间的关系已经明确,特别是发生在心腔内的肿瘤。

（4）放射治疗假说:放射治疗后,经历一个较长的潜伏期,9~31 年后患者才会发病。

（5）心内膜炎假说:因为病理组织显示一些 PFE 含有树突状细胞和巨细胞病毒,有学者认为 PFE 也许与慢性病毒性心内膜炎相关。

多数的 PFE 患者无明显临床症状,少数患者可出现脑卒中、心肌梗死、心绞痛、晕厥、心力衰竭、猝死等症状。而左心室心尖气球症、亚急性心内膜炎、抗磷脂抗体综合征、血小板减少症、甲状腺功能低下偶有报道。PFE 的部位、大小、生长速度以及是否发生栓塞决定了其临床表现。大多数 PFE 体积较小,对心内血流动力学影响较小,但活动度较大,可脱落引起全身栓塞,又以体循环栓塞最为常见,可导致脑血管、视网膜、冠状动脉、肠系膜、肾、四肢动脉的栓塞。若脱落的 PFE 碎片栓塞冠状动脉,还可以引起心绞痛、心肌梗死和心源性猝死。较大的 PFE 可以导致房室瓣口的梗阻,出现类似于主动脉瓣或二、三尖瓣的狭窄。部分主动脉瓣上的 PFE 还可能导致短暂或完全的冠状动脉口的阻塞,引起心肌缺血、心力衰竭、心律失常等临床表现。

PFE 的超声诊断超声心动图可为临床提供 PFE 的部位、大小、形态、数目、有无瘤蒂、活动度、与周围组织关系及肿瘤所引起的血流动力学变化等信息,是 PFE 诊断的首选检查(图 10-16,图 10-17)。约 70%PFE 位于心脏瓣膜。最常累及的瓣膜为主动脉瓣,其次为二尖瓣和三尖瓣(24%)。少数病灶亦可发生于心腔附着于心内膜表面。肿瘤体积较大时,经胸超声心动图易检出;当肿瘤体积较小,尤其伴其他瓣膜病变时,经食管超声心动图可作为有效的补充检查手段。CT 和 MRI 的敏感性不及超声心动图,可进行辅助诊断(图 10-18)。

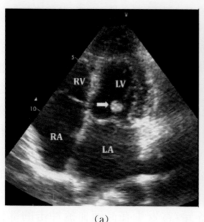
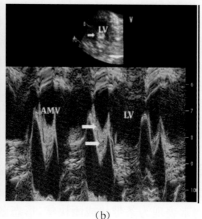

(a)　　　　　　　　　　(b)

图 10-16　PFE 的经胸超声心动图

a.心尖四腔心切面:二尖瓣腱索上见一肿块,后被证实为乳头状弹性纤维瘤;b.胸骨旁左心短轴切面二尖瓣局部放大图像:M 型超声束通过二尖瓣乳头状弹性纤维瘤显示舒张期二尖瓣前叶斑点状结构类似赘生物(箭头示);AMV,二尖瓣前叶

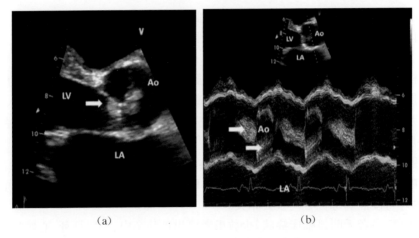

(a)　　　　　　　　　　　　　　(b)

图 10-17　PFE 的经胸超声心动图

a,胸骨旁左心长轴切面:主动脉瓣上见一肿块,后被证实为乳头状弹性纤维瘤;b,胸骨旁切面主动脉瓣局部放大图像:M 型超声束通过主动脉瓣乳头状弹性纤维瘤显示舒张期和收缩期斑点状回声结构类似赘生物(箭头示)

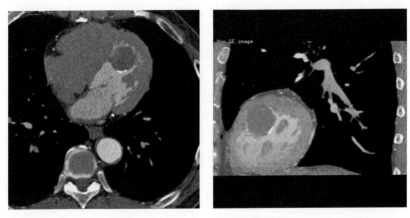

图 10-18　CT 显示 PFE 附着于左心室心内膜面,部分侵入心肌,边缘有钙化

（1）赘生物较小的 PFE 应与兰伯氏赘生物（Lambl's excrescences，LE）相鉴别：LE 常位于主动脉瓣、房室瓣的闭锁缘，如房室瓣位于瓣膜关闭的心房面；位于瓣膜的动脉面较为少见；常多发，呈条索样，少数呈块状，常伴随其他疾病，不含酸性黏多糖，不含有平滑肌细胞。

（2）PFE 附着于心内膜表面应与心脏黏液瘤相鉴别：心脏黏液瘤体积通常较大，约 70% 源于左心房，通常附着于房间隔上，大多数有蒂，形态常不规则。组织学上黏液瘤为多边的黏液细胞，富含血管以及特殊肌动蛋白。

（3）PFE 还需与心脏血栓、细菌性赘生物鉴别：心脏血栓常发生于血流缓慢的部位，其超声特征呈分层状，形态更加不规则，没有瘤蒂。可结合伴随病变和血流动力学状态综合判断；细菌性赘生物常表现为条带状或团块状，形态各异，常发生在高速血流冲击的部位，结合病史不难诊断。

　　PFE 的大小、位置、活动度及临床症状都会影响患者的临床预后及治疗方案的选择。对于有症状的患者，建议进行手术切除，肿瘤易切除干净，术后长期效果较好。简单的保留瓣膜切除肿瘤的手术适用于大部分患者,PFE 手术复发的病例至今尚未有报道。当出现瓣叶损伤和肿瘤粘连时,需要进行瓣膜成形或瓣膜置换。对于无症状的患者,如果肿瘤<1 cm,无明显活动度,则需要进行密切的超声心动图随访。

四、其他心脏肿瘤

(一)血管瘤

血管瘤为成熟性血管组成的血管源性良性肿瘤或畸形,分为 3 种组织变异型:非特殊类型血管瘤(NOS)、毛细血管瘤及海绵状血管瘤。后两种典型者靠近心内膜,有宽基或细柄与心壁相连,但不浸润心肌。大体常表现为红到紫色孤立性结节,直径 1.0~8.0 cm;肌壁间病变往往突入毗邻心肌,边界不清;而心内膜下者,常表现为无蒂或息肉状,活动度差。镜下与心外软组织同名肿瘤一样,由大小不一的血管构成,包含形态温和的内皮细胞,偶伴上皮样特征。毛细血管瘤由小的薄壁血管组成,常起源或簇状围绕一个较大的滋养血管,在细胞丰富区,管腔常难以一眼识别,其基质呈黏液样,可见散在周细胞与成纤维细胞。所谓的"婴儿型血管瘤"也被认为是毛细血管瘤的一种,免疫组织化学以表达 Glut1 为特征,镜下由背靠背的毛细血管及无交织的纤维组织构成,增生期可见丰富的核分裂象。由于黏液样背景,毛细血管瘤往往被误诊为心脏黏液瘤,但缺乏围绕小血管的那种黏液瘤细胞;海绵状血管瘤常位于心肌壁间,具有宽大、扩张的血管腔,管壁薄厚不均,血池遍布;非特殊类型血管瘤缺乏毛细血管瘤及海绵状血管瘤那样的典型结构,故又称为动静脉畸形,顾名思义,由畸形动静脉状结构混合而成,常因复杂的动脉迷路及暴露于体循环血压,管腔发生重构及动脉化,多位于肌壁间,具有骨骼肌肌间血管瘤的一些特点,常伴血栓形成,靠近心外膜者,可混有脂肪组织与胶原。血管瘤需与血液囊肿等鉴别,后者为先天性,常发生于心瓣膜沿线,衬覆内皮细胞,但无滋养血管相连,缺乏血管壁。而心脏静脉曲张典型者位于右心房,扩张或形成静脉血栓,机化可形似静止期血管瘤,往往含铁血黄素沉积,但血管稀少。血管瘤与血管肉瘤的不同之处在于后者常浸润心肌,实性区域多见,细胞丰富,具有不典型性,管腔形成迷路样结构,可有坏死。CT 影像特征类似于肝脏血管瘤:平扫密度不均,动脉期结节状或管状明显强化,延迟期持续强化且强化范围扩大(图10-19)。

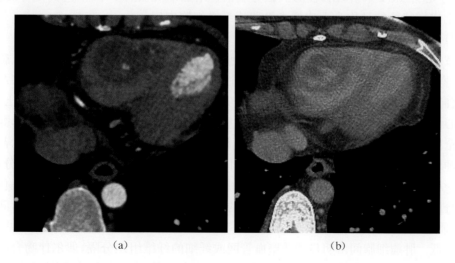

(a)　　　　　　　　　　　　(b)

图 10-19　右心室血管瘤,附着于心内膜面,动脉期结节状明显强化(a),延迟期持续强化且强化范围扩大(b)

（二）神经鞘瘤

神经鞘瘤是分化或起源于神经纤维 Schwann 细胞的良性肿瘤。大体呈灰白色到黄色，伴局部囊性变，切面常因变性而呈棕红色，可伴钙化。典型者镜下由细胞丰富伴有 Verocay 小体的 Antoni A 区和疏松网状的 Antoni B 区构成。Verocay 小体细胞呈梭形，胞质伸长，核密集，排列成与细胞长轴垂直的栅栏状结构。Antoni B 区黏液样背景中常见小到中等大小扩张的血管，壁厚并透明变性。B 区与 A 区疏密不均，交替呈现，均有含脂细胞聚积。肿瘤大部分具有完整包膜，细胞形态温和，局灶偶见核多形性及核深染，或富于细胞，并不表明恶性。有时发生广泛的变性，以至于仅在边缘残存可辨认的薄层肿瘤组织，局部淋巴细胞成簇聚集，但缺乏中性粒细胞及其碎片。其中黑色素型具有恶性生物学行为。神经鞘瘤常表达 S-100 蛋白、NSE、GFAP 和 Ⅳ 型胶原，典型者可灶性表达嗜铬粒素 A（CgA）、突触素、第八因子相关抗原（FⅧ RAg）及细胞角蛋白（CK）。

（三）炎性肌成纤维细胞瘤

炎性肌成纤维细胞瘤（inflammatory myogenic fibroblastic tumors，IMT）是一种低级别间叶细胞性肿瘤，在慢性炎性背景上伴平滑肌及成纤维细胞（肌成纤维细胞）分化。心脏 IMT 好发于青少年，患者年龄 5 周～75 岁，中位年龄 5.5 岁，平均发病年龄 16 岁。大体上显示为心内膜息肉状病变，类似心脏黏液瘤或乳头状弹力纤维瘤。镜下肌成纤维细胞样梭形细胞胞质丰富伴开放式泡状核，可见黏液样区域。核分裂象不多，通常 <2 个/mm^2，缺乏不典型核分裂象，可见不同程度的炎性细胞浸润，但淋巴样增生及生发中心并不常见。ALK1 阳性也仅见于一半的病例。肿瘤栓塞可引起缺血、心肌梗死及猝死。IMT 的组织疏密不均，形态多样，Coffin 等分为 3 种组织学亚型：①黏液样/血管型或结节性筋膜炎样型；②致密梭形细胞型或纤维组织细胞瘤样型；③致密板状胶原型/韧带样或瘢痕型，其共同特征为增生的（肌）成纤维细胞构成肿瘤主质，不同程度的浆细胞、淋巴细胞、嗜酸性粒细胞等浸润其间，既是肿瘤的一部分，也恰为其特点，甚至被称为浆细胞肉芽肿。越来越多的资料显示，IMT 与 IgG4 相关性硬化症有关。间质疏松、水肿，核仁明显及 ALK 阳性，提示预后不良，而淋巴组织增生及组织细胞反应在良性肿瘤中多见。心脏 IMT 具有复发倾向，既无恶变也无转移的报道，但对于心外 IMT 来讲，出现坏死、核分裂活性增加以及核的多形性，应高度怀疑恶性，其中具有上皮样特征的又称为上皮样炎性肌成纤维细胞肉瘤。

（四）副节瘤

副节瘤是一种罕见的起源于副神经节细胞的良性神经内分泌肿瘤。女性略多，患者平均年龄 40 岁。常位于心房，左侧多见。肿瘤往往靠近主动脉及肺动脉根部，沿房室沟及房间隔分布，突向心包间隙。2/3 的副节瘤具有活性功能，手术切除时可引起一过性高血压，其他症状包括心悸、胸痛、头痛、气短、心脏杂音、心绞痛和急性心肌梗死。肿瘤可浸润心肌，导致瓣膜功能不全或流出道梗阻。约 10% 的病例无法将肿瘤完整切除，需行复杂的外科手术甚至心脏移植。肿块大体上境界相对清楚，但可侵袭周围组织。镜下观察肿瘤有两种主要成分：主细胞［表达 CgA 和（或）突触素］和支持细胞（S-100 蛋白及 GFAP 呈阳性，可显示 HE 染色不能辨认的部分胞突），上皮样细胞排列成界限清楚的特征性巢状、器官样、索状及小梁状，间质血窦丰富，胞质透明，可呈现细胞不典型，表现为零乱、增大及多形性，但核分裂象不常见，Ki-67 阳性指数低。肿瘤细胞间由明显的薄壁血管网或纤细的纤维组织分隔，偶尔伴吻合状细胞索或弥漫片层状生长。主细胞（Ⅰ 型细胞）大小较一致，多角形，胞质丰富，细颗粒状或双嗜性，可见玻璃样小体,核位于中央,圆形到椭圆形,染色质均匀、细腻,呈点彩状,具有不明显的核仁。支持细胞(Ⅱ型细胞)呈梭形,单层排列,多分布在瘤巢周边或穿插在主细胞之间,含深嗜酸性胞质,核深染,染色质粗,核仁明显,具有一定的异型性。

（五）生殖细胞肿瘤

胚胎发生早期生殖细胞从卵黄囊迁移到性腺过程中,偶尔会寄居或残留在中线纵隔部位,存在发生心脏生殖细胞肿瘤(germ cell tumor，GCT)的结构基础。发生于心脏的胚胎性癌、绒毛膜癌非常罕见。未成熟性畸胎瘤主要见于胎儿或新生儿,而成熟性畸胎瘤多见于成人,常含有一两个生殖细胞胚层。大体表面光滑,通常呈多囊性,可包含大的实性区域及骨组织。有时仅为单胚层囊肿,被覆鳞状上皮即为皮样囊肿,而覆盖腺上皮就是支气管源性囊肿。卵黄囊瘤是一种向卵黄囊、尿囊和胚外中胚层分化的高度恶性GCT,大体呈分叶状,边界清楚,切面表现为均质性软组织肿块,部分呈囊性,可见出血区。镜下呈交织排列的乳头状、微囊、实性及腺管状结构,形态多样,间质缺乏纤维性间隔,而充以疏松网状黏液样物,表达甲胎蛋白及胎盘碱性磷酸酶(placental alkaline phosphatase，PLAP)。典型者可见两种特征性表现:①内胚窦样结构,类似大鼠胎盘S-D小体或呈肾小球样;②细胞巢内外可见散在红染玻璃样蛋白性小滴——嗜酸性小球。肿瘤细胞呈不规则形、柱状、星芒状、立方体形或靴钉样排列,胞质淡染,核大,空泡状,异型性明显。手术切除是心脏畸胎瘤唯一有效的方法。

（六）未分化多形性肉瘤

未分化多形性肉瘤(undifferentiated pleomorphic sarcoma，UPS)是根据现有临床技术不能确定其分化方向的一种高级别肉瘤,又称为未分化肉瘤、内膜肉瘤。以心内膜为基座的息肉状肿块为典型表现,无蒂或具有宽短的柄,貌似心脏黏液瘤,但与之不同的是,UPS可形成多发性包块,突入心房并侵犯二尖瓣,可向肺静脉扩展,累及肺间质。大体上切面呈均匀灰白色,常因出血、坏死而变化,钙化不常见。镜下常与黏液纤维肉瘤形成一个谱系,但以未分化为主,细胞多形性明显。UPS具有与发生于主动脉及肺动静脉的内膜肉瘤一样的组织学特点,正如其名称所暗示,内膜肉瘤主要沿着血管内膜扩展或生长,形成管腔内瘤栓,具有席纹状结构及胶原化间质,某些区域类似黏液纤维肉瘤,其他组织学变异包括黏液样小圆细胞肉瘤和上皮样未分化肉瘤。UPS大部分包含瘤巨细胞,核分裂象及坏死易见,典型者间质含有慢性炎性细胞及组织细胞,并可出现显著泡沫样巨噬细胞,故曾称之为"恶性纤维组织细胞瘤"。约50%的病例表达CK及平滑肌肌动蛋白(smooth muscle actin，SMA),波形蛋白及CD34亦可阳性,但不特异。肿块基于心内膜及黏液样背景,易与心脏黏液瘤混淆,但后者细胞缺乏不典型性及频繁的核分裂,且表达钙结合蛋白(calretinin，CR)。诊断应注意:①UPS可能是一些常见肉瘤发生去分化所致的最后通路,形如其名,最突出的特点即未分化及多形性,细胞大小不一,形态多样,呈圆形、梭形或上皮样,混有成纤维细胞及平滑肌样细胞,多形性区可见大量瘤巨细胞,具有单个或多个深染的不规则核,核分裂象易见;②席纹状结构并非UPS特有;③肿瘤分化方向不定,波形蛋白往往恒定表达,作为一种排除性诊断,不可因肌源性标志物局灶性阳性就贸然确定为平滑肌肉瘤或横纹肌肉瘤,也不必穷其所有,非得判定出分化方向,只要形态典型,便可诊断。大多数UPS患者2年内死亡,典型死因与转移、大块性心肌内复发及全身衰竭相关。

（七）骨肉瘤

骨肉瘤定义为起源于心脏产生骨样或骨组织的肉瘤,偶尔伴软骨母细胞分化,是骨外软组织骨肉瘤的亚型,又称为骨源性肉瘤、骨母细胞骨肉瘤、骨外骨肉瘤。发病高峰有两个:20 岁及 50 岁,平均 40 岁。与四肢骨肉瘤相重叠,由于心脏继发性肿瘤远多于原发性者,其发生率约为原发性肿瘤的 20～40 倍,故病理诊断必须除外转移性。心脏骨肉瘤最多见于左心房,可突向肺静脉或二尖瓣;其次是右心房,可向上腔静脉扩展;也有发生于右心室的报道,肿瘤可累及肺静脉瓣及肺动脉主干,貌似原发性内膜肉瘤。大体表现为结节状肿块伴浸润,边界不规则,切面异质性,色白、质硬,部分区域出血、坏死及形成骨组织;有的带蒂突入血管或心腔,引起阻塞症状。镜下类似其他部位的骨外骨肉瘤,从分化良好产生肿瘤性骨小梁的区域,到分化差形似 UPS 但生成骨样基质的肉瘤区域,不一而同。约一半的病例出现软骨肉瘤样分化。大多数肿瘤细胞表达 SMA,软骨样区域表达 S-100 蛋白,上皮样区域局灶性表达上皮细胞膜抗原(epithelial membrane antigen, EMA)。临床过程呈侵袭性伴早期转移,转移部位包块肺、皮肤、骨骼及甲状腺。心脏骨肉瘤预后较差,生存超过 1 年的不多,但也有发生局部复发及远处转移、存活长达 7 年的报道。大体上肿瘤钙化或骨化部分坚硬,而质软部分呈鱼肉样细嫩,形成鲜明对比,很具特色。镜下肉瘤细胞直接形成金属丝样或花边状均质而粉染的骨样基质,分化好的区域可见不规则骨组织,伴或不伴多结节状软骨分化,软骨具有一定的异型性,细胞周围形成淡蓝色的软骨基质,部分区域可见不规则钙盐沉积。细胞密集区可见梭形肉瘤细胞,核质比高,边界僵硬,成角,可见散在破骨细胞样多核巨细胞。

(八) 黏液纤维肉瘤

黏液纤维肉瘤被定义为一种低级别心脏肉瘤,由黏液样基质内的梭形细胞构成,通常靠近心内膜。发病率约占原发性心脏肉瘤的 10%,继血管肉瘤、UPS 和骨肉瘤后,排名第 4。好发于左心房,引起梗阻和二尖瓣狭窄症状。大体上是一种典型的紧邻心内膜的异质性肿瘤,罕见出血、坏死,常突入心房。镜下黏液样间质中可见梭形或圆形肿瘤细胞,多形性不明显,无坏死。纤维为主者在纤维背景上,肿瘤细胞呈梭形伴轻度多形性,排列成广泛的束状,以一定角度排列成人字形,缺乏黏液样区域;而黏液样为主者曾称为黏液肉瘤,但并非由心脏黏液瘤恶变而来。两种形态往往共存。虽然与 UPS 具有连续性,但缺乏席纹状结构及显著多形性。由于富含蛋白糖苷基质,易与心脏黏液瘤混淆,但前者没有以血管为中心的肿瘤结构及含铁血黄素吞噬,缺乏钙结合蛋白表达。需特别注意发生于心脏瓣膜的黏液样肿瘤,特别是儿童,很可能是 IMT,而非黏液纤维肉瘤。

(九) 杂类肉瘤

杂类肉瘤是罕见的心脏肉瘤根据其常见软组织同名肉瘤定义并命名,包括恶性神经鞘瘤、脂肪肉瘤、骨外尤文肉瘤/原始神经外胚叶瘤/尤文家族肿瘤、癌肉瘤、促结缔组织增生性小圆细胞肿瘤、肾外横纹肌样瘤/恶性肾外横纹肌样肿瘤、软骨肉瘤等。尽管有一些心脏恶性神经鞘瘤存活期延长的报道,但低分化的小圆蓝色细胞肿瘤预后较差。

(十) 心包肿瘤/血管肉瘤

心包肿瘤/血管肉瘤主要包括血管肉瘤及下文的滑膜肉瘤。如同间皮瘤,这些肿瘤向外浸润可导致心包弥漫性增厚,产生大量的心包积液,故可用来做细胞学检查。心脏血管肉瘤可累及心包,易与心包原发性者混淆。镜下通常为高～中分化,组织学表现为不规则假腺样结构,围成窦隙状或分支状,管腔互相吻合呈迷宫样,内含红细胞,内衬的多形性细胞核分裂象多见;少数分化较差者呈实性片层状生长或条索状排列,或主要由间变的梭形细胞构成,难见管腔或仅见胞质内空泡,单个细胞具有上皮样特征,类似 UPS。上皮样变异型以圆形细胞伴丰富的胞质为特点,但不常见。免疫组织化学表达特征性标志物 CD31、CD34 及 Fli1。

（十一）滑膜肉瘤

滑膜肉瘤是一种不同程度显示上皮样分化的恶性间叶性肿瘤,具有特征性染色体易位 t (X;18)(p11;q11)及其导致的 *SS18 - SSX* 基因融合。大约 40%的滑膜肉瘤发生于心包,非常独特。典型的滑膜肉瘤由类似癌的上皮样细胞和纤维肉瘤样的梭形细胞以不同比例混合构成,形成双相型(biphasic)结构,而心脏的滑膜肉瘤以单相型为主,镜下仅呈现形态单一的梭形细胞,呈交织束状排列,部分细胞密集区与疏松水肿区交替呈现,细胞质少,核小而致密,核仁不明显。而双相变异型上皮样细胞呈巢状或簇状,偶见腺样分支,形成薄壁血管间隙。两型均可不同程度表达 *EMA* 和 *CK*。与 UPS 不同,滑膜肉瘤的细胞大小、形态极其一致,密集而重叠,核呈锥形,缺乏多形性。心包间皮瘤多呈弥漫性生长,胞质略丰富,而滑膜肉瘤易形成界限清楚的孤立性肿瘤,胞质常嗜碱性。孤立性纤维性肿瘤(solitary fibrous tumor,SFT)的细胞密度相对小,细胞稀疏区域多见,间质胶原呈麻绳状玻璃样变性。

（十二）恶性孤立性纤维性肿瘤

恶性孤立性纤维性肿瘤(SFT)是一种具有成纤维细胞组织形态特征的肿瘤,细胞呈圆形到梭形,伴纤维性基质,常排列成血管外皮瘤样结构,属于中间型或交界性肿瘤。心包的 SFT 非常罕见,多位于心包表面,有的突入心包囊或心肌内,可引起心包炎或心包积液。大体为灰白色纤维性肿瘤,质硬,切面旋涡状,罕见有蒂相连。肿块边界呈推挤性,通常累及周围结构不明显。镜下细胞形态温和,呈卵圆形到梭形伴圆形核仁及均匀分布的染色质,丰富区与稀疏区交替存在,细胞间有粗大的绳索样胶原纤维。在心包肿瘤项下,新版独立分出恶性 SFT, ICD - O 编码为 8815/3,其内可见经典型 SFT 的肿瘤区域,当出现不常见的坏死、多形性及核分裂象增多时,要考虑恶性。肿瘤细胞表达 *CD34*、*bcl - 2* 及 *CD99*,但并非特异,而 *STAT6* 核表达具有一定的敏感性及特异性。

参考文献

[1] TAO TY, YAHYAVI-FIROUZ-ABADI N, SINGH GK, et al. Pediatric Cardiac Tumors: Clinical and Imaging Features [J]. Radiographics, 2014,34(4):1031 - 1046.

[2] SPARROW PJ, KURIAN JB, JONES TR, et al. MR Imaging of Cardiac Tumors [J]. Radiographics, 2005,25(5):1255 - 1276.

[3] BUCKLEY O, MADAN R, KWONG R, et al. Cardiac masses. I. Imaging strategies and technical considerations [J]. AJR, 2011,197(5):W837 - W841.

[4] BURKE A, LI L, KLING E, et al. Cardiac inflammatory myofibroblastic tumor: a "benign" neoplasm that may result in syncope, myocardial infarction, and sudden death [J]. Am J Surg Pathol, 2007,31 (7):1115 - 1122.

[5] JAIN D, MALESZEWSKI JJ, HALUSHKA MK. Benign cardiac tumors and tumorlike conditions [J]. Ann Diagn Pathol, 2010,14:215 - 230.

[6] JEUDY J, KIRSCH J, TAVORA F, et al. From the radiologic pathology archives: cardiac lymphoma: radiologic-pathologic correlation [J]. Radiographics, 2012,32(5):1369 - 1380.

[7] VAN BEEK EJ, STOLPEN AH, KHANNA G, et al. CT and MRI of pericardial and cardiac neoplastic disease [J]. Cancer imaging, 2007,7(1):19 - 26.

[8] GODDARD MJ. Cardiac tumours [J]. Diagnostic Histopathology, 2018,24(2):453 - 460.

[9] CENTOFANTI P, DI ROSA E, DEORSOLA L, et al. Primary cardiac tumors: early and late results of surgical treatment in 91 patients [J]. Ann Thorac Surg, 1999,68(4):1236 - 1241.

[10] YU K, LIU Y, WANG H, et al. Epidemiological and pathological characteristics of cardiac tumors: a clinical study of 242 cases [J]. Interact Cardiovasc Thorac Surg, 2007,6(5):636 - 639.

（陈武飞，吴昊）

第十一章

主动脉疾病影像诊断

第一节 正常解剖及影像特点

　　主动脉是体循环的动脉主干,由左心室发出,穿膈的主动脉裂孔入腹腔,至第 4 腰椎下缘处分为左、右髂总动脉。正常主动脉分 4 个部分:主动脉根部(主动脉瓣环、主动脉瓣尖、主动脉窦),升主动脉(窦管交界处延伸至头臂干起始部),主动脉弓(起于头臂干起始部,至主动脉峡部),降主动脉(起于左锁骨下动脉与动脉韧带间的峡部,经脊柱前方,穿膈肌进入腹腔)。主动脉弓凸侧向上发出 3 个分支,自右向左依次是头臂干(向右上方行至右胸锁关节后方分为右颈总动脉和右锁骨下动脉)、左颈总动脉和左锁骨下动脉,降主动脉以主动脉裂孔为界分为胸主动脉和腹主动脉。降主动脉在第四腰椎体下缘水平分出左、右髂总动脉。腹主动脉的分支有脏支和壁支之分,脏支分成对脏支和不成对脏支。成对脏支包括肾上腺中动脉、肾动脉、睾丸动脉(女性为卵巢动脉)。不成对脏支包括腹腔干、肠系膜上动脉和肠系膜下动脉(图 11-1)。

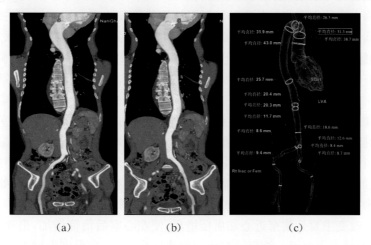

(a) (b) (c)

图 11-1　a、b 为冠状位曲面重建,显示右、左股动脉至升主动脉根部,c 为胸、全腹主动脉 VR 图像,显示各段管径大小数值

目前公认的成人正常胸主动脉直径范围仍然遵循 1991 年美国血管外科学会创立的标准（表 11 - 1）。胸主动脉直径从主动脉窦部开始逐渐变小，一般来说成年男性胸主动脉相同部位直径要略大于女性，且这种差别会随着年龄的增加而缩小，同时直径的大小受到年龄、性别、身高以及测量方法、测量位置等影响。

表 11 - 1　正常成人胸主动脉直径

胸主动脉	范围平均值/cm	标准差	评估方法
根部（女）	3.50～3.72	0.38	CT
根部（男）	3.63～3.91	0.38	CT
升主动脉（男、女）	2.86	NA	CXR
降主动脉（女）	2.45～2.64	0.31	CT
降主动脉（男）	2.39～2.98	0.31	CT
膈肌处（女）	2.40～2.44	0.32	CT
膈肌处（男）	2.43～2.69	0.27～0.40	CT 动脉造影

CXR，胸部 X 线；NA，未采用

第二节　先天性主动脉病变

一、主动脉缩窄

先天性主动脉缩窄在各类先天性心脏病中占 5%～8%。1760 年 Morgagni 在进行尸体解剖时发现此病。它的主要病变是主动脉局限性短段管腔狭窄或闭塞引致主动脉血流障碍。主动脉缩窄段病变的部位绝大多数（95%以上）在主动脉弓远端与胸降主动脉连接处，即主动脉峡部，邻近动脉导管或动脉韧带区。但极少数病例缩窄段可位于主动脉弓、胸降主动脉甚至于腹主动脉。有时主动脉可有两处呈现缩窄。极少数患者有家族史。本病多见于男性，男女之比为（3～5）∶1。

先天性主动脉病变的发病机制大多认为与胎儿期主动脉血流异常分布有关。在胚胎发育期，任何使主动脉峡部血流减少的心血管畸形均易发生主动脉缩窄。主动脉缩窄的范围通常比较局限，狭窄程度不一。病理改变为主动脉管壁局限而均匀狭窄，动脉壁中层变形，内膜增厚，部分膜状或纤维嵴状向腔内凸出。缩窄段的内径一般在 2～5 mm。缩窄处由于动脉导管或动脉韧带的牵拉而向内侧移位，导管对侧可略有凹陷（图 11 - 2）。

血流动力学改变主要是狭窄近心端血压增高，使左心室后负荷增加，出现左心室肥大、劳损，从而导致充血性心力衰竭。缩窄远端血管血流减少，视缩窄程度不同造成病理改变不一。严重的患者可出现下半身及肾脏血供减少，造成低氧、尿少、酸中毒。有些婴幼儿下肢血流部

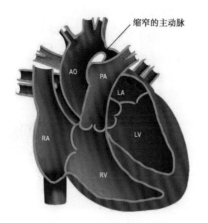
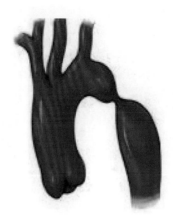

图 11-2 先天性主动脉缩窄解剖示意图

分依赖肺动脉供应,故下肢血的氧饱和度可低于上肢。随着侧支循环形成,使得缩窄的近心端血流与缩窄远端的动脉相交通。

先天性主动脉缩窄可分为导管后型(成人型)和导管前型(婴儿型)。其中前者占 90%,缩窄位于动脉导管韧带的远端,多为局限性狭窄。动脉导管多数闭合,较少合并心内畸形,胸、腹壁形成侧支循环;后者占 10%,缩窄位于动脉导管前,范围较广。动脉导管常不闭合,多合并心内畸形,侧支血管相对少见(图 11-3)。

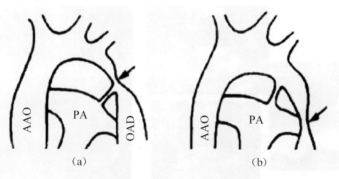

图 11-3 先天性主动脉缩窄的分型

a.导管前型;b.导管后型

临床表现随缩窄段病变部位、缩窄程度、是否并有其他心脏血管畸形及不同年龄组而异。少数患儿可无症状或并发症,并生活到较大年龄。但未经治疗的患儿寿命均较短,死因大多为充血性心力衰竭、心肌梗死、心内膜炎、脑血管意外、主动脉瘤等。这些患儿亦可出现高血压、主动脉瓣关闭不全、肋间血管病变等并发症。婴幼儿主动脉缩窄伴严重心力衰竭而未经治疗死亡率极高。

1. X线表现

心影可正常或不同程度的左室增大。扩张的肋间血管可侵蚀肋骨下缘产生"切迹"。因升主动脉扩大而使上纵隔增宽。主动脉缩窄形成的切迹及扩大的近端锁骨下动脉和主动脉狭窄后扩张的切迹可形成典型的"3"字形影像(图 11-4)。

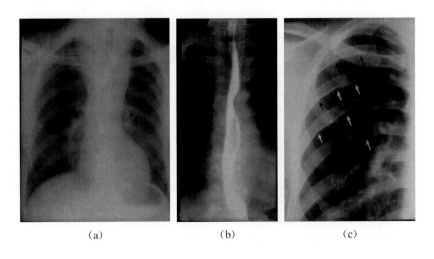

(a)　　　　　　　(b)　　　　　　　(c)

图 11-4　先天性主动脉缩窄的 X 线表现

a.上纵隔影增宽;b."3"字征;c.肋骨切迹

2. 心脏超声

超声心动图可见主动脉弓降部缩窄的征象。嵴状狭窄为内膜呈嵴状增厚凸出,膜状狭窄则主动脉腔内见隔膜样回声。降主动脉于狭窄远心段管腔扩张。彩色多普勒血流通过狭窄部位时呈五彩镶嵌色高速血流(图 11-5)。

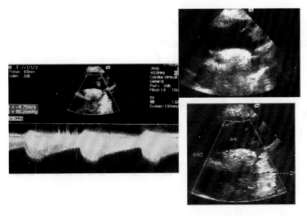

图 11-5　先天性主动脉缩窄的超声表现

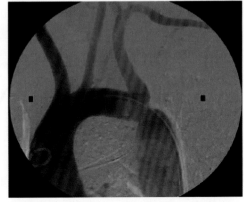

图 11-6　先天性主动脉缩窄的心血管造影

3. 血管造影

血管造影是诊断主动脉缩窄的"金标准",心导管和心血管造影不仅可了解缩窄部位的压力阶差,且可准确知道狭窄的部位、范围、程度、与周围血管的关系和侧支血管的分布,并可了解心内伴发畸形(图 11-6)。

4. CT 表现及 CTA 成像

CT 可显示主动脉缩窄的部位,并可观察头臂动脉及纵隔、肋间和乳内动脉等侧支血管。三维重建技术显示主动脉缩窄的解剖及整体侧支循环,能对缩窄部位、长度、侧枝形成做出全面的判断,基本上替代了血管造影(图 11-7)。

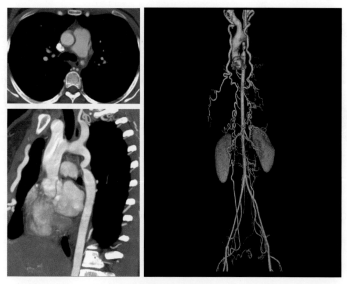

图 11-7　主动脉 CTA 显示缩窄的部位、长度及侧枝血管

二、先天性主动脉窦瘤

主动脉窦瘤又称 Valsalva 窦瘤,是一种罕见的心血管先天性畸形,占先天性心脏病的 0.5%～3.0%,是由于胚胎发育过程主动脉窦基底环上的主动脉壁局部发育不良,内膜中层缺乏弹性组织,致结构上的局部管壁薄弱,在长期高压血流冲击下逐渐膨出而形成囊样物突向各毗邻结构,最后导致破裂。本病大多数起源于右冠状窦(约 72%),其次为无冠状动脉窦(约 22%),左冠状动脉窦发病率最低(约 6%)。主动脉窦瘤破裂好发于中青年男性,多数在 20～40 岁。主动脉窦瘤也常并发其他先天性心血管异常,最常见为室间隔缺损(30%～60%),其次为主动脉瓣关闭不全(20%～30%)及二叶主动脉瓣(约 10%),主动脉缩窄、主动脉褶曲及冠状动脉发育异常较少见。

临床症状因病程不同而表现各异,窦瘤破裂前一般无症状,当窦瘤逐渐增大引起主动脉根部膨大;或者主动脉瓣脱入室间隔缺损,造成主动脉瓣关闭不全时,即开始出现相应的症状。瘤体突入右心室后也可引起右心室流出道狭窄的症状,如心慌、气短和活动量减退等。破裂期的症状较特异,常于剧烈活动时发生破裂,出现突发胸痛、胸闷、气促,并发展迅速为心力衰竭,常引起猝死。查体均有心前区(胸骨左缘第 3/4 肋间)连续性杂音及震颤,心界扩大,腹主动脉枪击音及毛细血管搏动征。

1962 年 Sakakibara 根据窦瘤发生的部位、有无破裂及破裂的方向把先天性主动脉窦瘤分成 4 类(图 11-8)。

(1) Ⅰ类:窦瘤自右冠状窦发生,突入或破裂到右心室流出道,合并或不合并室间隔缺损。瘤体如破裂则造成主动脉-右心室分流,命名为Ⅰa 类;如瘤囊尚未破裂但造成流出道梗阻者为Ⅰb;瘤体虽发生自右冠状窦,但尚未突入右心室内者为Ⅰc。

(2) Ⅱ类:自右冠状窦发生,于三尖瓣隔瓣上破入右心房。

(3) Ⅲ类:窦瘤自无冠状窦发生,在三尖瓣隔瓣上破入右心房。

(4) Ⅳ类:无冠状窦的后三分之一发生窦瘤时,多在右心室室上嵴的后下方破入右心室。

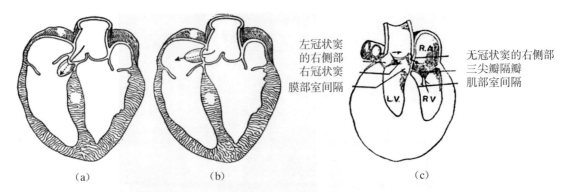

图 11-8　主动脉窦瘤破入右心腔示意图(引自参考文献[2])

a.瘤囊破入右心室流出道(Ⅰ类);b.瘤囊破入右心房(Ⅱ类);c.无冠状窦瘤破入右心房或右心室(Ⅲ、Ⅳ类)

随着对该疾病认识的加深,目前还发现一些罕见的其他类型,如破裂进入左心房、肺动脉、左心室、主动脉肺动脉之间或其他结构。

1. **X 线表现**

平片对该疾病的诊断价值有限,主要是一些继发征象。主要表现为心脏增大,二尖瓣型为多,瘤体破至心腔者肺血流量增多,瘤体未破而造成流出道狭窄则肺血流量减少。

2. **心脏超声**

经胸超声心动图可清晰、直观地显示主动脉窦瘤发生的部位、形态、大小、破裂与否、并发症及血流动力学的改变等,表现为主动脉部分冠窦局部瘤样膨出,呈不规则囊袋状,同时可清晰显示突出的部位,如合并破裂则顶端可见连续性中断,对主动脉窦瘤破裂的诊断和术后评估发挥着重要作用。

3. **心血管造影**

心血管造影是诊断本病最可靠的方法,但该方法有创。主要特点:①发生瘤体的主动脉窦明显扩大,呈囊状突出;②合并升主动脉扩张和主动脉瓣关闭不全者,左心室亦有明显的造影剂充盈;③源于窦瘤同侧的冠状动脉窦显影不清;④与升主动脉显影的同时,如右心房或右心室亦有造影剂充盈,则显示窦瘤已破入右心房(Ⅱ、Ⅲ类)或右心室(Ⅰa、Ⅳ类)(图 11-9)。

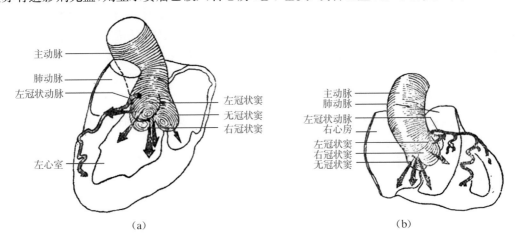

图 11-9　心血管造影示意图(引自参考文献[2])

a.左前位;b.正位

4. CT 血管造影

随着 CT 设备及后处理技术的快速发展,使用心电门控 CTA 成像及多种后处理方式可为临床提供更直观、生动的二维及三维重组图像,可清楚地显示病灶的起源及大小、主动脉瘤是否破裂及破裂方向、冠状动脉位置及相关心血管发育异常的显示情况,可帮助临床医生术前更方便、全面、准确、快捷地评估手术风险、选择术式及手术入路(图 11-10)。

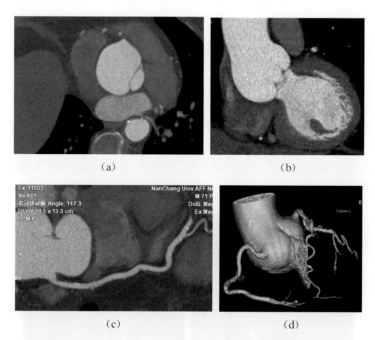

图 11-10 清晰地显示右冠窦、无冠窦局部囊状突起,右冠状动脉于瘤体发出,邻近右心室、右心房受压变形

三、主动脉弓离断

主动脉弓离断(interrupted aortic arch,IAA)又称主动脉弓缺如,是指升主动脉与降主动脉之间没有连接,是一种罕见且严重的先天性血管畸形,主要表现为完全中断或仅存闭塞的纤维条索连接中断的主动脉弓管腔,由胚胎发育时期动脉弓发育障碍所致。IAA 在先天性心脏病中约占 1%,为先天性心脏病鲜见的一种,在活产婴儿中的发生率为 0.003%~0.02%,IAA 很少单独存在,几乎都合并动脉导管未闭及室间隔缺损,被称为主动脉弓离断三联征。

1. 临床分型

根据其离断的位置可将 IAA 分为三型(图 11-11):A 型,离断处位于左锁骨下动脉起始部远端;B 型,离断处位于左侧颈总动脉与左侧锁骨下动脉之间;C 型,离断处位于头臂干与左颈总动脉之间。其中 B 型 IAA 在新生儿患者中最常见,占 50%~67%,其次是 A 型,占 30%~44%,而 C 型 IAA 比较罕见,占 3%~5%。根据其是否合并其他畸形又可分为单纯型和复杂型,复杂型多见,单纯型罕见。

绝大多数的患儿合并有其他先天性心脏发育畸形,如动脉导管未闭、室间隔缺损、永存动脉干及主-肺动脉窗等,如果没有适当的治疗(主要为外科手术的干预),极少能够活到成年,大多数患儿将死于各种心肺肾疾病或其他并发症,如心力衰竭、肾衰竭、肺水肿等。

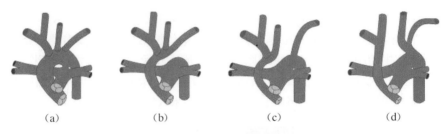

图 11-11 IAA 临床分型

a. 正常；b. A 型；c. B 型；d. C 型

2. CT 表现

IAA 的诊断既往主要依靠主动脉造影检查，随着多螺旋 CT 的快速发展，CT 血管成像已成为目前 IAA 诊断的主要手段。它具有无创、快速、较大的扫描视野、较高的时间分辨率以及强大的后处理功能等优势，能够多方位、多角度地观察及显示心脏、大血管的毗邻关系和异常解剖结构，不仅可满足 IAA 的诊断需求和类型判断，还能精确测量离断长度及离断处远、近端血管的直径等参数，为外科手术计划的制订提供满意充足的参考和依据（图 11-12，图 11-13）。

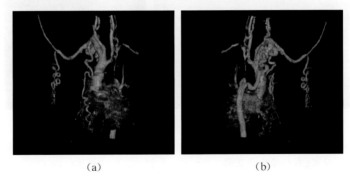

图 11-12 胸主动脉 CTA 成像（VRT），B 型主动脉弓离断（IAA），离断处位于头臂干与左颈总动脉之间，右锁骨下动脉明显增粗、扩张，并发出增粗、迂曲的血管与降主动脉相连，降主动脉与左锁骨下动脉间见多发侧支循环血管相连

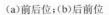

（a）前后位；（b）后前位

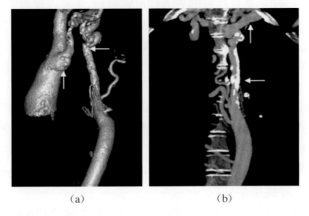

图 11-13 A 型单纯型主动脉弓离断（IAA），主动脉弓远端为盲端，主动脉和降主动脉于主动脉弓处连接中断（箭头所指）（a）。左锁骨下动脉起始段血管扭曲、狭窄，并发出侧支连接至胸主动脉（竖箭头）；胸主动脉上段缩窄，管壁多发钙化斑块（横箭头）（b）

3. 临床治疗

新生儿 IAA 首选的治疗方法是手术重建,只要患儿血流动力学稳定,则建议立即进行手术,其术后效果良好,尽管再次手术率高,但大部分患儿可长期存活。对于成人 IAA 是否需要手术治疗尚有争议,需结合患者总体情况而定,一些患者手术治疗效果良好,而有些成人病例往往因为有丰富的胸腹部及下肢侧支循环代偿,不接受手术也可长期存活,因此可行保守治疗。

四、右位主动脉弓和双主动脉弓

(一)主动脉弓及其分支的胚胎发育

主动脉弓及其分支的发育主要分为两个部分:腮弓型主动脉系统以及哺乳型主动脉系统。人体胚胎发育过程中,主动脉弓及其分支血管的形成逐渐由早期的腮弓型主动脉系统发育为哺乳型主动脉系统。

腮弓型主动脉系统主要分为 3 个部分:主动脉囊、6 对弓动脉以及背侧主动脉。主动脉囊最终将形成升主动脉及主肺动脉,6 对弓动脉通过部分发生退化移位后逐渐形成主动脉弓及头臂血管,背侧主动脉则形成降主动脉。

腮弓型主动脉系统向哺乳型主动脉系统发生转变过程中主要发生了以下变化:①部分弓动脉退化;②部分弓动脉及节间动脉移位;③主动脉整体下降入胸腔。6 对弓动脉发生转变:第 1、2 对弓动脉最早出现并迅速发生退化;第 3 对弓动脉逐渐构成颈动脉;第 4 对弓动脉左右存在一定差异,右侧形成右锁骨下动脉起始部,而左侧形成主动脉弓;第 5 对弓动脉完全消失;第 6 对弓动脉形成左右肺动脉(动脉导管)。其中,第 3、4 对弓动脉在发育过程中起始部逐渐移位靠近,第 7 对节间动脉向近心端移位形成锁骨下动脉。

(二)主动脉弓正常解剖与变异

正常主动脉弓解剖:自近到远为升主动脉—无名动脉—左颈总动脉—左锁骨下动脉。

主动脉弓变异主要有右位主动脉弓伴迷走左锁骨下动脉、双主动脉弓、迷走右锁骨下动脉、镜面右位弓。

(1)右位主动脉弓伴迷走左锁骨下动脉:左侧第 4 对弓动脉近端退化消失,自近到远为升主动脉—左颈总动脉—右颈总动脉—右锁骨下动脉—迷走左锁骨下动脉。

(2)双主动脉弓:无退化消失,2 条主动脉弓包绕气管及食管,自近到远为升主动脉—双侧颈总动脉—双侧锁骨下动脉。

(3)迷走右锁骨下动脉:右侧第 4 对弓动脉近端退化消失,自近到远为升主动脉—右颈总动脉—左颈总动脉—左锁骨下动脉—迷走右锁骨下动脉。

(4)镜面右位弓:左侧第 4 对弓动脉远端及背侧主动脉退化消失,自近到远为升主动脉—左无名动脉—右颈总动脉—右锁骨下动脉。

(三)右位主动脉弓 CT 表现

胚胎发育时左侧第 4 对动脉弓缩小或消失,右侧继续发育,升主动脉自左室发出,位置正常,弓部则位于气管和食管的右侧并跨越右主支气管下行,与降主动脉相连,降主动脉可位于脊柱左侧或右侧。

CTA 显示主动脉弓位于右侧,从近端至远端依次发出左颈总动脉、右颈总动脉、右锁骨下动脉和左锁骨下动脉,左锁骨下动脉自降主动脉发出时有时合并 kommerell 憩室(开口处的囊状扩张)(图 11－14),如进行气道重组可发现气管局限受压狭窄。

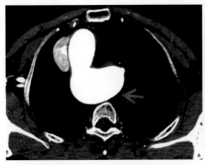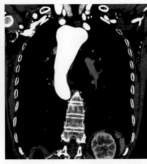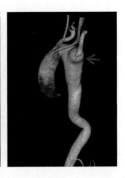

图 11－14　右位主动脉弓;CTA 显示主动脉弓位于右侧,从近端至远端依次发出左颈总动脉、右颈总动脉、右锁骨下动脉和左锁骨下动脉,左锁骨下动脉开口处囊状扩张形成 kommerell 憩室(红色箭头所指)

(四) 双主动脉弓 CT 表现

由于胚胎期多对鳃弓和成对的背侧主动脉未能按照正常顺序融合和吸收,导致主动脉在气管前方分出左右主动脉弓,并向后包绕气管和食管,延伸至食管后汇合并进入降主动脉,从而围绕气管和(或)食管形成完全性或不完全性血管环,导致气管和(或)食管受压。

CT 表现为升主动脉于气管的右前方分成 2 支:一支在气管和食管的右后地方(右后弓);另一支经气管前方向左前走行(左前弓),两者环绕气管和食管后,汇合成降主动脉(图 11－15、图 11－16)。

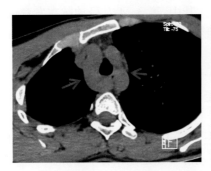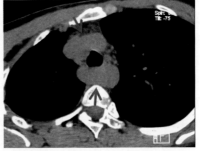

图 11－15　双主动脉弓;CT 平扫显示左右两侧主动脉弓(红箭头),环绕气管及食管,形成完全性血管环,食管受压改变

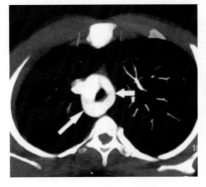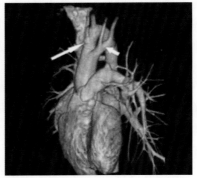

图 11－16　双主动脉弓;左、右主动脉弓(白箭头)包绕气管,食管、气管无狭窄

（五）动脉导管未闭

动脉导管未闭（patent ductus arteriosus，PDA）是最常见的先天性心脏病之一，是胚胎发育过程中第6动脉弓持续开放的结果，常位于主动脉弓峡部和主肺动脉或左肺动脉根部之间，占先天性心脏病的9%～12%，男女发病之比为3∶1。动脉导管是胎儿期肺动脉与主动脉的交通血管，出生后不久即闭合，如不闭合，则称为动脉导管未闭，它可单独存在或合并其他畸形。如不及时治疗，则有可能转化为阻力性肺动脉高压而失去手术机会。

病理生理：未闭的动脉导管大小及形态不一，长度为6～20 mm（最长达30 mm，最短者几乎使主动脉和肺动脉紧密连接），管腔直径在5～20 mm。在通常情况下，由于主动脉压力高于肺动脉，血液连续地从主动脉经未闭的动脉导管进入肺动脉（由左向右分流），使体循环的血流量减低，肺循环及回流至左心的血流量增加，从而加重了左心的负荷，使左心房、室增大。由于肺动脉的血流量增加，逐渐引起肺小动脉的功能性乃至器质性损害，使肺循环阻力增加和肺动脉压力升高，右心室可因此而增大。如肺动脉压力接近或超过体动脉水平者，则可产生双向或以右向左为主的分流，临床上出现发绀。

张庆桥等根据血管造影形态分为下列6型：

（1）漏斗型：主动脉弓降部前壁有向前凸出的漏斗状结构，主动脉端粗大，肺动脉端细小，因而呈漏斗状，漏斗大小、长短不一，最常见。

（2）管状型：主动脉弓降部与肺动脉之间由管状结构相连，管径粗细均匀，长度超过直径，主动脉弓降部无向前凸出的漏斗状结构，较常见。

（3）窗型：主动脉弓降部前壁与肺动脉紧贴，通过极短的通道相沟通，通道大小不等，较少见。

（4）串珠型：动脉导管有2处或以上狭窄，狭窄一般位于肺动脉端、中间和（或）主动脉端，很少见。

（5）指型：主动脉弓降部与肺动脉之间由细管状结构相连，管状结构粗细较均匀，但其肺动脉端突然变细，呈小指状，很少见。

（6）不规则型：主动脉弓降部与肺动脉之间由不规则结构相连，难于纳入上述任一型，很少见。

1. 临床症状

临床症状取决于分流量的大小，导管细、分流小者可无症状，分流量大者常见的症状有活动后心悸、气短，易发生呼吸道感染和肺动脉高压，重症者可发生艾生曼格综合征，分流量大的粗大未闭导管可能影响发育，早期可发生左心衰竭。体格检查：①胸骨左缘第2～3肋间隙可闻及连续性机械样杂音伴震颤，向颈部传导，脉压大，有周围血管搏动征等；②双心室肥厚或右心室肥厚。

2. 影像表现

动脉导管未闭的基本X线征象包括肺充血、左室增大、主动脉弓和肺动脉干扩张，可同时右室和（或）左房增大，其中具有特征者为主动脉弓扩张，有时可见漏斗征，表现为主动脉结下方的动脉壁向外膨隆，其下方降主动脉字与肺动脉段相交处骤然内收，主要是由于导管附着处主动脉壁的局部漏斗形膨出所致。陈剑魂等提出主动脉弓-肺动脉干投影角消失征对本病诊断有一定的价值。随着影像技术的发展，X线用于诊断的作用也越来越小，目前主要依靠胸部大血管CTA诊断，常用的重组方法有多平面重建（MPR）、曲面重组（CPR）、最大密度投影

（MIP）、容积再现（VR）以及血管分析技术等，能够清晰显示位于主动脉弓降部与肺动脉之间未闭的动脉导管，能够清晰地显示导管的位置、管径大小、管径长度和形态（图 11 - 17～图 11 - 20）。心脏 MRI 能够很好地显示各房室的大小以及室壁的厚度，可以观察到右心室、左心房和左心室增大，左心室壁增厚等改变，心脏电影序列上，降主动脉和肺动脉间可见异常连接的高速血流信号，沿主动脉长轴的斜矢状位是显示动脉导管未闭的最佳位置。

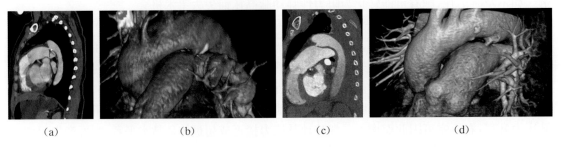

| (a) | (b) | (c) | (d) |

图 11 - 17 漏斗型动脉导管未闭

a、c 为斜矢状位显示主动脉弓降部前壁有向前凸出的漏斗状结构，主动脉端粗大，肺动脉端细小，局部壁钙化；b、d 为 VR 图，直接显示降主动脉弓部与肺动脉干之间异常沟通血管

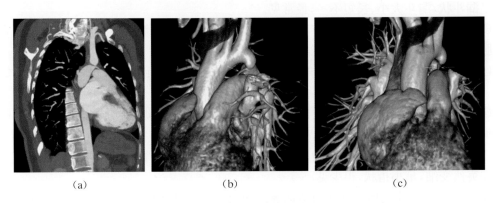

| (a) | (b) | (c) |

图 11 - 18 管状型动脉导管未闭

a 为斜冠状位显示主动脉弓降部与肺动脉之间由管状结构相连，管径粗细均匀，长度超过直径；b、c 为 VR 图，直接显示降主动脉弓部与肺动脉干之间异常沟通血管，此病例合并主动脉缩窄，为导管前型

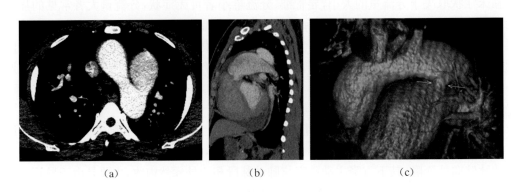

| (a) | (b) | (c) |

图 11 - 19 窗型动脉导管未闭

a 为 CT 横断位，b 为斜矢状位，显示主动脉弓降部前壁与肺动脉紧贴，通过极短的通道相沟通；c 为 VR 图，直接显示降主动脉弓部与肺动脉干之间异常沟通血管

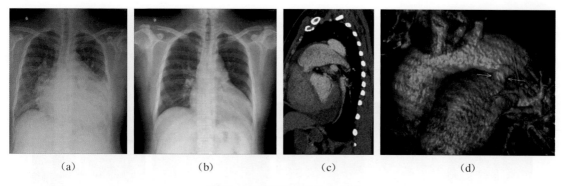

图 11 - 20　窗型动脉导管未闭

a 为术前 X 线胸片,示心影明显增大,肺充血,左右心影增宽,右心室和左心增大,主动脉弓和肺动脉干扩张;b 为封堵术后 X 线胸片,示心影较前明显缩小,基本正常改变,主动脉弓及肺动脉稍扩张,主动脉肺动脉干区见封堵器影;c 为斜矢状位,显示主动脉弓降部前壁与肺动脉紧贴,通过极短的通道相沟通;d 为 VR 图,直接显示降主动脉弓部与肺动脉干之间异常沟通血管

(六) 马方综合征

马方综合征(Marfan syndrome),又叫细长指、蜘蛛指等,是一种先天性遗传性结缔组织疾病,为常染色体显性遗传,发病率 1/5 000～1/10 000,25%～30% 的患者为散发病例。该病主要侵犯骨骼、眼和心血管系统,自然病死率极高。该病临床表现明显,如漏斗胸、皮下脂肪少、四肢细长呈蜘蛛指(趾)、晶体脱位、视网膜剥离、主动脉瘤及主动脉夹层等。

马方综合征的心血管系统特征病变为主动脉根部主动脉窦扩张,组织病理学为主动脉中层囊性变性,主要表现为弹力纤维断裂、黏多糖沉积以及细胞外基质金属蛋白酶增加,扩张主要累及升主动脉,并可累及分支,发生主动脉瘤和主动脉夹层,最终导致动脉瘤或夹层破裂,引起致命性大出血,是主要死亡原因。

主动脉窦部瘤样扩张是马方综合征最主要和最常见的心血管病变,几乎累及所有病例,约70%伴发主动脉扩张,多局限在升主动脉至无名动脉近端,极少累及主动脉弓及降主动脉或腹主动脉,常合并主动脉夹层和主动脉瓣关闭不全等病变。由于大血管尤其是升主动脉弹力纤维受损导致左心室受累引起,引起心影增大,主要以左心室增大为主;其次,左心房/主动脉比值缩小。单纯从心血管影像与其他心血管疾病难于鉴别。但马方综合征患者大约 66%伴有胸廓畸形(既有漏斗胸又有鸡胸)。漏斗胸表现为胸骨下部退缩,心、肺和膈受压和移位。鸡胸显示为胸骨上部和肋软骨向前突出,胸部两侧变平。有研究发现,主动脉窦部直径与 Hailer 指数(以漏斗最深点为测量平面,胸部冠状面内径值除以从漏斗最深点到脊柱前方的距离值)存在明确相关性,同时升主动脉近段直径与 Hailer 指数也存在明确相关性。在 CTA 上经过多平面重建可以清晰地显示主动脉窦、窦管交界处及升主动脉,从而准确测量动脉窦、窦管交界处及升主动脉直径,同时能够准确测量胸廓前后径及胸廓内径。CTA是诊断马方综合征主动脉改变重要的影像学手段,也是马方综合征术后评价及随访首选检查方法(图 11 - 21)。

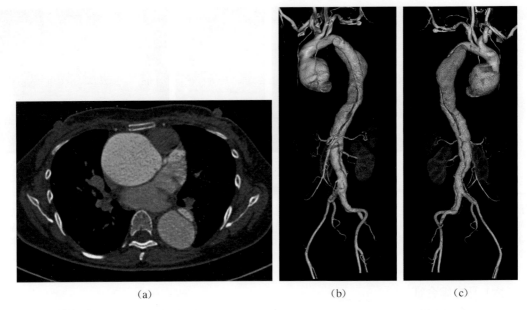

(a)　　　　　　　　　　　(b)　　　　(c)

图 11‑21　马方综合征患者，升主动脉瘤并降主动脉夹层形成（DaBakey ⅢB 型）

—————— 第三节　后天性主动脉疾病 ——————

一、主动脉瘤

主动脉病理性的扩张，超过正常血管直径的 50%，称为主动脉瘤。主动脉瘤分为真性主动脉瘤和假性主动脉瘤。真性动脉瘤是血管变宽涉及血管壁的 3 层结构。假性动脉瘤是动脉局部破裂，由血块或临近组织封住而形成。主动脉瘤可由动脉粥样硬化、血管中层囊性坏死、梅毒感染、细菌感染、风湿性主动脉炎及创伤等引起，其中最常见病因为动脉粥样硬化。

1. 临床表现

一般都在动脉瘤逐渐增大时发生疼痛，性质为深部钻孔样，胸主动脉瘤多在上胸部或者背部，肩胛下向左肩、颈部、上肢放射。腹主动脉瘤则主诉下背部疼。如果疼痛的强度增加可能预示着即将破裂，压迫邻近组织如上腔静脉、肺动脉、气管、支气管、肺和左喉返神经、食管，可引起上腔静脉综合征、呼吸困难、咳嗽、喘鸣，甚至继发感染、咯血、声音嘶哑、吞咽困难、呕血等，降主动脉瘤可侵袭椎体，压迫脊髓引起截瘫。

2. 临床分型

根据部位可分为胸主动脉瘤和腹主动脉瘤，前者包括升主动脉瘤、主动脉弓动脉瘤、降主动脉瘤；后者最常见。

根据形态可分梭形动脉瘤、囊状动脉瘤及混合型。

按结构可分为：真性主动脉瘤、假性主动脉瘤及夹层动脉瘤。

3. CT 表现

平扫可显示动脉瘤的大小、形态、部位、瘤体钙化及瘤体与周围结构的关系，CTA 增强扫描能清楚显示附壁血栓、主动脉瘤渗漏或破入周围组织脏器等，并可重组出逼真的三维图像，显示主动脉瘤与分支血管的关系。

　　4. 临床治疗

　　内科治疗主要是控制高血压，治疗伴随疾病如糖尿病、高脂血症冠心病及心功能不全等。对已发生破裂的主动脉瘤，应急诊尽快行外科治疗。对未破裂的主动脉瘤，如出现腹痛、腰背痛等症状，则具有手术干预的指征。对未破裂且无症状的主动脉瘤，如直径增大至一定程度或增长速率较快，破裂风险增加，则亦具有外科干预的指征。如在腹主动脉瘤，一般直径＞4.5 cm，或半年增长＞5 mm，即具有外科治疗的指征。目前外科治疗方法主要有两大类：①开放手术，即开腹或开胸，行动脉瘤切除、人工血管置管；②腔内修复术，经动脉穿刺或小切口，在主动脉内植入覆膜支架，隔绝瘤腔并原位重建血流通路。

　　（一）升主动脉瘤

　　升主动脉动脉瘤患者多为青、中年，常伴有主动脉瓣窦和瓣环扩大。扩大程度严重者，主动脉瓣叶在心脏舒张时不能对拢闭合，呈现主动脉瓣关闭不全。一部分患者可表现长头，上颚高拱，躯干、四肢、手指细长，关节过度伸展，鸡胸或漏斗胸畸形，先天性眼晶体脱位等马方综合征的体征。多数升主动脉动脉瘤是由于主动脉壁中层囊性变性所致。其他病因尚有动脉粥样硬化、梅毒性主动脉炎和胸部创伤等（图 11‑22）。

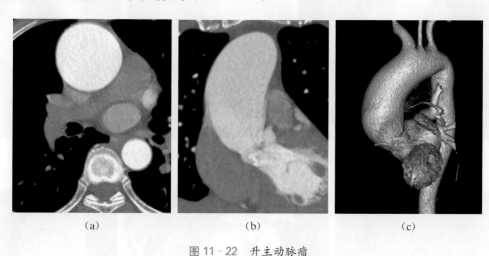

　　　　（a）　　　　　　　　　（b）　　　　　　　　　（c）

图 11‑22　升主动脉瘤

（a）横断位；（b）冠状位；（c）VR 重建

　　（二）主动脉弓动脉瘤

　　主动脉弓动脉瘤比较少见。由于病变位于主动脉的头臂动脉分支起点部，最常见的病因是动脉粥样硬化。此外尚有囊性中层坏死、创伤和感染等，梅毒性主动脉炎引起的动脉瘤则甚少见。主动脉弓动脉瘤压迫邻近的纵隔器官组织可产生呼吸困难、喘鸣、咳嗽、咯血、胸痛和声音嘶哑等症状。上腔静脉受压迫则呈现头面部和上肢静脉怒张，左无名静脉受压迫则左上肢和左侧颈静脉怒张扩大，左上肢静脉压高于右上肢。CT 及后处理成像有助于判明动脉瘤内是否含有血栓（图 11‑23、图 11‑24），有时可见假性动脉瘤形成（图 11‑25）。

　　主动脉弓动脉瘤时，由于心脏收缩时瘤体膨大将气管压向后下，因而每随心脏搏动可以触及气管的向下搜动，称为 Oliver 征，是主动脉弓动脉瘤时的特异性体征。

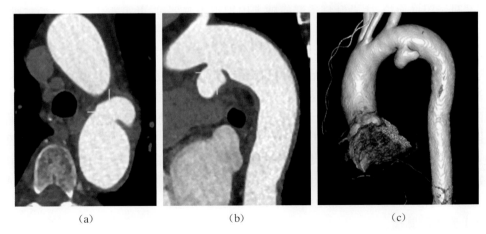

(a)　　　　　　　　　(b)　　　　　　　　　(c)

图 11-23　主动脉弓动脉瘤,CT 增强示主动脉弓下缘见袋状突起影,附壁见少许血栓形成

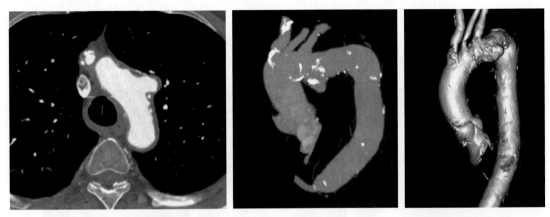

图 11-24　主动脉弓动脉瘤,主动脉弓见一袋状突起影,主动脉壁粥样硬化改变

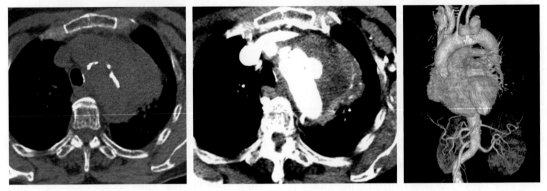

图 11-25　主动脉弓假性动脉瘤,CT 增强示主动脉弓局部破裂,呈瘤样突起,周围见斑片无强化低密度包
　　　　　绕,邻近肺实质受压

(三) 降主动脉瘤

降主动脉瘤是胸主动脉瘤中最常见的类型,发生在近段降主动脉,位于左锁骨下动脉的远侧,病变的主动脉多呈梭状扩大,长度不一,有时可涉及降主动脉全长甚或延伸入腹主动脉近

段。主要由动脉粥样硬化病变引起,其他如动脉中层坏死、创伤和细菌性感染等也可以导致降主动脉瘤的形成。本病发展缓慢,早期可无任何症状,动脉瘤长大后可压迫周围组织产生相应症状,最终穿破血管。

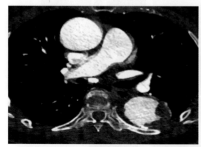 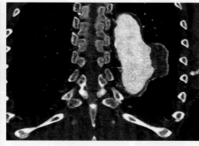 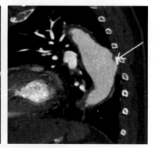

图 11-26　降主动脉瘤并血栓形成

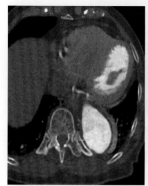 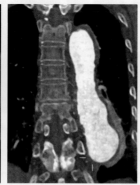 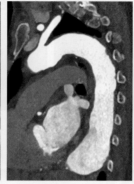 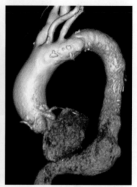

图 11-27　降主动脉瘤,邻近肺实质受压改变

(四)腹主动脉瘤

腹主动脉瘤是指腹主动脉呈瘤样扩张,通常直径增大 50% 以上定义为动脉瘤。腹主动脉瘤好发于老年男性,男女之比为 10:3,尤其是吸烟者,可显著增加动脉瘤破裂风险。绝大多数的腹主动脉瘤为肾动脉水平以下的病变。常见的病因有动脉粥样硬化,其他少见病因包括动脉中层囊性变性、梅毒、先天性发育不良、创伤、感染、结缔组织病等。

多数患者无症状,常因其他原因查体而偶然发现。典型的腹主动脉瘤是一个向侧面和前后搏动的膨胀性肿块,半数患者伴有血管杂音。少数患者有压迫症状,以上腹部饱胀不适为常见。症状性腹主动脉瘤多提示需要手术治疗,其症状主要包括:①疼痛,为破裂前的常见症状,多位于脐周及中上腹部;②破裂,急性破裂的患者表现为突发腰背部剧烈疼痛,伴有休克表现,甚至在入院前即死亡;③其他严重并发症,瘤内偶可形成急性血栓,血栓脱落可造成下肢动脉栓塞。十二指肠受压可发生肠梗阻,下腔静脉受压阻塞可引起周围水肿。

CTA 是腹主动脉瘤最常用的检查手段,与超声检查相比,可以更清晰地显示腹主动脉瘤的全貌及其与周围组织结构如肾动脉、腹膜后及脊柱的关系,以及腹膜后血肿等。其诊断准确率几乎达 100%(图 11-28～图 11-31)。

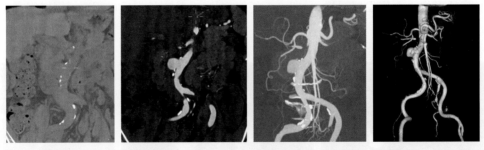

图 11‑28　腹主动脉瘤

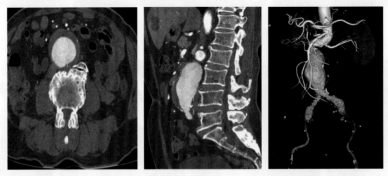

图 11‑29　腹主动脉瘤并附壁血肿形成，双侧髂总动脉瘤样扩张

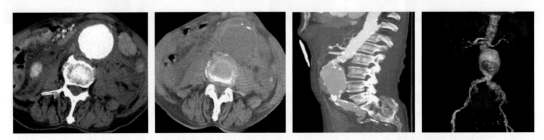

图 11‑30　腹主动脉瘤并破裂，CTA 显示腹主动脉明显扩张，周围腹腔及腹膜后见积血

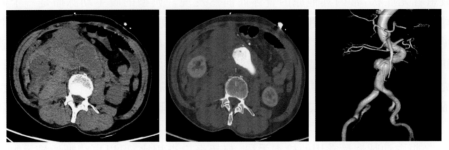

图 11‑31　腹主动脉瘤并破裂，腹腔大量积血，包绕右肾，腹主动脉走行迂曲

二、主动脉夹层

主动脉夹层是指各种病因导致主动脉内膜破裂或中膜弹力纤维层病变,血液经内膜破口进入内膜下至中膜内,导致中膜撕裂、剥离形成双腔主动脉,称主动脉夹层(图 11－32)。

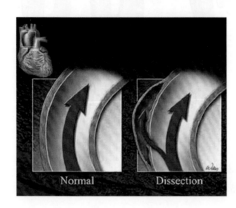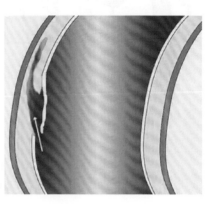

图 11－32　主动脉夹层示意图

主动脉夹层的发生与多种疾病有关。高血压是主动脉夹层的一个重要发病因素。约70%的患者有高血压史,远端主动脉夹层合并高血压更为常见。这可能与主动脉壁长期受到高动力血压的刺激,使主动脉壁张力始终处于紧张状态有关,另外也与胶原和弹性组织常发生囊样或坏死有关。动脉粥样硬化时,动脉中层也正好处在老化过程中。结缔组织遗传性疾病,如马方综合征等,有先天性主动脉中层变性。近端型主动脉夹层是马方综合征的严重并发症;某些先天性心血管疾病如主动脉缩窄、主动脉二瓣化也有出现主动脉夹层的可能。妊娠、严重外伤、重体力劳动及某些药物也是夹层动脉瘤的发病因素。

本病多急剧发病,临床表现为突发剧烈疼痛、休克和血肿压迫相应的主动脉分支血管时出现的脏器缺血症状。部分患者在急性期(2 周内)死于心脏压塞、心律失常等心脏并发症。年龄高峰为 50～70 岁,发病率为 0.005‰～0.02‰,男女之比约为 2∶1。

根据病变范围和破口位置对主动脉夹层进行分型,有两种分型方法:DeBakey 分型(1965)和 Standford 分型(1970)。

1. DeBakey 分型(图 11－33)

(1) Ⅰ型:夹层起源于升主动脉,扩张超过主动脉弓到降主动脉,甚至累及腹主动脉、髂动脉,此型最多见。

(2) Ⅱ型:夹层起源并局限于升主动脉。

(3) Ⅲ型:夹层起源于左锁骨下动脉开口远端,病变只累及降主动脉者为Ⅲ甲型,同时累及腹主动脉者为Ⅲ乙型。

2. Standford 分型

(1) A 型:夹层累及升主动脉,相当于 DeBakey 分型的Ⅰ型和Ⅱ型(近端型)。

(2) B 型:不累及升主动脉,相当于 DeBakey 分型的Ⅲ型(远端型)。

3. X 线表现

主动脉增宽,主动脉壁(内膜)钙化内移,心影增大。

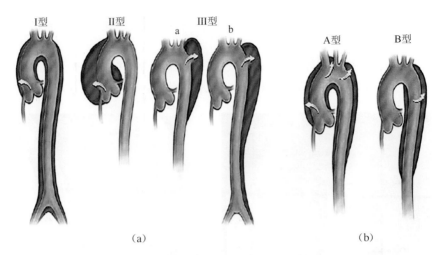

图 11‐33　主动脉夹层 DeBakey 分型示意图

a. DeBakey 分型；b. Stanford 分型

4. 血管造影

行主动脉造影可观察夹层范围和病变全貌，对比剂在真腔通过主动脉管壁内破口喷射、外溢或壁龛样突出。对比剂进入假腔后，在真假腔之间可见线、条状负影，有时可见内膜片，有时可见充盈缺损，为附壁血栓（图 11‐34）。

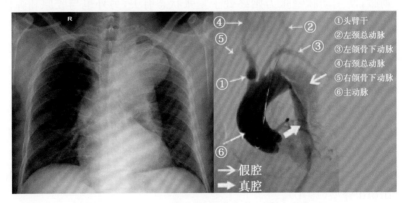

图 11‐34　主动脉夹层的 X 线及血管造影表现

5. CT 表现及 CTA 成像

（1）检查目的及意义：①确定诊断，证实主动脉夹层的存在。②确定主动脉内膜破口位置，内膜片的起止位置。③确定夹层累及范围，即主动脉夹层的分型。④真假腔的判定，真假腔形态及显影情况，假腔内是否有血栓形成。⑤评定主动脉重要分支血管，如冠状动脉、头臂动脉、肠系膜上动脉及双肾动脉、髂动脉等有否受累，评定终末器官缺血的证据。⑥随访检查。

（2）CT 诊断主动脉夹层的标准：证实撕裂、移位的主动脉内膜。内膜片撕裂形成条状充盈缺损影，将管腔分割成双腔或多腔（图 11‐35）。

（3）撕裂的内膜片与伪影鉴别：条形伪影可酷似撕裂的内膜片。撕裂的内膜片为层薄而略为弯曲的线样结构，而伪影表现为较粗的直线结构，且常延伸超出主动脉的边缘（图 11‐36）。

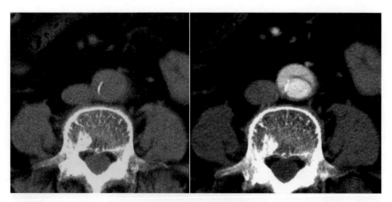

图 11‑35　CT 平扫示钙化斑移位,增强扫描显示内膜片,管区呈双腔样改变,证实夹层存在

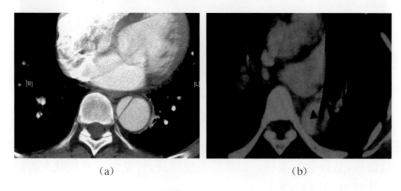

（a）　　　　　　　　　　　　（b）

图 11‑36　撕裂内膜片(a)与伪影(b)鉴别

（4）撕裂的内膜片与邻近正常解剖结构鉴别:在主动脉根部扫描时,内膜片应与主动脉窦鉴别。内膜片为一浅弧形结构,而主动脉窦表现为 3 个大小相等的弧形结构(图 11‑37)。

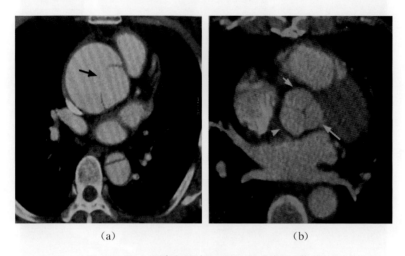

（a）　　　　　　　　　　　　（b）

图 11‑37　撕裂内膜片(a)与主动脉窦(b)鉴别

（5）主动脉管腔扩大、内膜破口及真假双腔显示:Ⅰ、Ⅱ型破口多在升主动脉根部,内膜片常呈不规则漂浮,真、假腔难以显示。Ⅲ型破口多可清楚显示,真、假腔分界明确。真腔密度多较假腔高,受压变窄,居内侧,于降主动脉内呈螺旋形向下延伸,而假腔的增强与排空比真腔

稍延迟。假腔出口可以是单个或多个(图 11 - 38)。

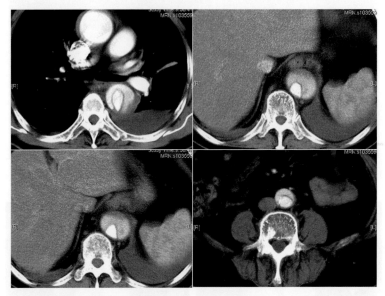

图 11 - 38　主动脉管腔扩大,显示内膜破口及真假双腔

(6) 主要分支血管与夹层的关系:可以显示冠状动脉、头臂动脉、腹腔内脏器动脉及髂动脉起源于真腔或假腔,是否受压推移。如果受夹层累及,可见内膜片线状充盈缺损影自血管开口处伸入分支血管腔内(图 11 - 39)。

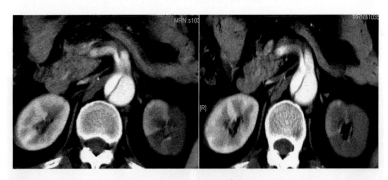

图 11 - 39　显示主要分支血管与夹层的关系

(7) 血栓形成:以假腔内多见,呈无造影剂充盈低密度影(图 11 - 40)。

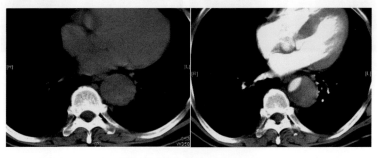

图 11 - 40　显示假腔血栓

（8）主动脉夹层破裂征象：Ⅰ、Ⅱ型夹层常破入心包，呈心包积液表现，积液密度较高。破入胸腔，出现单或双侧胸腔积液。破入纵隔或腹膜后，出现纵隔或腹膜后出血征象。部分夹层假腔外穿形成假性动脉瘤，以弓部多见（图11-41、图11-42）。

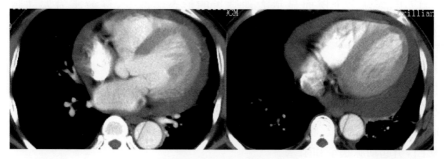

图11-41　主动脉夹层破入心包，形成心包积液

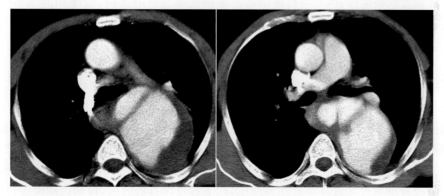

图11-42　主动脉夹层破裂，形成假性动脉瘤

（9）显示主动脉夹层与周围器官的关系：心脏、气管、肺、食管及腹腔脏器的受压推移（图11-43）。

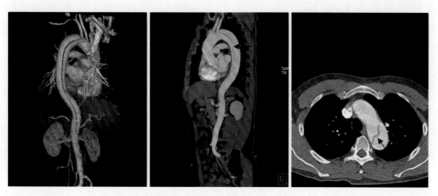

图11-43　主动脉夹层Ⅲb型

三、大动脉炎

大动脉炎是一种非特异性动脉炎性疾病，以节段性侵犯主动脉及其主要分支为特

征。病因仍不清楚,可能与链球菌、结核杆菌、螺旋体等感染有关。因为大动脉炎早期缺乏特异的临床表现,因此早期诊断有一定难度,虽然实验室检查对本病确诊有一定的诊断价值。影像学检查在大动脉炎的诊断中具有重要地位,随着多层螺旋 CT 及后处理技术的发展与应用,能从多个层面显示大动脉炎的形态学改变,逐渐成为大动脉炎的首选检查方法之一。

1. 病理改变

本病是一种以大中动脉管壁中膜损害为主的非特异性全层动脉炎。中膜以弹力纤维和平滑肌细胞损害为主,继发内膜和外膜广泛性纤维增厚。早期,中膜基质黏液性变,胶原纤维肿胀,变性及纤维素性坏死;进而弹力纤维和平滑肌细胞变性、肿胀和坏死。在此基础上出现炎性细胞浸润和肉芽组织增生。晚期主要为动脉全层弥漫性或不规则增厚和纤维化。增厚的内膜向腔内膨凸,引起动脉狭窄和阻塞。

2. 临床表现

大动脉炎发病较缓慢,偶有自行缓解者。根据受累血管的部位、程度和范围不同,症状轻重不一,主要有全身症状和局部症状两方面。

(1) 全身症状:发病早期少数大动脉炎患者有全身不适、发热、出汗、肌痛、严重胸痛或颈部疼痛。

(2) 局部症状和体征:受累血管区域疼痛,出现血管功能异常的症状和体征。

头臂干或锁骨下动脉狭窄可表现为无脉症,患者有一侧或两侧上肢无力、发凉,一侧或两侧上肢脉搏微弱或扪不到,血压低或测不到。颈动脉和椎动脉狭窄可导致头部缺血,发生眩晕、视力减退甚至晕厥及脑卒中,一侧或两侧颈动脉搏动减弱或消失。胸腹主动脉型大动脉炎患者在肩胛骨间或脐周可听到血管杂音,下肢动脉搏动减弱或消失,下肢血压降低或测不出。大动脉炎累及肾动脉可导致肾血管性高血压,严重者可伴有蛋白尿、肾功能减低等肾脏受损的表现。大动脉炎累及主动脉瓣可导致关闭不全,是大动脉炎患者发生左心衰竭的主要原因之一。

3. 临床分型

临床上较常用的为 Lupi Herrera 分型,分为 4 型:Ⅰ型,病变主要累及主动脉弓及其分支;Ⅱ型,病变主要累及降主动脉、腹主动脉及其分支;Ⅲ型,为混合型病变,累及上述两组或两组以上的血管;Ⅳ型,病变主要累及肺动脉。临床上以Ⅱ型、Ⅲ型最为常见。

4. 大动脉炎的 CT 表现

大动脉炎的主要 CT 征象包括:①血管壁增厚,是 CT 诊断大动脉炎的重要征象,可明确显示受累血管管壁增厚,管壁增厚一般呈同心性,增厚较均匀,多累及血管全周。处于活动期病例管壁多数可出现不均匀强化。②管腔狭窄与闭塞,是大动脉炎的常见表现,管腔狭窄多为向心性,多为局限性狭窄,可合并狭窄后扩张表现。③动脉管腔扩张和动脉瘤表现,为大动脉炎的少见征象,多为阻塞性病变后轻度扩张和局部的小囊状膨凸,少数可见病变血管明显扩张、动脉瘤形成。④钙化,此病晚期动脉管壁可出现钙化。⑤侧支循环,随着动脉管腔狭窄程度的不断加重,血栓形成,甚至局部管腔闭塞,侧支循环逐渐形成。如图 11 - 44 所示。

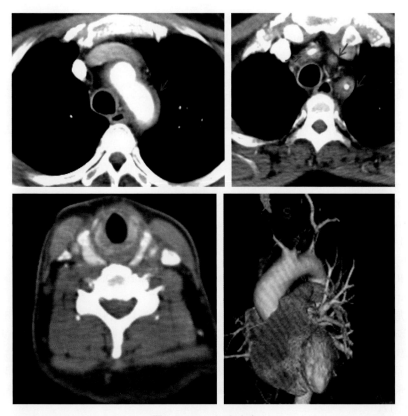

图 11-44 大动脉炎

左锁骨下动脉近段、左颈总动脉、头臂干、右颈总动脉及右锁骨下动脉管壁增厚,左锁骨下动脉及头臂干管腔重度狭窄,左颈总动脉、右颈总动脉及右锁骨下动脉管腔趋于闭塞。主动脉弓管壁增厚,管腔轻度变窄

参考文献

[1] KIMURA-HAYAMA ET, MELENDEZ G, MENDIZABAL AL, et al. Uncommon Congenital and Acquired Aortic Diseases: Role of Multidetector CT Angiography [J]. Radiographics, 2010, 30(1): 79-98.

[2] SAKAKIBARA S, KONNO S. Congenital aneurysms of sinus of Valsalva. A clinical study [J]. Am Heart J, 1962, 63: 708-719.

[3] 杨林,梁长虹,黄美萍,等.心电门控主动脉计算机断层扫描血管造影在主动脉窦瘤诊断中的应用[J].岭南心血管病杂志,2014,20:748-751.

[4] XIN-JIN L, XUAN L, BO P, et al. Modified Sakakibara classification system for ruptured sinus of Valsalva aneurysm [J]. J Thorac Cardiovasc Surg, 2013, 146(4): 874-878.

[5] 陈烁淳,陈丽芳,陈晨,等.成人单纯型主动脉弓离断合并冠心病一例[J].中华心血管病杂志,2019,47(2):151-152.

[6] NAIMO PS, FRICKE TA, LEE MGY, et al. Long-term outcomes following repair of truncus arteriosus and interrupted aortic arch [J]. Eur J Cardiothorac Surg, 2020, 57(2): 366-372.

[7] 熊青峰,付晓荣,陈艳,等.双主动脉弓多层螺旋 CT 血管成像的影像表现与手术治疗[J].实用放射学杂志,2015,31(11):1786-1789.

［8］ VUCUREVIC G，MARINKOVIC S，PUSKAS L，et al. Anatomy and radiology of the variations of aortic branches in 1266 patients［J］. Folia Morphologica，2013，72(1)：113－122.

［9］ 谭仲伦，成官迅，郭晓婷.右位主动脉弓伴起源于 Kommerell 憩室的迷走左锁骨下动脉的影像表现［J］.医学影像学杂志，2019，29(7)：1097－1100.

［10］ 张庆桥，蒋世良，黄连军，等.动脉导管未闭的血管造影分型及临床意义［J］.中华放射学杂志，2004，38(4)：382－385.

［11］ 陈剑魂，李孟云.平片诊断动脉导管未闭一个有价值征象：交角消失征［J］.影像诊断与介入放射学，1996，5(2)：193－195.

［12］ 刘家祎，张楠，温兆赢，等.血管造影评估马方综合征患者主动脉根部直径和 Haller 指数关系的研究［J］.心肺血管病杂志，2017，36(3)：288－292.

［13］ VON KODOLITSCH Y，DE BACKER J，SCHULER H，et al. Perspectives on the revised Ghent criteria for the diagnosis of Marfan syndrome［J］. Appl Clin Genet，2015，8：137－155.

［14］ SEBASTIA C，PALLISA E，QUIROGA S，et al. Aortic Dissection：Diagnosis and Follow-up with Helical CT［J］. Radiographics，1999，19(1)：45－60.

［15］ MCMAHON MA，SQUIRRELL CA. Multidetector CT of Aortic Dissection：A Pictorial Review［J］. Radiographics，2010，30(2)：445－460.

［16］ 罗松，张龙江，周长圣，等.CTA 在大动脉炎诊断中的应用价值［J］.放射学实践，2012，27(8)：816－819.

［17］ 李蓓，史新平，陈文华，等.多层螺旋 CT 血管成像在多发性大动脉炎诊断中的临床价值［J］.中国 CT 和 MRI 杂志，2010，8(1)：58－60

［18］ 史新平，邱建国，聂建新，等.大动脉炎的多层螺旋 CT 诊断［J］.放射学实践，2005，20(1)：37－39

［19］ 马祥兴，张伟，马晓峰，等.多层螺旋 CT 血管成像在大动脉炎中的应用［J］.中华放射学杂志，2007，41(2)：169－171

（夏国金，曾献军）

第十二章

肺动脉 CT

―――― 第一节　肺动脉的大体解剖 ――――

　　肺动脉是输送静脉血至肺的一条粗而短的干,自右心室的肺动脉圆锥发出,在主动脉起始部的前方向左上后方斜升,达主动脉弓的下方,约平第4胸椎体下缘高度,分为左、右肺动脉。在肺动脉的起始部有3个肺动脉瓣,该瓣顺血流开启,逆血流关闭。在肺动脉分叉处稍左侧,肺动脉与主动脉弓下缘之间,有一条结缔组织纤维索相连,称为动脉韧带,或称动脉导管索,是胚胎时期的动脉导管闭锁后所遗留的痕迹。所以在胚胎时期,肺动脉内的血液直接导入主动脉。此动脉导管在生后不久即闭锁,若不闭锁,则称为动脉导管未闭,是先天性心血管疾病之一。

　　左肺动脉较短,向左侧横过胸主动脉和左支气管的前方至左肺门,分为上、下两支进入左肺的上、下两叶;右肺动脉较长,向右侧经升主动脉和上腔静脉的后方,右支气管和食管的前方至右肺门,分为三支进入右肺的上、中、下三叶,左、右肺动脉经肺门入肺后,随支气管的分支而反复分支,越分越细,最后形成包绕肺泡壁的毛细血管网,气体交换即在此进行。所以肺动脉是输送静脉血至肺的功能血管,营养肺的血管来自胸主动脉的分支(支气管动脉)(图12-1)。

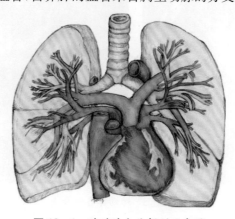

图 12-1　肺动脉大体解剖示意图

第二节　肺动脉的 CT 解剖定位

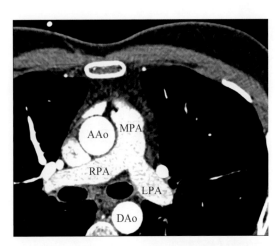

图 12-2　CT 上测量肺动脉主干最佳层面

AAo,升主动脉;MPA,肺动脉主干;RPA,右肺动脉;
LPA,左肺动脉;DAo 降主动脉

在 CT 断层上,肺动脉主干是由心脏发出的最靠前方的血管结构,其特征是肺动脉发出点位于胸骨后方。正常人肺动脉主干的平均直径约 28 mm,进行测量的最佳层面是肺动脉主干分叉水平、与肺动脉主干长轴呈直角及升主动脉外侧(图 12-2)。

右肺动脉发出右肺上叶动脉、中叶动脉和下叶动脉;左肺动脉发出左肺上叶动脉和下叶动脉;左、右肺动脉继续发出各级肺段动脉。右肺动脉干较长,首先发出尖前干,此支向远心端再发出尖段(A1)和前段(A3),右肺动脉干向下延伸走行在叶间裂之间,称为叶间动脉干,发出上叶后段(A2)。右肺中叶动脉分别发出外侧段(A4)、内侧段(A5)。右肺下叶动脉在与中叶动脉相对应的远侧,向后方发出下叶背段支

(A6),此后肺动脉称之为"基底干动脉",向远心端继续发出前内基底段(A7~A8)、后外基底段(A9~A10)。

左肺动脉干相对较短,首先发出前段支(A3),此支在血管组织内包裹,继续向下方发出尖段(A1),经叶间裂发出几支后段动脉(A2)。肺段动脉在叶间裂于后段动脉水平发出一支向后上、一支向前下的血管分支,分别为下叶背段(A6)和舌段动脉(A4 + A5)。左肺动脉经叶间裂继续往下形成下叶的基底干动脉,向远心端继续发出前内基底段(A7~A8)、后外基底段(A9~A10)(图 12-3)。

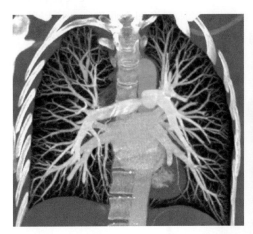
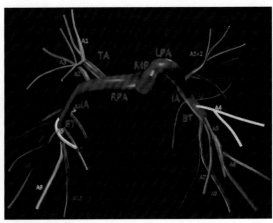

图 12-3　肺动脉各级分支

第三节　CT肺动脉造影的扫描策略

因肺循环血容量较体循环少、肺循环路径短并循环时间短、肺血管顺应性强而其容量受呼吸影响大等特点,CT肺动脉造影(CTPA)检查经常需要面对巨大挑战,这就要求我们在实际工作中,需要根据临床目的、图像需求的不同个性化定制和优化成像参数和对比剂方案,以达到最佳的成像效果。

检查方法:一般情况下为保证图像质量,应给予患者充分的呼吸训练。训练时,应嘱患者以平静呼吸时屏气为佳。考虑到屏气后期横膈出现运动的概率增大,同时为减少上腔静脉内残留对比剂的影响,扫描方向以从足侧到头侧为宜。根据CTPA检查目的的不同,可适当增加一次延迟扫描以获取更多的诊断信息。

(1)扫描条件:管电压一般采用低千伏(70~100 kV),管电流一般设置为自动管电流技术(200~500 mAs,肥胖者需要较高的管电流),层厚5 mm,容积扫描。扫描范围从主动脉弓上1 cm至右膈顶水平。

(2)对比剂及注入方法:对于CTPA的扫描,对比剂的量并非越多越好。因为过多的对比剂会延长其在腔静脉中的显影时间,导致上胸部出现射线硬化伪影,影响图像质量。合适的注射流率也对扫描产生的图像质量起着关键作用,速率过低会导致单位时间内的碘流率不足,影响峰值强化的程度;而速率过高则会增加患者血管内的压力,对于血管条件不佳的患者会增加对比剂外渗的风险。对比剂注射增强扫描一般有两种方式:对比剂团注示踪技术和对比剂团注测试,采用对比剂团注示踪技术理想的对比剂注射流率一般建议不能低于3.5 ml/s,对比剂量根据扫描的时间乘以注射流率所得,同时在对比剂注射后追加0.9%氯化钠溶液30~40 ml,流率一般与对比剂注射流率保持一致;阈值监测点一般放在心尖或肺动脉干。采用对比剂团注测试一般先注射15 ml或20 ml的对比剂和生理盐水,根据达峰时间设置精确的延迟时间,最后乘以注射流率获得对比剂注射总量。低流率能够保证有足够的对比时间窗,能够采集到理想对比的图像,同时低总量能够尽可能避免上腔静脉内伪影对图像的干扰。

(3)图像后处理:将原始数据传输至工作站,应用软件将得到的原始数据进行后处理,轴面重建层厚1~2 mm,并采用MIP、MPR等多种技术对肺动脉进行三维重组。

第四节　肺动脉的相关病变

一、肺动脉高压

肺动脉高压指肺动脉压力升高超过一定界值的一种血流动力学和病理生理状态,可导致右心衰竭,可以是一种独立的疾病,也可以是并发症,还可以是综合征。

肺动脉高压在增强CT的主要表现为肺动脉主干及肺动脉近段管腔的扩张。肺动脉管腔直径大于主动脉或肺动脉主干直径>29 mm,即可诊断为肺动脉高压(图12-4)。

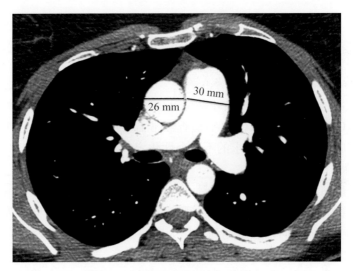

图 12-4　肺动脉管径大于主动脉

二、肺栓塞

肺动脉栓塞（pulmonary embolism，PE）是指内源性或外源性栓子堵塞肺动脉或其分支引起肺循环障碍的临床和病理生理综合征。其中最主要、最常见的种类为肺动脉血栓栓塞（PTE），还包括其他以肺血栓性栓子栓塞为病因的类型，如脂肪栓塞、羊水栓塞、空气栓塞、异物栓塞和肿瘤栓塞。肺动脉栓塞后发生肺出血或坏死者称肺梗死。起源于肺动脉原位者称肺动脉血栓形成。

（一）血管异常

血管异常是肺栓塞最主要也是最直观的表现，根据 CT 平扫及增强具体如下：

1. CT 平扫

（1）局限性密度增高：可见主肺动脉及左右肺动脉，因肺动脉血栓数天至数周发生机化，使血栓呈致密 CT 影，密度越高，血栓机化的程度越高，少数病例可出现钙化。

（2）局限性密度减低：此征象较高密度影少见，表现为血栓密度较周围肺动脉内血液密度低，提示血栓形成时间短，含水平较多，为新鲜血栓。

2. CT 增强

肺动脉内完全或部分充盈缺损，根据血栓在血管内的位置可分为 4 型：

（1）中央型：急性肺栓塞主要表现，即血栓位于血管中央，周围为高密度对比剂，典型的与血管壁成锐角；充盈缺损可能是匍行的，在血管内形成"双轨征"；跨越肺动脉主干的栓子呈鞍形。

（2）附壁环型：血管中心为高密度对比剂，而周围环绕密度栓子，多见于慢性血栓（图 12-5）。

（3）偏心型：栓子位于血管一侧，对侧充盈高密度对比剂，急、慢性血栓均可出现（图 12-6）。

（4）闭塞型：栓塞的血管呈低密度而无对比充盈，容积再现图像显示肺动脉呈残根样改变，急性、慢性肺动脉栓塞均可见。

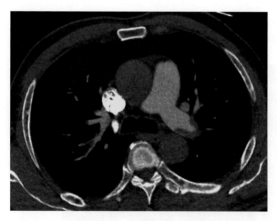

图12-5 CT轴扫可见两肺动脉栓塞,其中左肺动脉提示为附壁环型,右肺动脉提示为多支亚段肺栓塞

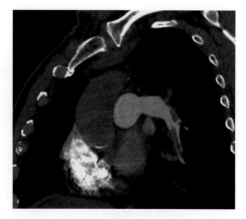

图12-6 MPR重组分别显示左肺动脉栓塞情况,以偏心型为主

（二）胸膜肺实质表现

首先需明白,即使存在广泛的急性肺栓塞,双肺也可以表现为完全正常;最常见的肺实质表现为肺段和亚段的不张,界限不清的局限性磨玻璃密度或肺实变,通常靠外侧三角形分布;肺组织密度可呈"马赛克"样改变,即局限性的血管纹理密度不均或稀疏。急性 PE 患者有30%～35%出现胸膜腔积液,积液可以为单纯的漏出液或血性渗出液。广泛肺栓塞并不是"中央型肺栓塞"或"鞍形肺栓塞"的解剖学名词的同义词,是根据患者生理情况、是否存在超声心动图发现的右心室功能不全以及全身显著的低血压,分为"广泛性""次广泛性"和"低风险性",实为严重程度分型,死亡率有显著差异。

（三）肺动脉增粗

由于血流和压力的升高,肺动脉可变粗,其直径＞3.5 cm 或在 3.0～3.5 cm 且大于同一层面的升主动脉即考虑为肺动脉增粗。注意:肺动脉主干的大小并不是因为右心室内压骤升而变化,而是由于慢性的右心衰竭逐渐扩大。

（四）亚段肺动脉栓塞

亚肺段动脉的栓塞,需要仔细辨认,且易受肿大淋巴结影的干扰;栓塞后可伴有亚段的肺栓塞。

（五）慢性肺栓塞

栓子与肺动脉壁融合在一起,随后出现再次内皮化,导致宽基底栓子常常与血管内皮表面形成斜角;由于血凝块的回缩、机化及早期钙化,可出现栓子的轻度强化;随着时间的推移,栓子可出现再通。栓子的不完全溶解,可导致粘连形成,表现为不规则和扭曲、管腔内分隔影、带状切迹、局部外翻。支气管动脉扩张,最常出现在隆突下区,在慢性肺栓塞发生率50%～68%。肺实质呈"马赛克"样改变,局限性的肺血管纹理分布不均或稀疏,是慢性肺栓塞肺动脉高压的特征性改变,见于 75%以上患者,但仅见于 5%～10%的心源性或原发性肺动脉高压者,具体表现为低密度区域中血管明显变小,而高密度区血管扩张。

三、肺动脉瘤

肺动脉瘤罕见,89%发生位于肺动脉干,仅有11%位于肺动脉分支,累及左肺动脉较右肺动脉多见(图12-7);增强 CT 表现为肺动脉局部囊状、纺锤状扩张,瘤腔与肺动脉管腔相通,巨大肺动脉瘤可压迫周围组织。瘤腔无栓子时,密度均匀;有栓子时出现低密度充盈缺损。肺动脉 CTA 后处理能够清晰显示肺动脉瘤的部位、大小、数目等。

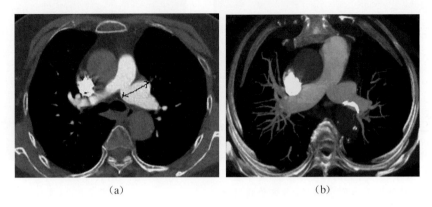

(a)   (b)

图 12-7   CT 轴扫(a)及 MIP 重组(b)提示左肺动脉瘤

四、肺动脉假性动脉瘤

肺动脉壁破裂,血液自破口流出而被血管周围组织包裹形成血肿,CT 见肺内高密度影,边界清晰(图 12-8),通常由创伤所致,亦可由肿瘤或炎症造成(图 12-9)。

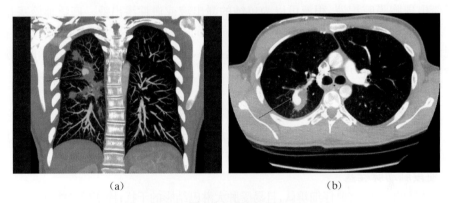

(a)   (b)

图 12-8   肺动脉假性动脉瘤

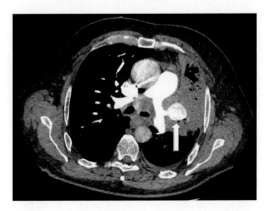

图 12-9   左肺肿瘤引起肺动脉假性动脉瘤

五、肺动脉肿瘤

肺动脉肉瘤表现酷似肺动脉栓塞,肺动脉内充盈缺损或完全闭塞,肿瘤组织沿管壁浸润并匍匐生长致管壁僵硬,可累及远端细小分支,也可累及肺动脉管腔外形成软组织肿块,病变段管腔扩张且不成比例,肿瘤组织可明显强化(图 12 - 10)。

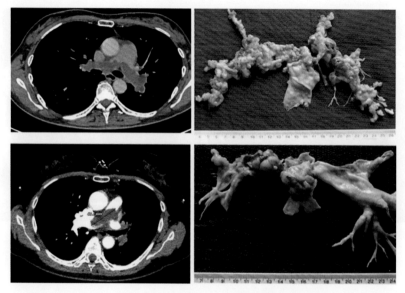

图 12 - 10　两例肺动脉肉瘤沿肺动脉匍匐生长

六、肺动脉大动脉炎

大动脉炎是一种慢性、进行性、非特异的炎性动脉疾病。因此,血管壁增厚是大动脉炎的一个重要征象,增强扫描可见双肺多发的结节或肿块,围绕病变肺血管呈典型的"晕环征","环内"呈低密度,"环外"呈高密度,管壁无强化。平扫管腔密度增高或伴有钙化提示为非活动期;晚期管腔狭窄、闭塞及动脉瘤形成(图 12 - 11)。

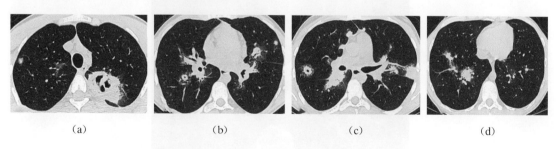

　(a)　　　　　　　　　(b)　　　　　　　　　(c)　　　　　　　　　(d)

图 12 - 11　两肺多发结节及肿块,边缘有"晕环征"

七、肺动脉发育不良

肺动脉发育不良包括肺动脉主干缺如,右肺或左肺动脉近端缺如,常伴其他心血管畸形和肺发育不良及异位肺静脉引流。其CT增强扫描主要征象包括以下几个方面:

（1）直接征象：一侧肺动脉起始部呈盲囊或杵状，边缘光滑，远端无血管结构及分支，肺动脉主干和健侧肺动脉及分支扩张增粗（图 12-12a）。

（2）间接征象：患侧肺透亮度降低，支气管发育异常；两侧肺门不对称，患侧肺门变小；患侧肺或某一节段肺内纹理细小及肺野透亮度增加；健侧肺代偿性肺气肿；纵隔向患侧移位；健侧肺血管增多、增粗（图 12-12b）。

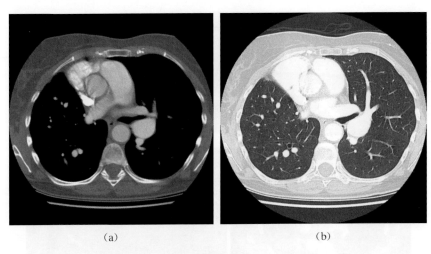

(a)   (b)

图 12-12 右肺动脉发育不良，左肺动脉扩张

八、左肺动脉起源异常

左肺动脉起源异常也称"迷走左肺动脉"或"肺动脉悬吊"，指左肺动脉异常起源于右肺动脉并向后穿行于气管、食管之间，最后进入肺门，绕行的左肺动脉形成血管环，不同程度压迫气管支气管（图 12-13）。

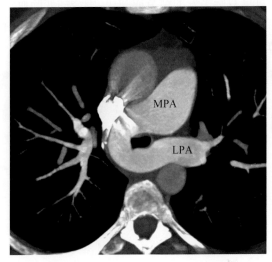

图 12-13 左肺动脉绕行于气管与食管之间并压迫气管

MPA，肺动脉主干；LPA，左肺动脉

•　参考文献　•

［1］HAN D，LEE KS，FRANQUET T，et al. Thrombotic and Nonthrombotic Pulmonary Arterial Embolism：Spectrum of Imaging Findings［J］. Radiographics，2003,23(6):1521 - 1539.

［2］GROSSE C，GROSSE A. CT Findings in Diseases Associated with Pulmonary Hypertension：A Current Review［J］. Radiographics，2010,30(7):1753 - 1777.

［3］FIORE AC，BROWN J，WEBER T，et al. Surgical treatment of pulmonary artery sling and tracheal stenosis［J］. Ann Thoracic Surgery，2005;79(1):38 - 46.

（高轶奕）

第十三章

颈动脉与椎动脉

第一节 颈动脉解剖学特点

颈动脉包括颈总动脉、颈外动脉及颈内动脉。正常人两侧颈总动脉经锁骨关节后方走行，沿食管、气管及喉外侧向上走行，达舌骨平面[1]（即平第5、6颈椎椎体[2]）时分为颈内、外动脉。颈动脉窦是颈总动脉末端与颈内动脉起始的膨大处血管，其血管壁内有压力感受器，能感受血压变化，并能通过压力反射来调节血压。颈内动脉为大脑主要供血血管，颈内动脉入颅后形成大脑前、中循环，两侧颈内动脉分别供应部分间脑组织和双侧大脑半球前3/5脑组织。

颈内动脉可分为7段：

（1）颈段（C1）：起于颈总动脉分叉水平，终止于颈动脉管颅外口。该段颈内动脉同位于其外侧的颈内静脉和后外侧的迷走神经，共同位于颈动脉鞘内。颈动脉鞘是由椎前筋膜折叠形成。在颈内动脉进入颈动脉管水平时，鞘分为两层：内层延续为颈动脉管的骨膜；外层延续为颅底、颅外骨膜。在鞘内，颈内动脉周围包绕脂肪等结缔组织、静脉丛和节后交感神经。颈段通常不发生任何分支。

（2）岩段（C2）：起于颈动脉管颅外口，终止于破裂孔后缘，该段位于颈动脉管骨膜内走行，周围包绕结缔组织、静脉丛和节后交感神经。岩段按其走行方向可分为3部：垂直部、弯曲部（颈内动脉后弯）和水平部（向前、向内走行）。

（3）破裂孔段（C3）。破裂孔并非单一的孔道，而是分为两部分组成：颅外骨膜上的一个孔和一个垂直的管道（由破裂孔周围的骨结构和纤维软骨构成）。破裂孔段起于颈动脉管末端，越过孔部，但不穿过这个孔，而是在破裂孔的垂直管内上升，向着海绵后窦，终止于岩舌韧带上缘。岩舌韧带是颈动脉管骨膜的延续，联结前方的蝶骨小舌和后方的岩尖之间。此韧带远端，颈内动脉进入海绵窦。破裂孔颈内动脉四周为结缔组织、静脉丛和节后交感神经。

（4）海绵窦段（C4）：起于岩舌韧带上缘，终止于近侧硬膜。此段颈内动脉主要走行于海绵窦内，四周为结缔组织、静脉丛和节后交感神经。按其走行方向可分为垂直部、后弯、水平部和前弯。近侧硬膜环是由前床突的内、下面骨膜结合形成，该环是不完整的围绕颈内动脉。此段一般发出两条主要血管分支,为脑膜垂体干和下外侧干。

(5)床段(C5):起于近侧硬膜环,终止于远侧硬膜环。该段较短,长4~6 mm,斜行于外侧前床突和内侧颈动脉沟之间。由于近、远侧硬膜环在后方海绵窦顶部融合在一起,因此该段呈楔形。

(6)眼段(C6):起于远侧硬膜环,终止于后交通动脉起点的近侧。颈内动脉穿过远侧硬膜环后,即进入硬膜内,因此远端硬膜环是颈内动脉硬膜内、外部分的分界线。该段常发出两条主要血管分支,为眼动脉和垂体上动脉。

(7)交通段(C7):起于紧靠后交通动脉起点的近侧,终止于颈内动脉分叉处。一般发出两条主要血管分支,为后交通动脉和脉络膜前动脉。

当颈内动脉先天性迂曲或狭窄时,可引起脑白质慢性缺血、低灌注及缺氧等改变,最终导致脑白质病变及脑组织代谢障碍,使得各个认知领域均有不同程度损伤,整体认知功能下降[3-4]。

颈内动脉的几何解剖结构是形成粥样斑块的一个危险因素,因为它会引起局部血流动力学的改变,使血管内形成涡流,促使斑块和血栓的形成。颈动脉分叉的角度球形分型:以颈总动脉分叉角度≤50°为小角,>50°为大角;颈内动脉球部管腔最宽径与颈总动脉中段管腔直径比值≤1为小球,>1为大球,故可分为4型(图13-1)——小角小球型、小角大球型、大角小球型、大角大球型[5]。局部血流动力学可随着颈动脉分叉角度的不同而发生显著变化,且随着分叉角度的变大,局部血流动力学改变也会越明显,最终血管壁形成颈动脉粥样硬化性斑块的概率就越高[5]。

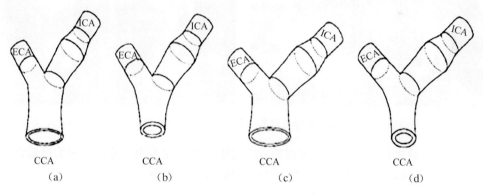

图13-1 颈动脉分叉的角度球形分型

(a)小角小球型;(b)小角大球型;(c)大角小球型;(d)大角大球型

第二节 颈动脉病变

一、颈动脉蹼

颈动脉蹼是位于颈内动脉起始部后壁的腔内突出物,可导致不明原因并反复发作的同侧缺血性脑卒中。既往采用DSA进行诊断,但近年来CTA逐渐被认可,成为诊断颈动脉蹼新的金标准[6,7]。颈动脉蹼较为罕见,以往病例报道较少,好发于 30～40 岁的女性[8]。

其病理基础为动脉内膜纤维及平滑肌细胞异常增生,但并无动脉粥样硬化,是不典型内膜型肌纤维发育不良。典型 CTA 为颈动脉球部后壁有一薄而光滑的膜状充盈缺损[7](图 13 - 2)。鉴别诊断包括:动脉粥样硬化斑块是血管壁的局限性增厚,但并不局限于颈动脉球部后壁;颈动脉夹层也极少局限于颈动脉球部,并常伴壁内血肿或动脉瘤。

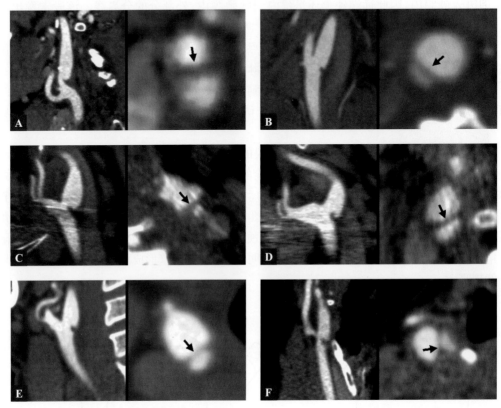

图 13 - 2 颈动脉分叉处 6 例颈动脉蹼的矢状和轴位 CT 血管造影(图片来源于参考文献[7])

颈动脉蹼是缺血性脑卒中未被重视的危险因素。有研究表明其原因可能为动脉蹼处血流速度缓慢,形成湍流,从而产生血栓,进而血栓脱落,栓塞颅内血管[9]。

二、颈动脉粥样硬化

颈动脉粥样硬化是最常见的颈动脉病变,它的存在和脱落是缺血性脑卒中发生的重要因素之一[10]。

颈动脉粥样硬化继续进展,可导致颈动脉闭塞。根据 Bouthillier[11]等分段法,可将颈内动脉闭塞部位分为 7 段:C1 颈段、C2 岩段、C3 破裂孔段、C4 海绵窦段、C5 床段、C6 眼段和 C7 交通段。当患者颈动脉闭塞的部位不同时,其残端形状、钙化情况、Willis 环闭塞形状和软脑膜侧支循环(LMC)状态 4 个方面的影像学表现也不同,如:C1 段闭塞时表现树桩状残端、存在颈动脉钙化、I 形 Willis 环的闭塞和良好的 LMC 状态(图 13 - 3);C4 海绵窦段闭塞时表现矛头状残端、无颈动脉钙化、T 形 Wills 环闭塞和良好的 LMC 状态;C6 眼段或 C7 交通段闭塞时表现条纹状残端、无颈动脉钙化、T 形 Willis 环闭塞和较差 LMC 状态[12]。

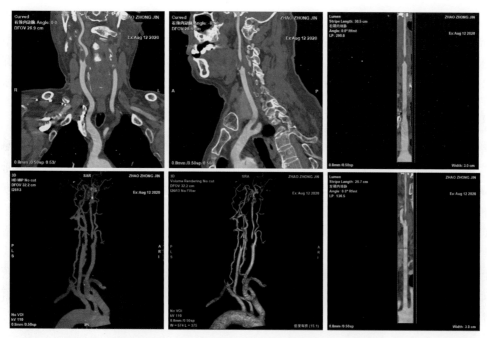

图 13-3　颈动脉分叉处至颈内动脉粥样斑块,局部管腔重度狭窄,至闭塞

三、颈动脉夹层

颈动脉夹层可造成血管狭窄、闭塞、假性动脉瘤样改变或血管破裂,是引起中青年脑卒中的重要原因[13],而且这些年轻患者溶栓治疗后预后并不理想[14]。

起因可分为外伤性和自发性,外伤性主要是颈部的剧烈旋转、按摩、打喷嚏、咳嗽等导致血管壁压力增大,发生血管损伤,最终形成夹层或壁内血肿。自发性主要是马方综合征、肌纤维发育不良、常染色体显性遗传 E-D 综合征、同型半胱氨酸血症、大动脉炎、近期感染、偏头征、高血压等遗传和环境因素综合作用[15]。

颈动脉夹层可发生于各个年龄段,男女发病率相近,好发于 35~50 岁。若颈动脉夹层撕裂位于内膜与中膜之间,则造成血管狭窄,甚至闭塞,若撕裂位于中膜与外膜之间,则形成动脉瘤样扩张,或者两种混合存在向内向外同时扩张,也可以是血管壁本身的滋养血管破裂形成壁内血肿,继而造成管腔狭窄或闭塞。

若病变撕裂范围仅累及血管内膜及内膜下层,CTA 表现为"双腔征"和"内膜瓣",若累及中膜与外膜之间,CTA 表现"动脉瘤样扩张"。此外,间接征象包括:动脉管管腔呈不规则串珠样下行(线样征)、鼠尾征、锥状闭塞(火焰征)等。

四、颈动脉瘤

颈动脉瘤分可发生于颅内段和颅外段,颅外段是指颈总动脉、颈内动脉颅外段和颈外动脉及其分支的动脉瘤,主要好发于颈动脉分叉处,临床上较为少见,发病率在外周血管瘤中为0.4%~4.0%[16]。当发生在颅内段时,是颅内动脉瘤的一种。其主要病理学改变是动脉血管管壁局部性异常扩张、膨出,常呈现囊状、梭状、球状。病因可能与动脉粥样硬化、创伤、感染、先天性血管病变及中层囊性变性等原因有关,但最常见为动脉硬化[17]。主要危害是瘤体破裂出血、局部占位效应、压迫甚至附壁血栓的形成以及栓子脱落致脑梗死等。当发生于颅内段颈动脉瘤破裂时，可发生蛛网膜下腔出血，危害生命。

根据颈动脉瘤的大小可分为：小型动脉瘤，<5 mm；中型动脉瘤，5～10 mm；大型动脉瘤，11～25 mm；巨大型动脉瘤，>25 mm。

五、颈动脉体瘤

颈动脉体瘤发生于颈总动脉分叉部位的颈动脉体，是一种较为少见的化学感受器肿瘤，为副神经瘤的一种良性肿瘤，但可恶变，恶变率为 10%～20%[18]，亦可双侧发病。该病通常呈卵圆形，受舌神经、迷走神经和颈上神经节纤维支配，对动脉血内的二氧化碳、酸碱度和温度等刺激起神经反射作用。少数患者压迫肿块时还可发生晕厥、血压下降和心跳减慢等表现。

CTA 可见瘤体位于颈动脉分叉处，从而导致颈内、外动脉受压移位，颈动脉分叉角度增大，呈"抱球状"或"高脚杯"样包绕颈动脉，为颈动脉体瘤的特异性表现。瘤体的强化方式及强化程度不同于大血管，从而可以观察病变与大血管（颈总动脉及颈内、外动脉）的关系。颈动脉体瘤动脉期明显不均匀强化，瘤体中心多见线状、斑片状低度影，而静脉期可见均匀强化（图13-4）。

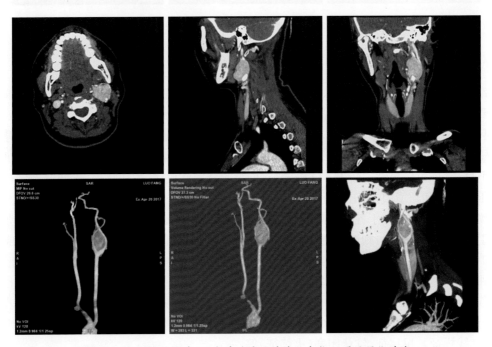

图 13-4　颈动脉体瘤，颈内外动脉呈抱球状包绕一明显强化肿块

第三节　椎动脉解剖学特点

椎动脉正常解剖起源于锁骨下动脉，分为 4 段：颈段、椎体段、枕段和颅内段。颈段，锁骨下动脉发出到 C6 横突孔之间；椎体段，C6～C2 横突孔之间；枕段，C2 横突孔至枕骨大孔之

间；颅内段，枕骨大孔以上，两侧椎动脉颅内回合为基底动脉。

椎动脉先天发育异常包括以下几种。

（1）椎动脉入横突孔位置异常：绕过 C6 横突孔，从 C5～C3 横突孔穿入（图 13－5）。

（2）椎动脉发育纤细：正常椎动脉内径（3.7±0.45 mm），椎动脉全长内径小于 3 mm 诊断为发育纤细（图 13－6）。

（3）椎动脉发育纤细伴横突孔位置异常。

（4）椎动脉起源异常：起源于主动脉弓、颈总动脉、与锁骨下动脉共干起源于主动脉弓（图 13－7）。

（5）单侧双支椎动脉：是最少见的一种椎动脉发育异常类型。

椎动脉发育异常是椎动脉型颈椎病的主要原因之一，从而导致椎基底动脉供血不足，最终导致脑缺血/梗死。

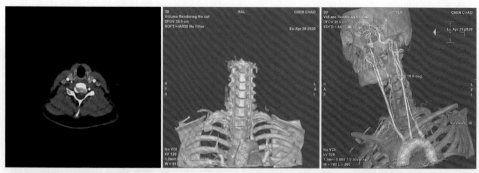

图 13－5　右侧椎动脉入横突孔位置异常：第 4 颈椎水平入横突孔

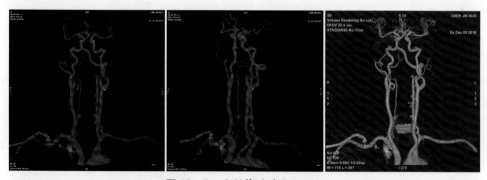

图 13－6　右侧椎动脉全程纤细

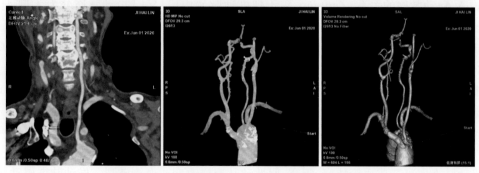

图 13－7　左侧椎动脉开口异常：开口于主动脉弓

<h2>第四节 椎动脉病变</h2>

<h3>一、椎动脉粥样硬化</h3>

椎动脉粥样硬化伴狭窄是引起后循环脑卒中的重要原因，尤其是椎动脉起始段的狭窄多见，其仅次于颈动脉起始段狭窄的发生率。主要是由于椎动脉开口处血管有较大的转折，并且血流由主动脉弓、锁骨下动脉流入椎动脉时基本为直角，局部产生较大的血管切力，内膜容易受损，发生血小板黏附聚集，脂质沉积，血管活性物质被释放，最终逐渐形成动脉粥样硬化斑块，导致管腔狭窄。Qureshi 等[19]研究表明椎动脉狭窄的患者发生脑卒中的概率可高达 10.9%。

CTA 是一种简单、无创的血管造影检查，其对椎动脉粥样硬化伴狭窄的检出率非常高，对椎动脉的闭塞敏感性和特异性更是达 100%[20]，如图 13-8 所示。

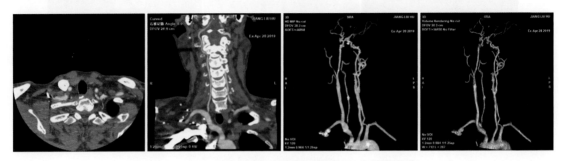

图 13-8 右侧椎动脉起始部粥样斑块，局部管腔狭窄

<h3>二、椎动脉瘤</h3>

椎动脉瘤属于动脉瘤的一种，其病因尚不清楚，可能与先天性缺陷、高血压、感染、创伤及中层囊性变性等原因有关。其主要病理学改变是椎动脉血管管壁局部性异常扩张、膨出，常呈现囊状、梭状、球状。椎动脉瘤可发现于颅内及颅外，在后循环动脉出血中，颅内段椎动脉瘤破裂是最主要的致病因素[21]，最终造成蛛网膜下腔出血，导致患者出现脑血管痉挛、脑水肿、脑梗死及脑积水等多种恶性病理生理改变，其致残率、死亡率高，预后差。

根据小脑后下动脉（posterior inferior cerebellar artery，PICA）与椎动脉（vertebral artery，VA）动脉瘤的关系，Zenteno 等[22]把椎动脉颅内段（V4 段）动脉瘤分为 4 型：Ⅰ 型动脉瘤，位于 PICA 近端，称为 Pre-PICA 型；Ⅱ 型动脉瘤，位于 PICA 旁边，称为 Para-PICA 型；Ⅲ 型动脉瘤，为 PICA 从动脉瘤发出，称为 InPICA 型动脉瘤；Ⅳ 型动脉瘤，位于 PICA 远端，称为 Post-PICA 型动脉瘤。根据不同的类型，外科医生采用不同的手术方式。

根据椎动脉瘤的大小可分为：小型动脉瘤，直径＜5 mm；中型动脉瘤，直径 5～10 mm；大型动脉瘤，直径 11～25 mm；巨大型动脉瘤，直径＞25 mm。

<h3>三、椎动脉夹层</h3>

椎动脉夹层可造成血管狭窄、闭塞、假性动脉瘤样改变或血管破裂。椎动脉夹层动脉瘤是

继发于血管内膜撕裂后血液在压力下通过撕裂的内膜破口进入血管壁,如果血液进入内膜下则形成壁间血肿,即所谓的假腔,可导致管腔狭窄或闭塞,如果血液进入外膜下则形成管壁的瘤样扩张。椎动脉夹层动脉瘤可分为自发性和外伤性两类,自发性可能与肌纤维发育不良、结缔组织病、高血压、糖尿病及高脂血症等有关;外伤性有明确的颈部外伤史。

有文献报道[23],椎动脉颅内段是夹层动脉瘤样扩张最好发的部位,因为这段血管壁内膜有弹性、较厚、外膜较薄,同时中层弹性纤维较少,一旦内膜损伤破裂,高速的血流很容易通过中层进入外膜下形成动脉瘤。病灶形态分为 4 种类型:①动脉瘤样扩张,无狭窄(夹层动脉瘤)。②动脉瘤样扩张伴狭窄(串珠征、珠线征):当血液进入血管外膜下形成瘤样扩张,如伴有壁间血肿形成串珠征,即血管扩张位于血肿中部,形成狭窄-扩张-狭窄影像表现。珠线征即扩张位于壁间血肿的起始部,形成扩张-狭窄的影像表现(图 13 - 9)[24]。③双腔征(内膜片)。④单纯狭窄无扩张(线样征):由于壁间血肿引起管腔狭窄所致,CTA 不仅能显示管腔线样狭窄,还能显示管壁增厚、管径增大及有无造影剂通过。急性期的壁间血肿可显示为稍高密度,这是具有确诊意义的特征性征象[25]。

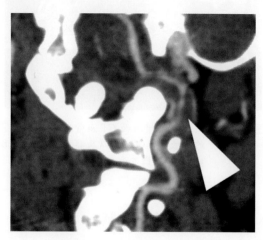

图 13 - 9 左侧椎动脉颅内段外径扩大,伴壁内血肿及偏心性狭窄(图片来自参考文献[24])

四、椎动脉基底动脉扩张症

椎基底动脉延长扩张症(vertebrobasilar dolichoectasia,VBD)是一种尚在研究中的脑血管疾病。据 WHO 研究发现,全世界 VBD 的发病率约为 0.05%,而我国发病率略高于 WHO,约为 0.06%,且近年来发病率出现上升趋势,所以需要提高临床相关诊断水平,才能做到早发现、早治疗。

临床上,VBD 普遍认为属于后循环血管变异性疾病,高血压引起的动脉粥样硬化被认为是 VBD 发生的主要危险因素之一[26]。它的命名和诊断经历了较长时间的争论。最初被命名为"巨大延长基底动脉瘤畸形"或"梭形动脉瘤",20 世纪末才确定其正式命名。近年来,临床对于其诊疗逐渐规范,但在临床影像学诊断方面仍存在一定争议。

椎基底动脉延长扩张症是指基底、椎动脉伸长、扩张、迂曲引发的一系列表现,患者伴有(或不伴有)动脉瘤,病灶局部易出现血栓、微小栓塞,可引发脑梗死及出血等严重并发症,导致患者死亡或致残。VBD 还会引起压迫相邻脑干及神经的症状,最常见累及颅内第 5、7、8 对颅神经,从而带来相对应的临床症状。最常见的症状是三叉神经痛和面肌痉挛和面神经根压迫。其他症状包括震颤、耳鸣,并因前庭蜗神经或神经根受压听力损失;视神经受压导致视力丧失和同名偏盲;与外展、滑车或动眼神经受压有关的复视和霍纳综合征,以及与髓质锥体受压有关的声音嘶哑和吞咽困难。

CT 诊断的特征:VBD 的血管异常改变以基底动脉的直径增大和延长为主要特征,可伴有附壁血栓(图 13 - 10)[27]。其临床诊断中标准为:椎基底动脉延长上端超过床突平面,其长度>29.5 mm,直径>4.5 mm[28]。

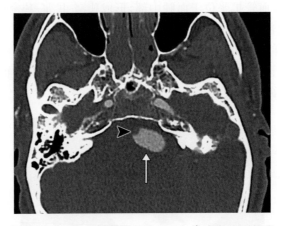

图 13 - 10　斜坡水平横断面 CT 血管造影显示扩张的基底动脉(白箭)以及非闭塞性血栓形成(黑箭)(图片来自参考文献[27])

参考文献

[1] AYLA K, CAN P, HALE O. Localization of the Carotid Bifurcation According to Hyoid Bone and Mandibular Angle [J]. Journal of Morphology,2017,35:901 - 906.

[2] KURKCUOGLU A, AYTEKIN C, OKTEM H, et al. Morphological variation of carotid artery bifurcation level in digital angiography [J]. Folia Morphological,2015,74(2):206 - 211.

[3] MULLER M, VAN DER GRAAF Y, ALGRA A, et al. Carotid atherosclerosis and progression of brain atrophy: the SMART-MR study [J]. Ann Neurol.2011,70(2):237 - 244.

[4] 蒋红焱.颈动脉狭窄与认知功能障碍的关系[J].中国老年学杂志,2014,34(1):77 - 79.

[5] 薛蕴菁,高培毅,林燕,等.基于血管影像的人体颈动脉分叉血流模式分型[J].中国医学影像技术,2013,29(3):476 - 479.

[6] CHOI PM, SINGH D, TRIVEDI A, et al. Carotid webs and recurrent strokes in the era of CT angiography [J]. Am J Neuroradiol,2015,36(11):2134 - 2139.

[7] COMPAGNE KCJ, VAN ES ACGM, BERKHEMER OA, et al. Prevalence of Carotid Web in Patients with Acute Intracranial Stroke Due to Intracranial Large Vessel Occlusion [J]. Radiology,2017,286(3):1000 - 1007.

[8] POLOSKEY SL, OLIN JW, MACE P, et al. Fibromuscolar dysplasia [J]. Circulation,2012,125(18):e636 - 639.

[9] SAJEDI PI, GONZALEZ JN, CRONIN CA, et al. Carotid bulb webs as a cause of "Cryptogenic" ischemic stroke [J]. Am J Neuroradiol 2017,38(7):1399-1404.

[10] FAIRHEAD JF, ROTHWELL PM. The need for urgency in identification and treatment of symptomatic carotid stenosis is already established [J]. Cerebrovascular Diseases, 2015,19(6):355-358.

[11] BOUTHILIER A, VAN LOVEREN HR, KELLER JT. Segment of the internal carotid artery: a new classification [J]. J Neurointery, 1996,38(3):432-433.

[12] 孟淑春,黄贤会,韩兴军等.CTA对不同部位急性颈内动脉闭塞特征的诊断效果评价[J].中国临床医学影像杂志,2018,29(6):413-418.

[13] PUTAALA J, METSO AJ, METSO TM, et al. Analysis of 1008 consecutive patients aged 15~49 with first-ever ischemic stroke: the helsinki young stroke registry [J]. Stroke, 2009,40(4):1195-1203.

[14] HAUSSEN DC, JADHAV A, JOVIN T, et al. Endovascular Management vs Intravenous Thrombolysis for Acute Stroke Secondary to Carotid Artery Dissection: Local Experience and Systematic Review [J]. Neurosurgery, 2016,78(5):709-716.

[15] DEBETTE S, METSO T, PEZZINI A, et al. Association of vascular risk factors with cervical artery dissection and ischemic stroke in young adults [J]. Circulation, 2011,123(14):1537-1544.

[16] SAGAR P, NAMBILLATH AK, MALHOTRA V, et al. Impending Rupture of Internal Carotid Artery Aneurysm Mimicking Peritonsillar Abscess [J]. Indian J Pediatr, 2018,85(10):911-913.

[17] RADAK D, DAVIDOVIC L, TANASKOVIC S, et al. A tailored approach to operative repair of extracranial carotid aneurysms based on anatomic types and kinks [J]. Am J Surg, 2014,208(2):235-242.

[18] ANDERSEN KF, ALTAF R, KRARUP-HANSEN A, et al. Malignant pheochromocytomas and paragangliomas: the importance of a multidisciplinary approach [J]. Cancer Treat Rev, 2011,37(1):111-119.

[19] QURESHI AI, ZI AI WC, YAHIA AM, et al. Stroke-free survival and its detenninants in patients with symptom atic vertebrobasilar stenosis: a multicenter study [J]. Neurosurgery, 2013,52(5):1033-1044.

[20] NGUYENHUYNH MN, WINTERMARK M, ENGLISH J, et al. How accurate is CT angiography in evaluating intracranial atherosclerotic disease? [J]. Stroke, 2008,39(4):1184-1188.

[21] HAO KJ, ZHAO R, HUANG QH, et al. The interaction between stents implantation, PICA involvement and immediate occlusion degree affect symptomatic intracranial spontaneous vertebral artery dissection aneurysm (sis-VADA) recurrence after reconstructive treatment with stents-assisted coiling [J]. Eur Radiol, 2014,24(9):2088-2096.

[22] ZENTENO MA, SANTOS-FRANCO JA, FREITAS-MODENESI JM, et al. Use of the sole stenting technique for the management of aneurysms in the posterior circulation in a prospective series of 20 patients [J]. J Neurosurg, 2008,108(6):1104-1118.

[23] 王益华,王志刚,王成伟,等.颅内段椎动脉夹层动脉瘤的初步分型和介入治疗[J].中华神经外科杂志,2013,29(12):1253-1255.

[24] RODALLEC MH, MARTEAU V, GERBER S, et al. Craniocervical Arterial Dissection: Spectrum of Imaging Findings and Differential Diagnosis [J]. Radiographics, 2008,28(6):1711-1728.

[25] 尹广明,吕俊锋,穆兴国,等.3D-CTA与3D-DSA诊断颅内动脉瘤的对比研究[J].中华神经外科杂志,2013,29(10):1045-1047.

[26] DZIEWASA R, FREUND M, LUDEMANN P, et al. Treatment options in vertebrobasilar dolichoectasia: case report and review of the literature [J]. Eur Neuro, 2003,49(4):245-247.

［27］ SAMIM M，GOLDSTEIN A，SCHINDLER J，et al. Multimodality Imaging of Vertebrobasilar Dolichoectasia：Clinical Presentations and Imaging Spectrum ［J］. Radiographics，2016，36（4）：1129 - 1146.

［28］ SMOKER WR，PRICE MJ，KEYES WD，et al. High-resolution computed tomography of the basilar artery：Normal size and position ［J］. Am J Neuroradiol，1986，7（1）：55 - 60.

（王迩诺）

第十四章

脑血管病变影像

人脑功能复杂,新陈代谢旺盛,虽然人脑重量只占体重的 2%,耗氧量却占全身的 1/5,同时人脑无能源物质的储备,必须依赖丰富的血管网络对其进行血液供应。

第一节　脑的动脉

脑动脉分颈内动脉(internal carotid artery,ICA)和椎-基底动脉。

一、颈内动脉系

(一)颈内动脉的分段

现常用的是 1996 年 Bouthillier 提出七分段法,以数字(C1~C7)顺血流方向标志颈内动脉全程,并考虑到对神经外科具有重要意义的颈内动脉周围解剖。该分段法各段的解剖分界明确,共分为 7 段:C1 颈段、C2 岩段、C3 破裂孔段、C4 海绵窦段、C5 床突段、C6 眼段和 C7 交通段(图 14-1),参见第十三章第一节。

(二)颈内动脉的分支

1. 大脑前动脉

大脑前动脉(anterior cerebral artery,ACA)在视交叉外侧呈直角或近似直角发自颈内动脉,依据行程分为 5 段(图 14-1)。

(1)水平段(A1 段):自起始处向前内经视交叉背面折入大脑纵裂至前交通动脉,该段动脉近似水平位自后外行向前内,横越视神经上方至大脑纵裂。发出内侧豆纹动脉。A1 段上移常提示鞍区占位性病变,大脑前动脉在此闭塞可不产生症状,因远端可以从前交通动脉获得血流。

(2)上行段(A2 段):为前交通动脉至胼胝体膝以下的一段,略呈"S"形向前上行。

(3)膝段(A3 段):呈"C"形环绕胼胝体膝,与胼胝体膝的弯曲一致。

(4)胼周段(A4 段):行于胼胝体沟内,也称胼周动脉,自前向后走行,发出胼胝体动脉。

(5)终段(A5 段):胼周段至胼胝体压部后缘移行为楔前动脉,通常楔前动脉为终段。

大脑前动脉有单干型和双干型,分为中央支、皮质支和胼胝体旁支三组。中央支为内侧豆

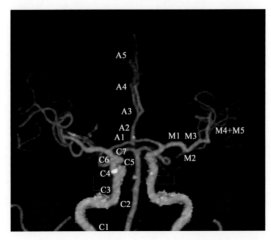

图 14-1　颈内动脉分段(C1～C7)、大脑前动脉分段(A1～
A5)、大脑中动脉分段(M1～M5)

纹动脉,分布于壳、尾状核前部、内囊前肢下部、下丘脑和视交叉的背面等。皮质支有眶动脉、额极动脉、额前动脉、额中动脉、额后动脉、旁中央动脉、楔前动脉和胼胝体后动脉等分布于额前区、中央前后回上部、中央旁小叶、楔前叶和胼胝体。胼胝体旁支为 7～20 支细小的胼胝体动脉,分布于胼胝体和透明隔。左、右大脑前动脉以横支相连称前交通动脉,长约 4 mm,位于脑底的视交叉处。

2. 大脑中动脉

大脑中动脉(middle cerebral artery,ACA)是颈内动脉的直接延续,管径约 4 mm,根据行程分为 5 段(图 14-1)。

(1) 水平段(M1 段、眶后段):位于脑底面,水平向外侧至外侧沟延续为回旋段,其中央支(外侧豆纹动脉)常由此段发出。

(2) 回旋段(M2 段、岛叶段):呈"U"形,在岛叶表面向后上方走行,发出颞前动脉。

(3) 侧裂段(M3 段):隐藏于外侧沟内,又称侧裂动脉,一般分单干、双干和三干 3 种类型,个别为多干型,沿途发出数条皮质支(额底外侧动脉、中央前沟动脉、中央沟动脉、中央后沟动脉、颞中动脉等)分布于大脑半球上外侧面。

(4) 分叉段(M4 段):大脑中动脉主干从外侧沟上端的深面浅出,从发出颞后动脉至分支为顶后动脉和角回动脉处。

(5) 终段(M5 段):为大脑中动脉的终末支——角回动脉。

大脑中动脉的分支有中央支和皮质支两组。中央支为外侧豆纹动脉,分布于壳、尾状核头和体、内囊前、后肢上 2/3 等,是供应纹状体和内囊的主要动脉,易破裂出血,故又名"出血动脉"。皮质支有眶额动脉(额底外侧动脉)、中央前沟动脉、中央沟动脉、中央后沟动脉、顶后动脉、角回动脉、颞后动脉、颞中动脉、颞前动脉和颞极动脉,分布于大脑半球上外侧面的大部分和岛叶。

3. 脉络丛前动脉

脉络丛前动脉一般发自颈内动脉交通段(C7 段),少数起自大脑中动脉或大脑前动脉。此动脉沿视束下面后行,经大脑脚与钩之间,向后进入脉络膜裂下部,终于侧脑室脉络丛。

脉络丛前动脉的分支有皮质支和中央支两组。皮质支分布于海马和沟。中央支分布于内囊膝和后肢的下部、苍白球、杏仁体等。此动脉行程长、管径细，易发生梗死而导致苍白球和海马的病变。

4. 后交通动脉

后交通动脉发自颈内动脉交通段（C7 段）远端，沿视束下面、蝶鞍和动眼神经上方水平行向后内，与大脑后动脉吻合。后交通动脉的中央支分布于内囊后肢、背侧丘脑腹侧和下丘脑等。后交通动脉瘤可压迫动眼神经，引起眼球运动障碍和瞳孔开大。

二、椎-基底动脉系

1. 椎动脉

椎动脉依据行程分为 5 段：①横突孔段（V1 段），椎动脉自第 6～2 颈椎横突孔内上升的部分，该段呈垂直走行；②横段（V2 段），是椎动脉穿出第 2 颈椎（枢椎）横突孔后，横行向外侧的部分；③寰椎段（V3 段），自椎动脉横段的外侧端弯曲向上，再垂直上行穿寰椎横突孔的部分；④枕骨大孔段（V4 段），自椎动脉寰椎段上端水平向后内侧，再弯向上垂直上行入枕骨大孔的部分；⑤颅内段（V5 段），椎动脉入枕骨大孔后，斜向中线上行与对侧同名动脉汇合成基底动脉。

椎动脉颅内段（V5 段）的主要分支有：①脑膜动脉，有 1～2 支，平枕骨大孔处发出，分布于颅后窝的硬脑膜和小脑幕；②脊髓前、后动脉，下行分布于脊髓；③延髓动脉，有 2～5 支，在脑桥下缘高度自椎动脉侧壁发出，绕锥体和橄榄体外行，分布于延髓；④小脑下后动脉，多发自延髓的橄榄中部，弯行向后，经第Ⅸ～Ⅺ对脑神经根丝背面，上行至脑桥下缘，再转折向下进入小脑谷至小脑下面的后部。该动脉行程弯曲，易发生栓塞。

2. 基底动脉

基底动脉由左、右椎动脉汇合而成，经脑桥基底沟上行至脑桥上缘再分为左、右大脑后动脉，主要分支有：

（1）小脑下前动脉：自基底动脉下段发出，行向外下，经展神经、面神经和前庭蜗神经腹侧，分布于小脑下面的前部。

（2）迷路动脉。

（3）脑桥动脉。

（4）小脑上动脉：自脑桥上缘处发出，围绕大脑脚转向后内，经小脑上脚上方至小脑前上缘，分布于小脑上面。

（5）大脑后动脉，依据行程分为 4 段（图 14-2）。①P1 段（交通前段）：大脑后动脉于脑桥上缘、距离小脑上动脉 1～3 mm 处由基底动脉成对发出。在脚间池内沿大脑脚外行，从起始到后交通动脉连接处称 P1 段或交通前段。②P2 段（环池段）：大脑后动脉弓形绕大脑脚后外行，进入环池，于中脑后外面发出颞下分支。从后交通动脉起始至颞下分支起始部止。发出丘脑膝状体动脉、脉络膜后内侧、脉络膜后外侧及

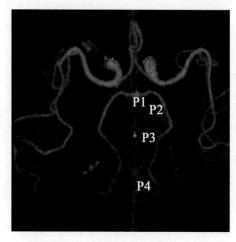

图 14-2 大脑后动脉分段（P1～P4）

四叠体动脉。③P3 段(四叠体段):大脑后动脉绕顶盖而行,而后穿过四叠体池,至丘脑枕处及外侧膝状体下方,在距状沟前端发出顶枕动脉和距状沟动脉两个分支,由 P3 段发出颞下分支和脉络体背侧动脉。④P4 段(终段):大脑后动脉从 P3 末端向后上进入距状沟后分为顶枕动脉和距状沟动脉,为 P4 段。

大脑后动脉的分支有中央支、皮质支和脉络体压支三组:中央支即丘纹动脉,分布于脑干、背侧丘脑、内囊后肢、后丘脑和外侧膝状体等;皮质支有颞下前动脉、颞下中动脉、颞下后动脉、顶枕动脉和距状沟动脉,分布于枕叶和颞叶的底面及内侧面;脉络体压支分布于脉络体后半的上面。

三、大脑动脉环

大脑动脉环(Willis 环)位于脑底及蝶鞍上方,环绕视交叉、灰结节和乳头体等,由前交通动脉和成对的大脑前动脉、颈内动脉末端、后交通动脉和大脑后动脉形成,对脑血液供应的调节和代偿起重要作用。不过,完整的 Willis 环并不常见(图 14-3、图 14-4)。

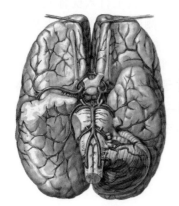

图 14-3 完整的大脑 Willis 环示意图

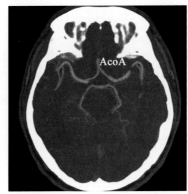
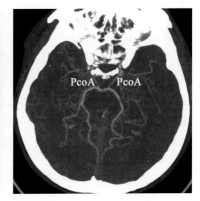

图 14-4 前交通动脉(AcoA)与后交通动脉(PcoA)

第二节 脑的静脉

一、大脑浅静脉

(1) 大脑上外侧面的浅静脉:包括大脑上静脉、大脑中静脉、大脑下静脉(图 14-5)。

(2) 大脑内侧面的浅静脉:按脑叶分为额内侧静脉、中央内侧静脉、顶内侧静脉、顶枕内侧静脉、枕内侧静脉和大脑前静脉 6 组,收集相应区域的静脉血,除大脑前静脉注入基底静脉外,其他 5 条静脉均注入上矢状窦(图 14-6)。

(3) 大脑底面浅静脉:按脑叶分为额下静脉、颞下静脉和枕下静脉,收集相应区域的静脉血。额下静脉注入大脑前静脉,颞下静脉和枕下静脉均注入横窦。

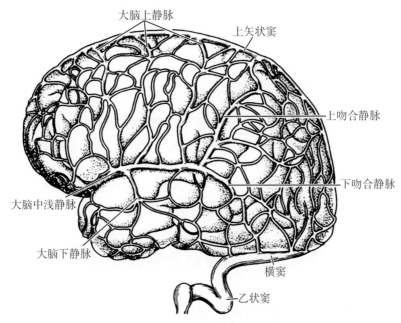

图 14-5 大脑上外侧面的浅静脉

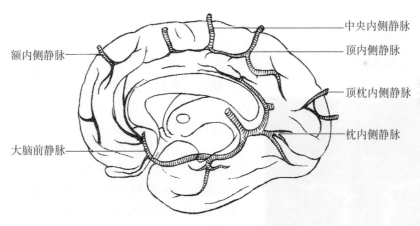

图 14-6 大脑内侧面的浅静脉

二、大脑深静脉

（1）大脑大静脉：又称 Galen 静脉，位于胼胝体压部的下后方，是由左、右大脑内静脉汇合而成的一条短粗的深静脉干。大脑大静脉自前向后走行，在大脑镰与小脑幕相连接处的前端，与下矢状窦汇合后延续为直窦。此静脉壁薄而脆，易破裂出血。

（2）大脑内静脉：位于第三脑室顶上方，由透明隔静脉和丘脑纹状体静脉于室间孔的后上缘处汇合而成；左右各一，自前向后走行，约至第三脑室后方汇合成一条大脑大静脉。其主要属支有透明隔静脉、丘脑纹状体静脉和脉络丛静脉，收集豆状核、尾状核、胼胝体、背侧丘脑、第三脑室和侧脑室脉络丛等处的静脉血。丘脑纹状体静脉与大脑内静脉连接处形成一个向后开放的锐角称静脉角，其形态、位置较恒定，为室间孔和脑血管造影时的标志结构。

（3）基底静脉：是一支较粗大且迂曲的静脉，由大脑前静脉和大脑中深静脉在视交叉侧方的前穿质附近汇合而成。基底静脉沿视束腹侧，绕大脑脚行向后上，经内、外侧膝状体间汇入大脑大静脉。

三、脑底静脉环

（1）脑底静脉前环：又称 Rosenthal 环，由前方的前交通静脉连接左、右大脑前静脉，两侧的左、右基底静脉，和左、右大脑脚静脉及其间的后交通静脉等，共同连接而成。此环基本上与大脑动脉环相伴行，但位置深在，管径细小。

（2）脑底静脉后环：由前方的后交通静脉连接两侧的大脑脚静脉、两侧的基底静脉和后方的大脑大静脉等形成，此环不与动脉伴行，位置较深且偏后。

第三节 颅内血管先天变异

CTA 检查中常常会发现颅内血管的先天变异，尽管大多数变异没有临床意义，但是部分变异可能与动脉瘤形成、缺血性脑病的发生相关。识别这些变异有利于在外科或介入手术前制订更合理的手术方案。

一、动脉变异

（一）窗式和重复

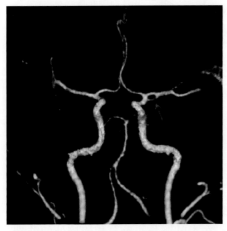

图 14-7 CTA VR 示左侧大脑中动脉 M1 段窗式变异（图片来自参考文献[4]）

脑动脉的窗式和重复是最常见的血管变异。颅内动脉窗式变异表现为血管局限性重复，即 1 支动脉在走行过程中分为 2 支，平行走行一段后再汇合（图 14-7）。成窗的真正原因目前尚不明确，椎基底动脉开窗畸形的发生与其胚胎形成过程密切相关，大脑前、中动脉开窗畸形可能与胚胎时期大脑前、中动脉之间的原始血管网吻合支残留有关。

以往多个研究表明，窗式变异最常见于椎基底动脉系统。Baratha 等报道，脑动脉窗式变异在椎基底动脉发生率为 2.8%，在颈内动脉系统发生率为 0.4%。由于前交通动脉复杂的胚胎学和解剖学形成机制，窗式变异和重复变异也常发生于前交通动脉，以往报道前交通动脉 CTA 发现动脉窗式和重复变异的发生率为 5.3%～6.9%。

颅内动脉窗式变异多为影像学检查偶然发现，与患者的临床表现无明显相关性。颅内动脉窗式变异可与颅内血管的其他病变共存，如动脉瘤、动/静脉畸形等，这可能与开窗血管的两端血流动力学改变导致的压力增加、管壁结构破坏引起的血管壁薄弱有关。但是，Bayrak 等发现 27.5%的窗式变异患者合并动脉瘤，但仅有 2 例的动脉瘤发生于开窗区域。更有 Baratha 等的研究显示，在有窗式变异和没有窗式变异的患者中，动脉瘤的发生率并无显著差异。尽管窗式变异会被认为是动脉瘤发生的风险，但二者并无明确的相关性。

对于需神经介入、头颈部外科手术治疗的患者，术前全面评价头颈血管的解剖与变异，有助于临床医师制订合理的介入和手术方案，提高手术安全性，避免损伤重复血管。CTA 能清楚、直观、准确地诊断颅内动脉窗式变异及所伴有的其他血管病变，可作为窗式变异的首选影像学检查方法。

（二）单根大脑前动脉

单根大脑前动脉是指两侧大脑半球由单根 A2 段供血（图 14-8），临床上可导致两侧大脑半球的缺血。有研究表明，通过 CTA 发现该变异的发生率约 1.2%。当存在两根大脑前动脉，其中一根 A2 段发育不良时，此时主要由健侧的 A2 段供血给两侧大脑半球，也会产生类似的缺血情况，这种情况的发生率约为 1%。在 ACA 相关的血管变异中，A1 段发育不良最为常见，尸检中达 10%，CTA 总检出率约 17.6%。大脑前动脉和前交通动脉是动脉瘤的好发部位，约占颅内动脉瘤的 30% 以上。

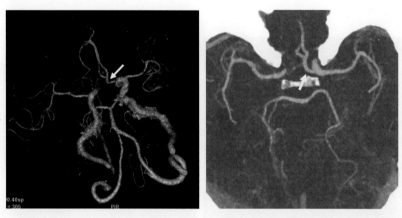

图 14-8　VR 及 MIP 重建：两侧大脑前动脉均由左侧单根 A2 段供血

（三）三倍体的交通后段大脑前动脉

三倍体的交通后段大脑前动脉（triplication of the postcommunical anterior cerebral artery）属于少见的血管变异。由大脑前动脉-前交通动脉复合体处发出的胼胝体周围动脉或胼缘动脉，通常该血管的供应范围主要限于胼胝体，并走行于胼胝体中部，被称作胼胝体正中动脉（median artery of the corpus callosum），有时其形态更粗大，供应范围更广，并与两侧 A2 段共同形成三倍体的远侧段大脑前动脉者就更少见。一旦出现，有关前交通动脉的解剖和造影判断将愈加复杂和困难。

（四）胚胎型大脑后动脉

胚胎型大脑后动脉（fetal-type posterior cerebral artery，FTP）是指直接起源于颈内动脉（internal carotid artery，ICA）系统的大脑后动脉（posterior cerebral artery，PCA），其 P1 段缺如或发育不全。FTP 的形成与胚胎发育时期脑内血流动力学改变有关。胚胎发育后期 P1 段之后的 PCA 接受前后循环的双重供血，若 PCA 发育不良，为了使 PCA 的血供得到代偿，PCoA 不会如期退化，而是保留其最初较粗时的管径，从而形成了所谓的 FTP。Van Raamt 等根据 P1

段是否尚在将 FTP 分为完全型 FTP(complete FTP，cFTP)和部分型 FTP(partical FTP，pFTP)。cFTP 是指 PCA 完全起源于 ICA，与基底动脉间无 P1 段相连；pFTP 是指 PCA 大部起源于 ICA，但与基底动脉之间有纤细的 P1 段相连，且 PCoA 管径粗于同侧 P1 段管径(图 14-9)。研究表明，FTP 的出现率为 4%～46%，男性较女性常见，右侧较左侧常见。

当存在 FTP 时，PCA 与 MCA 均由 ICA 供血，两者间形成的软脑膜侧支循环不能起到沟通前后循环的作用；同时，小脑幕的存在又阻碍了小脑动脉与 FTP 之间形成侧支循环。因此，当同侧 ICA 狭窄或闭塞时，FTP 是脑梗死的高危因素。但是，也有研究表明，FTP 并不会增高缺血性卒中风险。在因椎基底动脉病变引起后循环慢性缺血的患者中，PCoA 会代偿性增粗，沟通前后循环维持血流供应，因此 FTP 在代偿后循环缺血中有重要意义。

PCoA 动脉瘤是指发生在 ICA 与 PCoA 交汇处的动脉瘤，该动脉瘤常见于存在胚胎变异的 Willis 环处，当存在 FTP 时，通过 PCoA 流入 P2 段的血流增加，从而导致动脉瘤形成。由于 PCA 分支比较复杂，且邻近脑干和多组脑神经，手术时为了充分暴露目标动脉，海马及其周围组织常常会受损，因此，PCA 动脉瘤开颅手术难度很大，并发症发生率较高。而 FTP 患者行 PCA 远端动脉瘤栓塞术，较成人型更易出现偏盲。因此在外科或介入手术前制订更合理的手术方案十分重要。

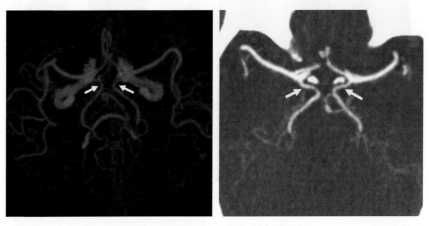

图 14-9　双侧部分型胚胎型大脑后动脉

MIP 重建示：大脑后动脉大部起源于颈内动脉，但与基底动脉之间有纤细的 P1 段相连，且后交通动脉管径粗于同侧 P1 段管径

(五) 椎基底动脉延长扩张症

椎基底动脉延长扩张症(VBD)是以椎基底动脉显著的延长、扩张和移位为特征的罕见脑血管变异性疾病，总人群发病率约为 0.06%～5.8%。目前认为，VBD 与先天动脉弹力层发育不良和后天获得因素有关。国外报道先天因素与 α-半乳糖苷酶 A 基因突变引起的 Fabry 病、马方综合征、镰状细胞性贫血、Pomep 病、Ehlers-Danlos 综合征、PHACES 综合征、常染色体隐性遗传多囊肾病、Ⅰ型神经纤维瘤有关。VBD 发病也可能与 AIDS、水痘-带状疱疹病毒、梅毒、免疫性疾病等后天因素有关。VBD 可无任何症状，也可表现为后循环缺血、出血性卒中、脑积水、脑干及神经受压等。VBD 的临床症状和体征与椎基底动脉扩张、移位、延长的程度，是否继发血栓形成，组织受压程度及小血管的牵拉等因素有关。

对于本病,目前尚没有统一的诊断标准,但均有强调基底动脉长度直径(任意处)>4.5 mm 为扩张;不同的是 Ubogu 等的标准定量了 VBD 的延长,即基底动脉上段超过鞍上池或床突平面 6 mm 以上,或者基底动脉长度>29.5 mm,椎动脉颅内段长度>23.5 mm。而Smoker 等标准的 VBD 延长指基底动脉的任何部位在走行过程中超出了斜坡或鞍背的范围或基底动脉分叉处在鞍上池层面以上。CT 可作为 VBD 筛查的方法,主要表现为病变血管自入颅前即开始迂曲、扩张、增粗,入颅后先越过中线抵达对侧,CTA 显示扩张的基底动脉呈"Z"形(图 14 - 10)。单纯基底动脉扩张延长占 40%、基底动脉继发双侧椎动脉扩张占 2%、双侧椎动脉扩张占 16%。CTA 及 MRI 可较好地反映基底动脉及脑干病变情况。CTA 和 DSA是诊断 VBD 的金标准,DSA 检查的同时,还可以针对基底动脉瘤等并发症进行治疗。

VBD 的动脉直径与脑血管相关死亡率密切相关,直径>4.3 mm 是致命性脑卒中的高危因素,动脉直径每增加 1 mm,卒中致死危险比增加 1.23,这意味着动脉直径增加,脑血管事件的风险也相应增加。目前主要是针对 VBD 的并发症进行治疗,包括颅外-颅内动脉搭桥后基底动脉结扎的外科手术治疗、血管内线圈辅助支架植入术以及针对相应并发症所采取的抗凝抗血小板药物、后颅窝神经血管减压术、脑室-腹腔分流术等治疗手段。

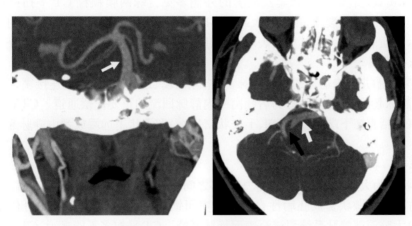

图 14 - 10　椎基底动脉延长扩张症

颈部 CTA MIP 图像示基底动脉(白箭)长度延长,>30 mm,并向左偏移,基底动脉管径>4.5 mm。右侧椎动脉扩张(黑箭)

二、静脉变异

大脑静脉和静脉窦解剖变异较常见,多数无临床症状。CT 平扫通常作为急诊常规检查方法,能够显示静脉病变相关的梗死,有时可显示高密度的血栓,但诊断大脑静脉和静脉窦先天变异的敏感性和特异性较低。CT 静脉成像(computed tomography venography,CTV)是指经静脉注射对比剂,快速容积扫描后,应用三维血管重建技术显示脑静脉系统,能清晰显示颅内静脉的全貌,直观准确地显示静脉与周围结构的关系。

(一)上矢状窦的未发育和发育不全

最常见的是上矢状窦前 1/3 未发育和发育不全,表现为上矢状窦前部缺如,由几条表浅皮质引流静脉在靠近冠状缝处汇合成上矢状窦。上矢状窦前部形态分为 4 种类型:Ⅰ型,一条上矢状窦,引流双侧额叶皮质静脉;Ⅱ型,上矢状窦前段未融合,一分为二,引流双侧额叶皮质静脉;Ⅲ型,上矢状窦前段缺如,双侧额叶皮质静脉代偿性增粗汇入上矢状窦中部;Ⅳ型,一侧上矢状窦前段缺如,额叶皮质静脉代偿性增粗,对侧正常。以上四型上矢状窦形态变异可由CTV 直观显示。

(二) 窦汇的未发育和发育不全

根据窦汇区的直窦、双侧或单侧横窦、上矢状窦等的解剖形态学及引流途径,韩博等将窦汇分为四型:Ⅰ型(完全窦汇型),指上矢状窦、直窦、双侧横窦 4 条静脉汇合于枕内隆凸处;Ⅱ型(不全窦汇型),指上矢状窦、直窦、双侧横窦中任 3 条静脉汇合于枕内隆凸处;Ⅲ型,无窦汇形成,双侧横窦之间有交通;Ⅳ型,其他型。

(三) 乙状窦憩室

乙状窦走行于乙状窦沟内,在颈静脉孔区移行为颈内静脉,与颞骨乳突毗邻,当乳突局部骨质缺损,可发生乙状窦憩室,致临床搏动性耳鸣。CT 平扫及 CTV 表现为乙状窦管腔突起经缺损骨质疝入乳突气房,局部呈囊状、指状向外膨隆,边缘光整。

(四) 蛛网膜颗粒

蛛网膜突入到硬脑膜静脉窦内形成的绒毛状或颗粒状突起称为蛛网膜颗粒,常位于表浅静脉汇入静脉窦处,直窦、上矢状窦及横窦的外侧多见。蛛网膜颗粒 CT 平扫接近脑脊液密度,邻近硬膜边缘缺损或裂隙,颗粒较大或较多时邻近骨质受压变薄。增强扫描时蛛网膜颗粒本身无强化,皮质静脉进入为其典型表现,蛛网膜颗粒近段和远段静脉窦内血流正常。

(五) 永存枕窦

永存枕窦为胎儿期未退化的遗留静脉窦,指除横窦、乙状窦外,直接连接窦汇区与乙状窦末端或颈内静脉起始部的静脉窦,为后颅窝颅内静脉回流的重要代偿通道。CTV 表现为直接连接窦汇区(包括直窦下端、横窦近端、上矢状窦后端)和乙状窦远端或颈内静脉起始部的粗大血管。

(六) 永存镰状窦

永存镰状窦为大脑大静脉与上矢状窦后部之间的硬脑膜静脉通道,出生后镰状窦关闭,若持续存在,称为永存镰状窦或胚胎性直窦。直窦闭锁或发育不良时,镰状窦可代偿性持续开放,将血液由大脑深部静脉系统引流至表面静脉系统。CT 平扫多不能显示,CTV 表现为大脑大静脉或直窦前部与上矢状窦中后 1/3 处相连的条带状强化血管样结构。

第四节 脑血管畸形

脑血管畸形(cerebral vascular malformations,CVM)指脑血管先天性发育障碍引起的脑局部血管数量或结构异常,形成脑血管薄弱环节并可造成局部供血障碍,临床常见类型包括动静脉畸形、颅内海绵状血管瘤、静脉性血管瘤及颅内毛细血管扩张等。CVM 好发于青年,平均确诊年龄约 20~40 岁。多数患者无明显症状,但在紧张、激动等因素致血压升高时可破裂出血,严重者可导致认知障碍甚至危及生命。X 线血管造影(DSA)是临床诊断 CVM 的金标准,但 CT 和 MRI 近年来对脑血管病变尤其是微小病灶的检出率明显提升。

一、脑动静脉畸形

脑动静脉畸形(arteriovenous malformation,AVM)由一团发育异常的血管瘤巢、供血动脉和引流静脉构成,其间无毛细血管连接。它是年轻患者发生自发性脑出血的第二大病因,仅次于动脉瘤出血。其中80%～85%发生于大脑半球。DSA是现阶段诊断AVM的金标准。有文献报道,CTA诊断自发性脑实质出血患者脑血管畸形的敏感度在89%～96%,特异度在92%～100%。CT平扫常表现为边界不清的混杂密度灶,畸形血管影呈等高密度的点、线状改变,可伴钙化,血管间为等密度的脑组织或低密度软化灶,一般无水肿和占位效应,常有脑萎缩改变;破裂出血则表现为脑内血肿,也可破入脑室或蛛网膜下腔。CT增强扫描病变呈点、线状明显强化,可见血管团及引流血管,呈典型的"毛线团样"改变。利用3D-CT可清楚显示病变位置、大小及供血动脉和引流静脉分布情况,能直观显示畸形血管巢与血肿、周围脑组织、颅骨的位置关系(图14-11),其在脑血管疾病的几何学指标测量中具有重要价值,有利于术前定向、放疗定位而最大限度地保护周围脑组织。Turner等的研究提示4D-CTA对最小化AVM的轮廓方面,可能更优于DSA,从而更有利于放疗精确定位。

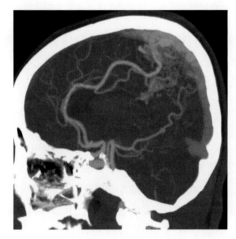

图14-11　脑动静脉畸形

脑动脉CTA MIP图像示顶部异常血管瘤巢,与大脑
中动脉及上矢状窦有粗大供血动脉、引流静脉相连

二、颅内海绵状血管瘤

颅内海绵状血管瘤(cavernous hemangioma,CH)是较为常见的一种脑血管畸形,可见于大脑皮质、皮质下及基底节区等任何脑部组织,但以幕上更为常见,占比约80%,可单发或多发,患者主要表现为癫痫或神经功能障碍。脑内海绵状血管瘤由缺乏肌层和弹力层的薄壁血管窦样结构紧密排列而成,切面呈海绵状,其间没有或极少有脑组织,容易出现反复出血,导致血管壁钙质沉积和含铁血黄素沉着。CT平扫多显示为类圆形等密度或稍高密度影,常伴斑点状钙化灶,增强扫描则可表现为不强化或轻度强化(图14-12)。

三、静脉性血管瘤

静脉性血管瘤(cerebral venous angioma,CVA)是一种病因不明的脑静脉阻塞和侧支代偿性增生,好发于额叶和小脑,组织学表现为单或多支扩张的髓质静脉汇集到一支中心静脉,而后流入静脉窦或深部室管膜静脉,髓静脉管径较正常情况可扩大10～100倍,因此可被影像

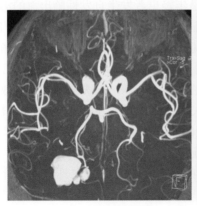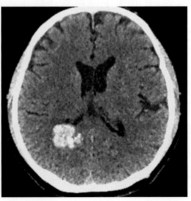

图 14-12 颅内海绵状血管瘤

头颅 MRA 示右侧脑室后角旁异常强化团块,CT 平扫呈团块状高密度影

学检查发现。CT 平扫显示效果不佳,部分患者可见白质病变或钙化灶,增强扫描点状、线样或弧形高密度影向引流静脉汇聚。DSA 在静脉晚期可见楔形或"伞骨"样髓静脉汇聚。MRI 增强扫描髓静脉呈轮辐状强化,逐渐增粗,向中心静脉聚集,呈"水母头"样,是其特征性表现。

四、颅内毛细血管扩张

颅内毛细血管扩张(intracerebral capillary telangiectasia,ICT)是一种罕见的脑血管畸形,为胚胎时期脑血管胚芽发育异常而形成的畸形血管团。该病变较为隐匿,多在尸检时发现,一般病灶体积较小,直径<2 cm,肉眼呈微小的红褐色条状或环形病灶;在显微镜下表现大量扩张的薄壁毛细血管,其间可以看到正常的脑组织。ICT 可以发生在脑和脊髓的任何位置,最常见的发病位置是脑桥和小脑。ICT 临床漏诊及误诊率较高。在 CT 平扫上表现为等、低密度缺血灶,可伴有混杂密度出血灶,少数可伴有钙化,增强扫描可见强化血管影。研究发现,ICT 病灶即使在 DSA 上也大多为阴性。磁敏感加权成像(SWI)对磁化率变化十分敏感、空间分辨率高,是检出 ICT 病灶最敏感的手段。

——— 第五节 急性缺血性脑卒中 ———

急性缺血性脑卒中(acute ischemic stroke,AIS)是指各种原因导致的脑组织供血障碍,从而出现的一系列临床神经功能障碍综合征。急性期的时间划分尚不统一,一般指发病后 2 周内。每年我国新发 AIS 患者超过 200 万人,对 AIS 应早期诊断、早期治疗、早期康复和早期预防,因此早期的准确诊断甚为重要。

对于 AIS 患者需全面评估患者头颈部有无责任血管、血管狭窄位置及程度、梗死区、缺血半暗带以及侧支循环状态,从而制订个体化的治疗方案,改善预后。急诊平扫 CT 可准确识别绝大多数颅内出血,并帮助鉴别非血管性病变,是疑似脑卒中患者首选的影像学检查方法。CTA 可显示颅内大血管近端闭塞或狭窄,但对远端或分支显示有一定局限(图 14-13,图 14-14)。CT 灌注成像(computed tomography perfusion,CTP)可区别可逆性与不可逆性缺血改变,识别缺血半暗带,指导急性脑梗死溶栓治疗及血管内取栓。目前临床上多以 CT 或者 MRI 联合扫描评价为主,但 MRI 有一定的检查禁忌(如安装金属植入物、心脏起搏器等的患者),且 MRA 对重度狭窄血管易过度评估。CT 联合扫描可全面评估头颈部血管、脑灌注及侧支循环状态[7],而 CTP 对大面积脑梗死实用性更高。CTA 结合 CTP 检查可更好地规范脑梗死静脉溶栓的治疗。目前多以 CBF 和 CBV 减低、TTP 和 MTT 延长评判梗死区;CBF 减低、CBV 正常或轻度升高、TTP 和 MTT 延长评判缺血半暗带;侧支循环建立良好区域的血流速度下降,总 CBV 无明显下降,而血流的通过时间延迟,即 CBF 减低、CBV 正常或轻度升高、TTP 和 MTT 延长。随着血管狭窄程度加重,大脑梗死区、缺血半暗带区的出现以及侧支循环形成的概率增加。侧支循环是评价 AIS 发展和预后的关键因素,是制订卒中患者个体化治疗方案的重要前提和基础之一。CTA + CTP 检出不仅可以全面评估全脑灌注状态,通过 CTP 还可准确评估 CBF 减低、CBV 正常或轻度升高区域侧支循环建立情况。Menon 等认为,观察侧支循环的最佳观察时间为动脉期后 5～10 s。

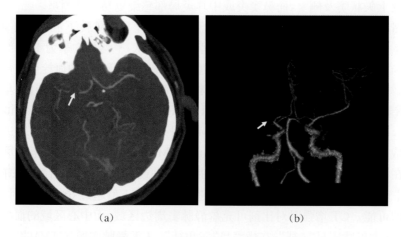

(a)　　　　　　　　　　　　　　(b)

图 14‑13　右侧大脑中动脉 M1 段闭塞

脑动脉 CTA MIP(a)、VR(b)图像示右侧大脑中动脉 M1 段闭塞,MIP 可见闭塞远端血流显示

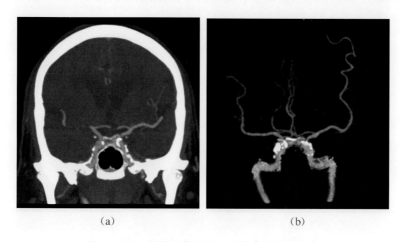

(a)　　　　　　　　　　　　　　(b)

图 14‑14　两侧颈内动脉虹吸段多发钙化斑块

脑动脉 CTA MIP(a)、VR(b)图像示两侧颈内动脉虹吸段多发钙化斑块伴管腔轻微狭窄(<30%)

CT 多模式"一站"扫描可以全面了解头颈部血管形态、狭窄位置及斑块性质,有效评估责任血管,而且能提供全脑灌注参数,为后续治疗方案的选择和预后判断提供参考依据。AIS 治疗的关键是急性期静脉溶栓,对大血管闭塞则采取血管内取栓等治疗,能显著降低致残率和病死率。

第六节　脑静脉窦血栓

脑静脉窦血栓(cerebral venous sinus thrombosis,CVST)形成是一种少见的脑血管病症,发病率占所有脑卒中的 0.5%～2.0%。CVST 的原因与静脉流变学、血管壁变化和高凝状态有关。妊娠、创伤、口服避孕药、肿瘤、感染、脱水、血栓形成症、凝血病等被认为是 CVST 发病的高危因素。静脉窦附近,尤其是中线后部的颅骨凹陷性骨折可压迫静脉窦致血栓形成。创伤更易累及上矢状窦及侧窦,而鼻窦炎或中耳炎局部感染更易累及侧窦。

CVST 临床表现多样且无特征性,多由于静脉栓塞、蛛网膜下腔出血(subarachnoid hemorrhage,SAH)、脑水肿和颅内压增高引起的继发症状,平均死亡率为 15.0%。具体可表现为头痛、恶心、呕吐、视野缺损、癫痫发作、昏睡、昏迷和死亡等。大的血栓形成可能间接影响脑脊液引流,约 15.0% 的患者中存在脑积水,常与较高的死亡风险相关。因此,早期准确诊断 CVST 具有重要意义,CVST 的诊断主要依靠 CT、MRI 及数字减影血管造影(digital subtraction angiography,DSA)等手段,早期识别 CT 及 MRI 平扫征象对提示诊断并采取进一步的磁共振静脉血管成像(magnetic resonance venography,MRV)或 DSA 等检查至关重要。

CVST 在 CT 平扫上多表现为在周围低密度脑水肿或缺血衬托下,沿静脉窦的高密度"细绳征/带"(图 14-15),可存在 2 周以上。研究提示,平扫 CT 值超过 68.5 HU 时,应积极排查 CVST 存在的可能。CT 增强时对比剂可充盈静脉窦周边区域,而中心区域的血栓多因无强化呈充盈缺损,在上矢状窦呈"δ 征",在横窦呈"三角征"。CT 静脉成像(CTV)的三维重建功能,有助于显示主要引流静脉的血栓。但 CT 具有电离辐射,同时存在造影剂过敏的风险,且对脑实质、深静脉和较小静脉的细节显示不够完美射,同时限制了其在 CVST 中的应用。

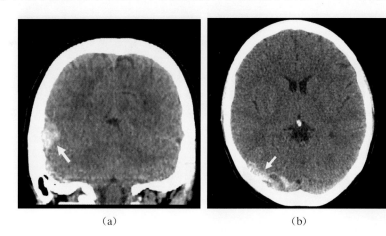

(a)　　　　　　　　　　　　　(b)

图 14-15　右侧横窦血栓形成

CT 平扫冠状位(a)、轴位(b)示右侧横窦区域高密度影

SAH 可为静脉窦血栓形成的首发表现,是由于血栓形成导致皮质静脉压力升高、破裂。SAH 仅限于脑凸面时提示 CVST 存在的可能性,有必要采取进一步的 MRV 成像。CVST 造成的梗死形态及范围与动脉性梗死时的动脉血供区域不符,常跨越动脉供血区域分布,以片状及脑回样为主,边缘模糊,累及皮质下弓形纤维,符合血管源性水肿改变。上矢状窦栓塞患者多累及双侧额顶叶;侧窦栓塞患者多累及同侧颞叶或小脑半球。静脉性脑梗死合并出血更常见,以深部 Galen 静脉受累者尤甚,可能是静脉淤血、小静脉和毛细血管内液体静压升高及脑组织较疏松所致。CT 除可用于 CVST 的诊断外,还可用于治疗效果、预后的评价及随访。

第七节　脑动脉瘤

脑动脉瘤是指由各种因素引起的脑动脉管腔局限性瘤样扩张,发病率约为 0.5% ~ 1.0%,其形成的主要因素有脑动脉管壁的先天性异常、感染创伤、动脉粥样硬化等。脑动脉瘤破裂常导致自发性蛛网膜下腔出血,发病时急骤、隐匿,是造成蛛网膜下腔出血的主要原因之一,严重时可危及患者生命安危,因此及早诊治具有重要意义。脑动脉瘤破裂出血后以恶心、呕吐、发热、剧烈头痛等不典型症状为主,给临床诊断带来一定难度。

DSA 为诊断脑动脉瘤的"金标准",但其作为一种侵袭性检查,检查时间长,操作复杂,辐射剂量大,不适合大规模用于脑动脉瘤的筛查,同时易诱发血管痉挛、栓子脱落等并发症,其采集的图像无法同时显示蛛网膜下腔出血、脑水肿及动脉瘤瘤体内血栓形成等继发表现。

近年来,多层螺旋 CT 脑血管造影技术利用无间隔连续容积扫描技术,在摒除目标动脉血管周围软组织的基础上获取脑部多层灰阶数据,再利用计算机三维重建技术将原始扫描所得数据进行三维立体图像重建,可全方位、多角度地观察载瘤动脉与分支血管之间的关系,尤其可清晰地显示出瘤体位置、大小、形态、瘤颈宽度、有无血栓、血栓大小及瘤体与周围空间的三维关系(图 14-16),并可将动脉瘤体破裂处的尖状小突起清晰显示出来,CTA 原始图像还能发现其他脑内病变。有研究报道称,CTA 与 DSA 对于脑动脉瘤的诊断敏感性和特异性无显著差异,甚至对于颅内动脉瘤的显示能力 CTA 可超过 DSA。同时,随着多层螺旋 CT 脑血管

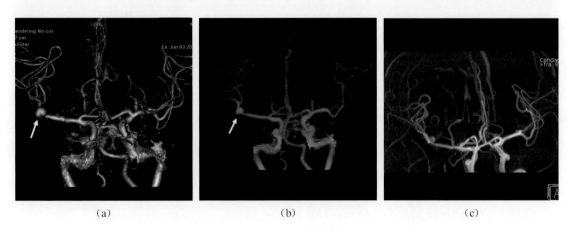

(a)　　　　　　　　　　　(b)　　　　　　　　　　　(c)

图 14-16　右侧大脑中动脉 M2 段动脉瘤

CTA VR(a)、MIP(b)图像示右侧大脑中动脉 M2 段动脉瘤形成。c 为 MRA 图像,与 CTA 显示效果相仿

造影技术的不断革新,患者检查时受到的辐射剂量大幅降低,减少了对人体的伤害。因此,多层螺旋 CTA 目前在临床上是一种可取代数字减影血管造影诊断脑动脉瘤的替代方法。

血管痉挛是造成 CTA 检查误诊、漏诊动脉瘤的主要原因,当蛛网膜下腔出血后,因红细胞破裂,可释放一种促血管痉挛因子,进而减少局部或远端动脉瘤腔血流量,使局部造影剂浓度降低,易漏诊小的动脉瘤。同时,血管痉挛发生后,小血管分叉处可形成局限性膨大,形成锥形突出,容易被误诊为小的动脉瘤。CTA 诊断出现漏诊、误诊的原因还可能与对比剂浓度、注射速度等相关,因此应选取经验丰富的影像诊断医师,以减少外在因素对诊断准确率的影响。

综上,多层螺旋 CT 血管成像诊断脑动脉瘤的确诊率较高,在一定程度上可替代 DSA 检查,有望成为脑动脉瘤的首选诊断措施。

第八节　烟雾病

烟雾病(moyamoya disease,MMD)是以颈内动脉末端及大脑前、中动脉起始部进行性狭窄或闭塞,代偿形成异常血管为特征的脑血管性疾病。好发于儿童和青年人,病因目前尚不明确,可能与免疫介导的炎性损伤有关,亦有报道可能与钩端螺旋体、EB 病毒感染、遗传导致先天血管内膜发育异常等有关。此外,有报道本病有家族聚集现象,发病率及临床表现均存在地区差异。MMD 的病理基础是各种原因引起颈内动脉末端、大脑前、中动脉内皮细胞破坏,内弹力层断裂,中膜肌细胞自断裂处向内膜增生,出现管腔狭窄或闭塞,相应脑组织发生缺血改变,进而代偿形成异常血管网,甚至形成微小动脉瘤,继发的血流动力学改变引起畸形血管内压力增高,极易破裂出血。

2017 年 MMD 诊断与治疗的中国专家共识中,建议对 MMD 患者进行动态的血流动力学及代谢评估的终身随访。影像学检查有 DSA、CTA、MRA、CTP 及高分辨率磁共振成像(HR-MRI)等。对于 CT 较普及的基层医院,CT 在筛查烟雾病中发挥着重要作用。CT 平扫可直接显示 MMD 的脑出血、梗死、软化、萎缩等间接征象,但不具特征性。CTA 可直接显示病变血管,多表现为颈内动脉末端、大脑前、中动脉血管狭窄、闭塞(图 14-17),病变血管的

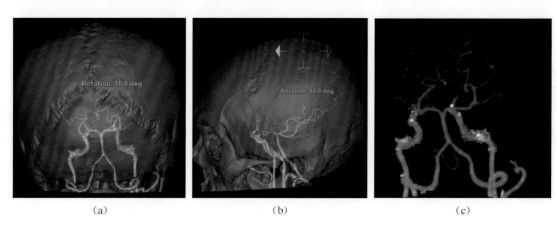

(a)　　　　　　　　(b)　　　　　　　　(c)

图 14-17　烟雾病

CTA VR(a、b)、MIP(c)图像示两侧大脑前、中动脉近端不同程度狭窄、闭塞,远端分支稀疏、浅淡

外径往往要比颅内动脉粥样硬化患者更小，注射造影剂后通常缺乏管壁强化，如果有强化，往往是向心性的。强化特征的不同可能与疾病的期相有关，静止期出现轻微强化或者无强化。CTA还可呈现MMD的多样式侧支循环形式，主要有：①脑基底部异常血管网和额底部异常血管网，是大脑前中部的有效血供来源。②PCA与ACA和MCA末梢间吻合，此类型侧支循环大多见于MMD的早期。③颅外动脉与颅内动脉侧支循环、颈外动脉的分支颞浅动脉和脑膜中动脉通过硬-软脑膜吻合，眼动脉通过眶动脉供应额叶，是MMD晚期重要的侧支循环。烟雾病因侧支循环的存在以及远端细小血管具有自我调节的能力，颅底大血管狭窄严重程度与远端脑组织灌注不能等同，与临床症状的严重程度亦不能等价。

　　血管重建手术是当前治疗MMD最为有效的方法，术前对MMD的脑缺血严重程度的定量评估非常重要。CTP通过静脉团注碘对比剂在特定区域进行快速动态CT扫描，再通过去卷积法或非去卷积法得出包括脑血流量（cerebral blood flow，CBF）、脑血容量（cerebral blood volume，CBV）、平均通过时间（mean transit time，MTT）、达峰时间（time to peak，TTP）的伪彩图，由影像科医师对图像进行分析，选择异常灌注区作为感兴趣区（region of interest，ROI）进行数据测量。CTP能提供多参数的血流动力学信息，其中CBV、CBF可以反映脑组织缺血程度，TTP延长与侧支循环和（或）血流缓慢有关，MTT对区分正常脑组织与缺血脑组织非常敏感。若MTT、TTP延长，CBF正常，CBV升高，则提示脑血管循环储备能力代偿较好，缺血脑组织的供血通过侧支血管代偿，侧支血管纤细而且路径较长，因此出现TTP和MTT的延长；当MTT、TTP延长，CBF降低，CBV正常或轻度减低时，提示脑循环储备代偿能力开始下降。当CBV明显下降时，提示局部脑微循环出现障碍，并且可以指导搭桥分支血管的选择（如额支、颞支等）。

　　CTP具有定量研究、成像快速、无创且无磁敏感伪影等优点，能从血流动力学参数方面定性和定量分析并评估各血管区脑血流状态及脑组织功能状态，同时CTA可显示血管解剖细节。因此，CT技术在诊断MMD的同时，还可指导手术方式选择，并对术后脑血流灌注状态的改善进行评价。

第九节　中枢神经系统血管炎

　　中枢神经系统（central nervous system，CNS）血管炎是一组发生于脑实质、脊髓和软脑膜血管的免疫炎性病变，可累及任何大小的血管，最常侵袭大脑，其次为脑桥和延髓，小脑和脊髓。具体发病机制尚不清楚。CNS血管炎病理类型包括肉芽肿性、淋巴细胞性和坏死性血管炎。患者的临床表现缺乏特异性，与受累血管大小及血管炎病理分型有关，常见表现有头痛、脑出血、脑梗死及视神经炎等。

　　CNS血管炎根据病因学可分为原发性中枢神经系统血管炎（primary angiitis of the central nervous system，PACNS）和继发性CNS血管炎。PACNS是指血管炎局限于脑、脑膜或脊髓，是一种非动脉粥样硬化性的管壁炎症和坏死性病变，常累及柔脑膜和脑实质的中小血管。继发性CNS血管炎为系统性或全身性疾病，如系统性红斑狼疮、风湿性关节炎、硬皮病、皮肌炎、重叠性胶原病和干燥综合征等自身免疫疾病或过敏所引起的血管炎。根据CNS血管炎累及血管的大小分为大、中、小血管炎。颅内大血管包括颈内动脉、基底动脉、椎动脉颅内段、大脑中动脉 M1 段、大脑前动脉 A1 段及大脑后动脉 P1 段等,其病理改变主要为巨细胞性动脉炎和大动脉炎;中血管是指与大脑中动脉分叉远端管径大小相似的血管,中血管炎主要见于结节性多动脉炎和川崎病;小血管是指超出 DSA 分辨力的血管,小血管炎包括 IgA 血管炎、白塞病(图 14-18)、Cogan 综合征、显微镜下多血管炎、嗜酸性肉芽肿性多动脉炎等。而不同类型的血管炎在血管的大小上会有重叠。

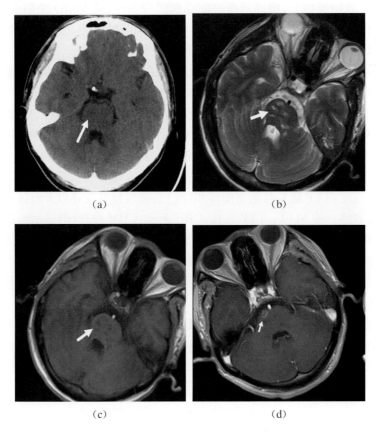

图 14-18　白塞病相关脑血管炎

CT 平扫示脑桥小斑片状低密度影(a);MRI T_2WI 呈多发小斑片状高信号(b),T_1WI 呈稍低信号(c),增强扫码呈环形强化(d)

　　目前临床广泛应用的 PACNS 诊断标准为:①表现为获得性的无法解释的神经或者精神缺损症状;②脑血管造影具有典型的血管炎特征或者脑活检样本证实为血管炎;③除外系统性血管炎和其他造成相似血管造影或病理特征的疾病。诊断继发 CNS 血管炎通常是直接通过组织活检证实,或者基于一种全身性炎症、感染或过敏性病变的基础上间接通过影像方法来诊断。病理学证据是诊断 CNS 血管炎的金标准,但在临床实践中,获得活检病理的机会非常低,因此,诊断标准允许在缺乏其他病因的情况下基于影像学手段做出诊断。

　　传统管腔成像 DSA、CTA 和 MRA 可观察病变血管管腔形态变化,确定病变累及范围,准确描绘血管狭窄、血管闭塞和血管瘤。典型的 CTA 通常表现为节段性多血管累及的特征,包括交替出现的狭窄和扩张,形似串珠,可以是光滑或不规则的,通常发生在双侧,但也可出现在单根血管。受累血管的典型特征表现为光滑、明显、均匀的向心性强化,也可表现为光滑偏心性管壁增厚和强化。其他表现有：动脉瘤、突然中断的多发性闭塞等。管腔成像只能够提供管腔形态的改变，不能反映造成其形态特征的病理过程和机制。

CNS 血管炎的影像表现缺乏特异性，须与可逆性脑血管收缩综合征（reversible cerebral vasoconstriction syndrome，RCVS）、Moyamoya 病、颅内动脉粥样硬化等病鉴别。RCVS 为自限性疾病，表现为突发地反复发作的雷击样头痛，伴或不伴其他的神经系统症状，多是由于软脑膜血管或 Willis 环收缩所致，属非炎症性的血管痉挛，因此 CTA 呈向心性轻度光滑增厚，无强化。Moyamoya 病是一种进展性闭塞性疾病，好发于儿童和青年人，通常累及颈内动脉的末端及 Willis 环，病变血管的外径一般比脑动脉粥样硬化者更小，通常缺乏管壁强化，或向心性强化。颅内动脉粥样硬化通常累及颅内动脉分支的近端或者分叉处，往往呈偏心性增厚、不均匀的轻-中度强化，但也可出现类似血管炎的圆周样管壁强化。

PAVCS 如不及时治疗会导致脑卒中，严重影响患者生活质量，甚至导致死亡，因此，早期确诊并行免疫抑制治疗至关重要。但诊断 CNS 血管炎具有很大难度，尚需进一步的临床、影像、病理等多学科协作与探讨才能实现。

参考文献

［1］HOKSBERGEN A W J，LEGEMATE D A，CSIBA L，et al. Absent collateral function of the circle of Willis as risk factor for ischemic stroke ［J］. Cerebrovascular diseases（Basel，Switzerland），2003，16（3）：191－198.

［2］BHARATHA A，AVIV R I，WHITE J，et al. Intracranial arterial fenestrations：frequency on CT angiography and association with other vascular lesions ［J］. Surgical and radiologic anatomy：SRA，2008，30(5)：397－401.

［3］BAYRAK A H，SENTURK S，AKAY H O，et al. The frequency of intracranial arterial fenestrations：a study with 64-detector CT-angiography ［J］. European journal of radiology，2011，77(3)：392－396.

［4］李文智，罗林，蒋超梅，等. 双能量减影 CTA 对颅内动脉窗式变异的诊断［J］. 医学影像学杂志，2015，25（3）：394－397.

［5］KOVAC J D，STANKOVIC A，STANKOVIC D，et al. Intracranial arterial variations：a comprehensive evaluation using CT angiography ［J］. Medical science monitor：international medical journal of experimental and clinical research，2014，20：420－427.

［6］VAN RAAMT A F，MALI W P T M，VAN LAAR P J，et al. The fetal variant of the circle of Willis and its influence on the cerebral collateral circulation ［J］. Cerebrovascular diseases （Basel，Switzerland），2006，22(4)：217－224.

［7］UBOGU E E，ZAIDAT O O. Vertebrobasilar dolichoectasia diagnosed by magnetic resonance angiography and risk of stroke and death：a cohort study ［J］. J Neurol Neurosurg Psychiatry，2004，75（1）：22－26.

［8］SAMIM M，GOLDSTEIN A，SCHINDLER J，et al. Multimodality Imaging of Vertebrobasilar Dolichoectasia：Clinical Presentations and Imaging Spectrum ［J］. Radiographics，2016，36(4)：1129－1146.

［9］李继振，张立峰，徐兴华，等. 大脑静脉和静脉窦的正常变异及常见病变的影像表现［J］. 国际医学放射学杂志，2018，41(2)：155－159.

［10］SAN M R D，FASEL J H，GAILLOUD P. Unilateral hypoplasia of the rostral end of the superior sagittal sinus ［J］. Am J Neuroradiol，2012，33(2)：286－291.

［11］ LESCHER S，GEHRISCH S，KLEIN S，et al. Time-resolved 3D rotational angiography：display of detailed neurovascular anatomy in patients with intracranial vascular malformations ［J］. Journal of neuro interventional surgery，2017,9(9):887－894.

［12］ SPARACIA G，SPECIALE C，BANCO A，et al. Accuracy of SWI sequences compared to T2*-weighted gradient echo sequences in the detection of cerebral cavernous malformations in the familial form ［J］. Neuroradiol J，2016,29(5):326－335.

［13］ LEE M，KIM M S. Image findings in brain developmental venous anomalies ［J］. J Cerebrovasc Endovasc Neurosurg，2012,14(1):37－43.

［14］ JAGADEESAN B D，DELGADO A J，BENZINGER T L，et al. Postcontrast susceptibility-weighted imaging：a novel technique for the detection of arteriovenous shunting in vascular malformations of the brain ［J］. Stroke，2011,42(11):3127－3131.

［15］ 邹亮,夏鹏飞.CTA 结合 CTP 对预测急性脑梗死患者静脉溶栓预后的价值评估[J].中华神经外科疾病研究杂志,2018,17(162):126－129.

［16］ MENON B K，SMITH E E，MODI J，et al. Regional leptomeningeal score on CT angiography predicts clinical and imaging outcomes in patients with acute anterior circulation occlusions ［J］. AJNR Am J Neuroradiol，2011,32(9):1640－1645.

［17］ KONAKONDLA S，SCHIRMER C M，LI F，et al. New Developments in the Pathophysiology，Workup，and Diagnosis of Dural Venous Sinus Thrombosis（DVST）and a Systematic Review of Endovascular Treatments ［J］. Aging Dis，2017,8(2):136－148.

［18］ NGUYEN H S，DOAN N，GELSOMINO M，et al. Patients with Blunt Traumatic Brain Injury：A Role for Computed Tomography Angiography of the Head to Evaluate Nontraumatic Causes? ［J］. World Neurosurg，2017,101:506－508.

［19］ DAMANI R，MAYER S，DHAR R，et al. Common Data Element for Unruptured Intracranial Aneurysm and Subarachnoid Hemorrhage：Recommendations from Assessments and Clinical Examination Workgroup/Subcommittee ［J］. Neurocrit Care，2019,30(Suppl 1):28－35.

［20］ SASAGAWA A，MIKAMI T，HIRANO T，et al. Characteristics of cerebral hemodynamics assessed by CT perfusion in moyamoya disease ［J］. Journal of clinical neuroscience：official journal of the Neurosurgical Society of Australasia，2018,47:183－189.

［21］ 柴圣婷,夏爽.中枢神经系统血管炎的影像特征及研究进展[J].国际医学放射学杂志,2019,42(1):54－58.

［22］ DUTRA L A，DE SOUZA A W，GRINBERG-DIAS G，et al. Central nervous system vasculitis in adults：An update ［J］. Autoimmun Rev，2017,16(2):123－131.

［23］ MOSSA-BASHA M，HWANG W D，DE HAVENON A，et al. Multicontrast high-resolution vessel wall magnetic resonance imaging and its value in differentiating intracranial vasculopathic processes ［J］. Stroke，2015,46(6):1567－1573.

（陆芳,李铭）

第十五章

肾动脉疾病 CT 诊断

　　肾动脉疾病是一类由多种病因引起的肾脏血管病变,常见的病因有肾动脉发育变异、肾动脉粥样硬化、纤维肌发育不良及血管炎等,其临床表现常为血尿、高血压及肾功能损害等[1]。影像学检查是诊断肾动脉疾病的常用检查方法,包括超声(ultrasound,US)、计算机断层扫描(CT)、磁共振成像(MRI)及数字减影血管造影(DSA)等[2]。利用影像学检查方法精确地诊断肾动脉发育变异、肾血管性高血压、血管炎及血管畸形等肾动脉疾病对临床制订精准的治疗方案具有非常大的帮助。

第一节　肾动脉解剖

　　体循环约 20% 的心排血量通过双肾动脉进入肾脏,双侧肾动脉通常起源于腹主动脉,在第二腰椎椎体水平低于肠系膜上动脉,右侧主肾动脉的主动脉开口通常略高于左侧主肾动脉,主肾动脉长约 4~6 cm,直径约 5~6 mm[3]。每侧肾动脉常见 1 支肾动脉,部分为 2 支,极少数可以有 3 支,4 支及 5 支者罕见。主肾动脉到肾门附近分出第一级分支,为前干和后干,入肾门后在肾内再分出第二级分支,为肾段动脉,其中前干分为 4 个肾段动脉,分别为上段、上前段、下前段、下段,上段和下段为肾上、下极前后面供血,上前段、下前段为肾前区域其他部位供血,来自后干的后段为大部分肾后区域供血,二级分支进一步分为叶间动脉[2](图 15 - 1)。在皮质髓质交界处,每条叶间动脉分叉为 5~7 条弓状动脉,弓状动脉再分叉为小叶间动脉,小叶间动脉供应传入的肾小球动脉[4]。主肾动脉 75% 的血供给肾前 2/3,25% 的血供给肾后 1/3[5]。在腹腔镜供体肾切除术或部分肾切除术、肾动脉狭窄的血管治疗、开放式手术或血管内治疗腹主动脉瘤之前,了解肾血管解剖学的变化是至关重要的[6]。因此,熟悉正常肾动脉解剖对于放射科及临床医生准确诊断和管理肾动脉疾病起着关键作用。

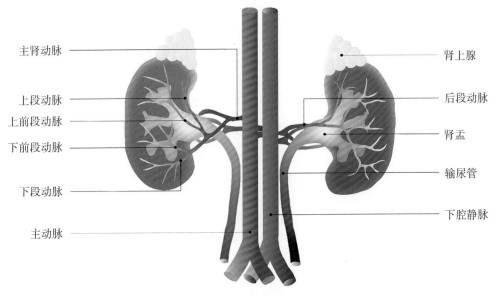

主肾动脉

上段动脉

上前段动脉

下前段动脉

下段动脉

主动脉

肾上腺

后段动脉

肾盂

输尿管

下腔静脉

图 15-1　肾动脉正常解剖及分段示意图

第二节　肾动脉发育异常

　　肾动脉的发育变异较常见,主要分为肾动脉提前分支和副肾动脉两大类[6]。肾动脉提前分支是由肾动脉发出并与肾动脉根部的距离<15 mm 者,可有多支[7]。副肾动脉又称肾副动脉,为功能性终末血管,是存留的胚胎内脏外侧动脉,起源常见于主肾动脉及其分支和腹主动脉,也可起源于肾上腺下动脉、肠系膜上动脉、膈下动脉及髂总动脉等,多由肾上极或下极入肾,根据其与主肾动脉的关系和行程分为 3 类,即上、下极动脉和门动脉,它们分别直接穿入上、下极或经过肾门进入肾脏[6](图 15-2)。副肾动脉是最常见且与临床有密切关系的血管变异,直接决定手术方式及手术相关并发症的发生率[6]。

　　副肾动脉很少出现于胸主动脉下段,常见于主肾动脉下方,当其穿过输尿管的前面,有可能引起梗阻[1]。与从肾门进入肾脏的副肾动脉不同,变异肾动脉也被称为极性动脉,是通过肾门外的被膜进入肾脏的,由于肾段间有缺乏血管的段间组织隔开,动脉分支间无交叉或吻合支,而副肾动脉与肾动脉分支一样,均为肾脏相应区域的终末供血动脉,一旦病变或手术中不慎损伤,即可造成相应区域的缺血坏死[1,8]。因此,充分了解副肾动脉的解剖学特征及临床价值非常重要。多层螺旋 CT 是一种快速和无创的检查工具,可清晰地显示肾动脉和静脉的数量、大小和走行(图 15-3)。

　　肾血管异常在有肾融合和位置异常的患者中更为常见,60%以上的马蹄肾患者有起源于主动脉、髂动脉甚至肠系膜下动脉的多根肾动脉[9]。融合后的肾脏可以由单肾动脉供血,也可以由多肾动脉供血(图 15-4)[10]。

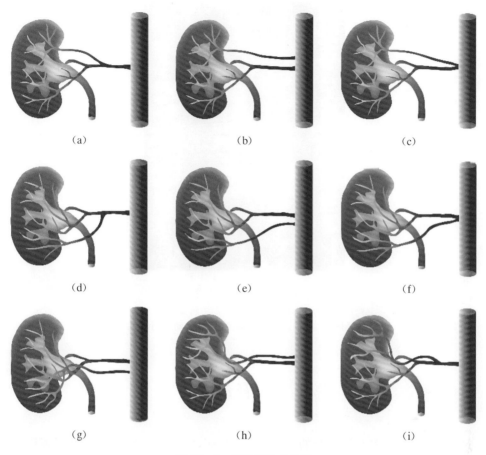

图 15-2 副肾动脉示意图

a.副肾动脉起源于主肾动脉,经肾上极入肾;b.副肾动脉起源于主动脉,经肾上极入肾;c.副肾动脉与主肾动脉共同起源于主动脉,经肾上极入肾;d.副肾动脉起源于主肾动脉,经肾下极入肾;e.副肾动脉起源于主动脉,经肾下极入肾;f.副肾动脉与主肾动脉共同起源于主动脉,经肾下极入肾;g.副肾动脉起源于主动脉,经肾门入肾下极;h.副肾动脉起源于主动脉,经肾门入肾上极;i.副肾动脉起源于主肾动脉,经肾门入肾

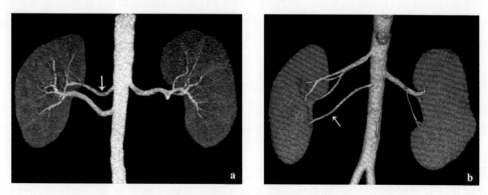

图 15-3 副肾动脉多层螺旋CT图像(图片来源于参考文献[6])

a.冠状面最大密度投影图像,显示右侧副肾动脉供血于右肾上极(白色箭头);b.为冠状面三维重建图像,显示右侧副肾动脉供血于右肾下极(白色箭头)

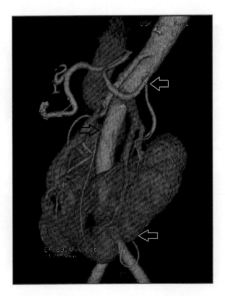

图 15-4　马蹄肾（图片来源于参考文献[10]）

马蹄肾由多动脉供血，第一分支起源于肠系膜下动脉以上
的主动脉（粗箭头），第二分支起源于左髂总动脉（小箭头）

第三节　肾动脉狭窄

肾动脉狭窄是由多种病因引起的一种肾血管疾病，可导致高血压、缺血性肾病和多种长期并发症[11]。肾动脉狭窄常见病因为动脉粥样硬化、纤维肌发育不良（fibromuscular dysplasia，FMD）及大动脉炎等[12]。

一、肾动脉粥样硬化

动脉粥样硬化性肾动脉狭窄是一种外周动脉疾病，常见于高脂血症、有吸烟史和其他并存血管功能不全的老年人，常继发高血压，可并发慢性肾病和终末期肾病，在患有全身动脉粥样硬化性血管疾病的患者中发病率较高[13,14]。

（一）病理生理改变

肾动脉粥样硬化是由于受累肾动脉内膜脂质沉着和坏死组织的积聚，形成粥样斑块，导致肾动脉管腔狭窄，每当有血栓形成或出血，病变逐渐波及动脉中层，伴以纤维组织增生和钙化，造成血管壁和管腔损害，致使肾脏缺血甚至坏死，进一步导致肾功能损害[13]。

（二）影像学表现

肾动脉 CTA 检查是一种非常准确的非侵入性诊断性影像学检查，除了可以准确诊断动脉粥样硬化性肾动脉狭窄之外，还有助于发现有无侧支循环供血于肾脏。动脉硬化性肾动脉狭窄 CTA 表现为肾动脉管壁粗细不均，并可见不同程度的软斑块或钙化斑块，CT 除了可以直接观察肾动脉管腔狭窄程度（图 15-5），还可以观察肾动脉供血区的肾皮质厚度，也可以根据肾实质强化程度判断肾功能情况[1]。

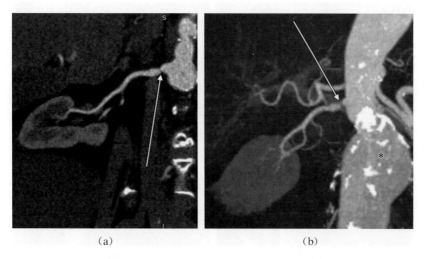

（a）　　　　　　　　　　　　　　（b）

图 15-5　肾动脉管腔狭窄（图片来源于参考文献[1]）。男，82 岁，动脉粥样硬化患者合并
　　　　　高血压。冠状曲面重建图（a）和冠状面最大密度投影图（b）显示肾动脉近端局
　　　　　部重度狭窄（白色箭头）。肾下腹主动脉粥样硬化性改变和梭形动脉瘤（b 中 ＊）

　　肾动脉狭窄率以最窄处与近端血管的管径相比，如果狭窄段位于起始部，则与远端正常管径相比。肾动脉狭窄率（%）= 100×（1−狭窄血管直径/正常血管直径），将肾动脉管径评价分为正常、轻度狭窄（<50%）、中度狭窄（51%～74%）、重度狭窄（75%～99%）和血管闭塞（100%）5 个等级[15,16]。

二、肾动脉纤维肌发育不良

　　纤维肌发育不良（FMD）是一种较为罕见的先天性疾病，且其病情多随年龄而逐步显现，它是一种非炎症性、非动脉硬化性动脉血管病，可导致高血压（HTN）和进行性肾萎缩[17]。FMD 虽然不像动脉粥样硬化那么常见，但仍然是肾动脉狭窄的主要原因之一，是导致肾动脉高血压的一个重要原因，尤其是在年轻女性个体中。FMD 除了可导致肾动脉的狭窄和闭塞外，也可导致动脉瘤或血管夹层[18]。研究发现 FMD 是青年患者卒中的主要病因之一，且随着对其认识加深，发病率逐年增高，近年来颇受重视[19]。

　　（一）病理生理改变

　　FMD 的病因尚不清楚，它被认为既不是炎症也不是动脉粥样硬化过程，但遗传和环境危险因素可能在这种情况下发挥作用[17]。病理上表现为肾动脉壁平滑肌细胞发生成纤维细胞样转化，可见纤维增生、胶原沉积、内弹力板分裂及动脉中层弹力纤维减少等[20]。组织学上，FMD 的分类取决于哪一层血管壁主要受累，肾动脉中膜纤维增生型是最常见的亚型，见于80% 的患者，内膜及外膜纤维增生型较少见[20]。

　　（二）影像学表现

　　FMD 多呈节段性，可单发或多发，主要累及全身中等大小的动脉，以肾动脉和颈内动脉最常见，常为双侧对称病灶[1]。CT 检查可清晰显示肾动脉形态，可以清晰地显示 FMD 病变段肾动脉的各种形态，主要分为 3 种类型：一是串珠样；第二是平滑管状；第三是憩室型。最常见的是串珠样改变，血管狭窄和血管扩张交替出现（图 15-6）；其次是平滑管状改变，常见病变段肾动脉节段性均匀狭窄；憩室型改变较少见，可见肾动脉动脉瘤样扩张[1,20]。

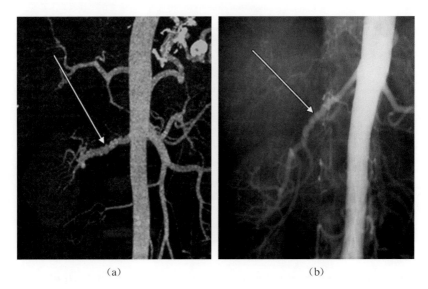

(a)   (b)

图 15-6　52 岁女性 FMD 患者继发性高血压

a. CT 冠状面最大密度投影血管重建显示右侧主肾动脉呈"串珠"样改变(白色箭头),这是 FMD 最常见的亚型。b.DSA 肾动脉造影证实右肾动脉存在多个交替变窄和扩张区域(白色箭头)(图片来源于参考文献[1])

三、大动脉炎

　　大动脉炎是指主动脉及其主要分支的慢性进行性非特异性炎症,导致节段性动脉管壁狭窄甚至闭塞,并可继发血栓形成,发生在肾动脉可引起肾血管性高血压[1]。本病常见于亚洲及中东地区年轻女性,其病因至今未被完全阐明,大部分学者认为本病是一种自身免疫性疾病,可能由立克次体或结核杆菌等病原体感染,继发主动脉壁和(或)其主要分支动脉(如肾动脉)管壁的炎症反应。早期可有乏力、消瘦、低热以及食欲不振、关节酸痛、多汗等非特异性症状,临床易误诊;后期发生肾动脉狭窄时,可引起肾性高血压[21,22]。

　　(一)病理生理改变

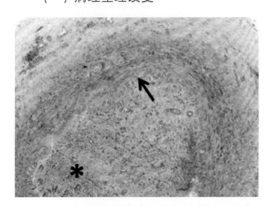

图 15-7　大动脉炎患者活检低倍镜 HE 染色×4 倍图像,显示轻度慢性穿透性炎症浸润,内膜(箭头)部分破碎,可见血管血栓形成(＊号)(图片来源于文献[21])

　　大动脉炎主要累及弹力动脉,如主动脉及其主要分支(肾动脉等),大部分患者病变侵及 2～13 支动脉,以主动脉弓及其分支、腹主动脉伴肾动脉受累最为常见[1]。病理学研究提示大动脉炎为全层动脉炎,常呈节段性分布(图 15-7)[21]。早期受累的动脉壁全层均有炎症反应,伴大量淋巴细胞、巨细胞浸润,以外膜最重,中膜次之[21]。晚期动脉壁纤维化并广泛不规则性增厚和僵硬,肾动脉管腔不同程度的狭窄,内膜广泛增厚,继发动脉硬化和动脉壁钙化伴血栓形成进一步导致管腔闭塞[21]。另外,部分患者因动脉壁弹性纤维和平滑肌破坏,中膜组织坏死,不足以承受血流冲击,导致动脉壁膨胀形成动脉瘤。

（二）影像学表现

影像学检查迄今仍被公认为诊断大动脉炎的重要方法，也是手术治疗的必要依据，它可清晰而准确地显示病变部位和范围。早期可见动脉管壁多发局限性不规则改变；晚期可见管腔狭窄或闭塞，少数呈动脉扩张[1]。CT表现为血管壁周围环形软组织密度影，增强扫描病灶轻-中度强化，CTA可见肾动脉管腔狭窄或其分支与正常血管束交替出现的跳跃性病变，合并动脉瘤不常见[1]。

四、鉴别诊断

肾动脉粥样硬化、纤维肌发育不良及大动脉炎均可引起肾动脉狭窄，根据流行病学史、临床症状及CT表现可鉴别诊断，主要鉴别诊断要点详见表15-1。另外，还需要与肾动脉先天性发育不良鉴别，肾动脉先天发育一般为肾动脉全段纤细伴肾发育不良。

表15-1 肾动脉粥样硬化、纤维肌发育不良及大动脉炎鉴别要点

	动脉粥样硬化	纤维肌发育不良	大动脉炎
发病人群	中老年	任何年龄段	青年
性别	男女均等	女性好发	女性好发
肾性高血压	有	有	有
累及血管壁层面	内膜	中膜	累及全层，以外膜最重，中膜次之
常见血管形态	管壁粗细不均，常见钙化	串珠状	管壁多发局限性不规则改变
血管狭窄	有	有	晚期狭窄
血管狭窄类型	偏心性狭窄	向心性狭窄	向心性狭窄

第四节 肾动脉瘤

肾动脉瘤定义为肾动脉的局部扩张，其直径超过正常肾动脉的2倍[23]。肾动脉瘤在人群中的发病率约为0.1%，多见于平均年龄为50岁的女性[24]。随着影像技术的发展，在影像检查中发现肾动脉瘤的概率是尸检的70倍[23]。肾动脉瘤可分为真性肾动脉瘤、假性肾动脉瘤、肾动脉夹层，按照形态和部位又可分为囊状动脉瘤、梭形动脉瘤和肾内动脉瘤，其中以囊状动脉瘤最为常见[25]。Rundback等[26]将肾动脉瘤分为3型：Ⅰ型为包括起源于主肾动脉或二级分支的囊状动脉瘤；Ⅱ型为梭形动脉瘤；Ⅲ型为叶内型动脉瘤（图15-8）。肾脏动脉瘤通常在影像学检查前没有被临床诊断出来，但如果忽视它们，则会导致灾难性的后果。大多数病例无症状，部分可出

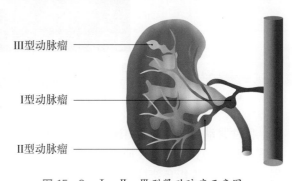

图15-8 Ⅰ、Ⅱ、Ⅲ型肾动脉瘤示意图

现血尿,症状通常由动脉瘤破裂、周围血管栓塞或动脉血栓形成引起,75%的动脉瘤与高血压有关[25]。

一、病理生理

动脉瘤并不是肿瘤,因外观形似"瘤"而得名,它是在一些病理因素作用下,局部薄弱的动脉壁发生扩张并向外膨隆的结果[25]。动脉壁中膜和外膜弹力纤维的强度和顺应性丧失是各种动脉瘤共同的致病环节[24]。

真性肾动脉瘤大多是由于肾动脉壁平滑肌减少和肾动脉中层缺乏,以及肾动脉内膜弹力纤维的丢失或断裂引起,病因有动脉粥样硬化、纤维肌发育不良、血管炎、瘢痣病、胶原蛋白缺乏症等[25,27,28]。

假性肾动脉瘤是由于肾动脉管壁局部破裂,在肾动脉周围形成包裹血肿与肾动脉相通并囊状突起,常见于肾动脉钝性或穿透性创伤,动脉壁或邻近组织的炎症(侵蚀动脉)、感染,以及外科、内窥镜和放射治疗等继发的医源性创伤[24]。

肾动脉夹层是动脉内膜和中膜撕破、血流往下冲时,动脉外膜就扩张膨胀成动脉瘤,可见动脉真腔与假腔被撕裂的内膜片分隔,常见于高血压患者[29]。

二、影像表现

真性肾动脉瘤 CT 平扫于肾动脉走行区域可见类圆形或梭形软组织密度影,增强扫描动脉期肾动脉瘤体内可见造影剂充填(图 15-9),动脉瘤合并附壁血栓可见动脉瘤边缘充盈缺损,部分可见动脉瘤壁钙化;CTA 显示肾动脉局部瘤样扩张[30]。

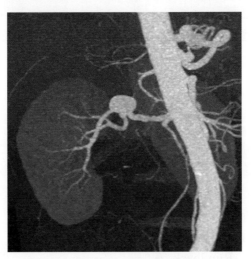

图 15-9　51 岁,女性,高血压合并 RAA 患者。CTA 的最大
密度投影显示右肾动脉分支的直径为 2.0 cm 的
囊状动脉瘤(图片来源于 Al-Katib S 等[1])

假性肾动脉瘤 CT 平扫通常表现为动脉旁混杂密度肿块,增强后肿块不均匀强化,强化团与肾动脉有颈相连;CTA 或 DSA 造影可见肾主动脉局限性囊状突出,内见对比剂影充盈,其周围可见低密度影环绕(图 15-10),发病时间长假性肾动脉瘤边缘可见钙化[27]。

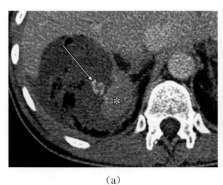
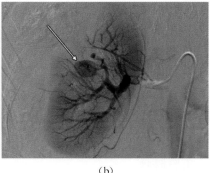

(a)　　　　　　　　　　　　　　　　(b)

图 15-10　48 岁女性,医源性假性动脉瘤患者,因右肾上极乳头状肾细胞癌行肾部分切除术后,持续性腰痛及血尿。a.轴位 CT 图像显示右肾上极(﹡)的肾内囊状造影剂填充(箭头);b.血管内治疗时的 DSA 血管造影显示右肾上极假性动脉瘤(箭头)(图片来源于 Al-Katib S 等[1])

　　肾动脉夹层 CT 平扫可见肾动脉血管壁钙化斑块内移,增强扫描动脉期可见撕裂内膜片将动脉真腔与假腔分隔[1,31](图 15-11)。

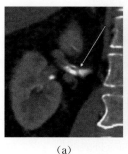
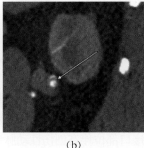
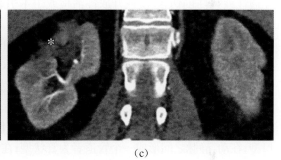

(a)　　　　　　　　　(b)　　　　　　　　　　(c)

图 15-11　孤立的自发性肾动脉夹层,47 岁男性,急性发作右侧腰痛。CTA 冠状面(a、c)和矢状面(b)显示右肾动脉腔内撕裂的内膜瓣(a 和 b 中的箭头)。c.右肾上极有缺血性改变(﹡)(图片来源于 Al-Katib S 等[1])

三、鉴别诊断

　　根据临床病史及结合 CTA 检查可了解动脉瘤的部位、大小、数目、载瘤动脉及瘤内有无附壁血栓,且往往血管造影显示的瘤腔影像小于瘤体实际大小是其特征,为诊断、鉴别诊断真性动脉瘤、假性动脉瘤及夹层动脉瘤提供了依据。以上 3 种动脉瘤的鉴别要点见表 15-2。

表 15-2　真性动脉瘤、假性动脉瘤及夹层动脉瘤鉴别要点

	真性动脉瘤	假性动脉瘤	夹层动脉瘤
常见病因	动脉硬化/感染	外伤/手术	动脉中层坏死/高血压
动脉瘤形态	类圆形/梭状	囊状	节段性/全段扩张
动脉壁破裂	无	有	偶见
动脉壁三层结构	有	无	有
撕裂内膜片	无	无	有

第五节　肾动静脉交通性疾病

动静脉交通广泛存在于全身各组织器官,实现局部血流的急速调节,发生在肾的动脉静脉交通性疾病主要包括肾动静脉瘘(renal arteriovenous fistula,RAVF)和肾动静脉畸形(renal arteriovenous malformations,RAVM)[1]。

一、肾动静脉瘘

RAVF 是一种肾动静脉发育异常,由于异常血管网络构成的病灶,导致肾动脉和肾静脉之间出现异常交通连接[32]。RAVM 通常有肉眼血尿等临床症状,是由于血管内压力异常升高导致小静脉破裂流入肾盏而引起的[32]。其他症状包括肾血管性高血压、高输出量心力衰竭和腰痛等[33]。

RAVF 是一种没有毛细管床介入的动静脉异常交通疾病,可分为先天性和后天性两类[34]。先天性 RAVF 是肾动静脉之间形成细小的蔓状交通支,多见于肾实质内。后天性 RAVF 多由于穿透性或钝性创伤、经皮或开放性活检或手术引起的肾动脉和邻近静脉之间交通[1]。

(一)病理生理

RAVF 是一种具有恶性肿瘤的生物学行为的良性病变,病变不断发展和蔓延,常累及邻近的组织和器官,分为先天性或后天性[35]。先天性 RAVF 是由于胚胎的中胚层在发育演变过程中动静脉之间残留的异常通道[35]。根据瘘口大小及发生部位,在病理上分为 3 种类型[35,36]:①干状动静脉瘘;②瘤样动静脉瘘;③混合型动静脉瘘。后天性 RAVF 是由于创伤性动静脉之间形成的瘘口,有洞口型、管状型和囊瘤型 3 种类型[35,36]。受伤动、静脉紧密粘连,通过瘘口而直接交通者谓洞口型;在动、静脉之间形成一个管道者为管状型;在瘘口部位伴有创伤性动脉瘤者称囊瘤型[35,36]。

(二)影像表现

肾脏的 CTA 可清晰显示 RAVF 的供血动脉,动脉期早期就可见粗大的引流静脉显影(图15-12),并可观察覆盖在瘘管上的肾实质可能因血管分流引起的缺血而发生萎缩[1]。另外,CT 检查可显示肾出血、肾实质钙化及血管壁钙化。

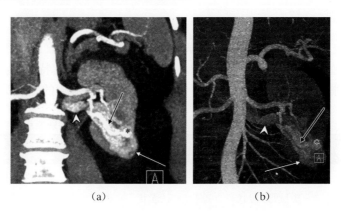

(a)　　　　　　　　　　(b)

图 15-12　56 岁女性,RAVF 与肾下极肾细胞癌患者

冠状面薄层 MPR 图像(a)和最大密度投影图像(b)显示左肾下极有一个不均匀强化肿块(白色箭头)。肿块上缘可见粗大引流静脉(*)与供血动脉(黑色箭头)沟通,并在动脉早期的肾静脉(箭头)显影(图片来源于 Al-Katib S 等[1])

二、肾动静脉畸形

肾动静脉畸形(renal arteriovenous malformation，RAVM)是指肾内动静脉系统之间的异常交通，部分患者可出现肉眼血尿，是由于血管内压力异常升高导致小静脉破裂成肾盏而引起的[37]。其他症状包括肾血管性高血压、高输出量心力衰竭和腰痛。按有无外伤可分为外伤性和非外伤性RAVM；按病灶形态可分为海绵状及卷状RAVM两种类型，海绵状RAVM由单一动脉供血，卷状RAVM由多根动脉供血[1]。

(一)病理生理

RAVM是动脉与静脉通过瘘管直接连接而形成的复杂血管团，此处动脉的肌层发育不完善，引流静脉常因短路的血流速度太快而扩张，二者之间没有毛细血管床，这些异常血管的生成与发展过程尚未被阐明，有研究发现血管活性蛋白的无序生产可能与RAVM具有相关性[37]。

(二)影像表现

CT平扫可显示肾出血、肾实质及血管壁钙化，RAVM合并的动脉瘤及静脉扩张CT平扫表现为圆形或椭圆形软组织密度肿块，难以与其他肾脏肿块鉴别。RAVM在CT增强早期可见同侧肾静脉和下腔静脉强化(图15-13)。非外伤性RAVM根据供血动脉及引流静脉的数量多少可分为3型[37](表15-3，图15-14)。在Ⅰ型和Ⅱ型RAVM中，供血动脉和(或)引流静脉出现动脉瘤样扩张，动脉分支弯曲并明显扩张，CTA可明确瘘管位置，也可以显示动脉瘤或静脉瘤样扩张的壁内血栓[37]。Ⅲ型RAVM由多个节段或叶间动脉分支供血分流，CTA可清晰显示肾窦及周围多处迂曲扩张的血管影[37]。

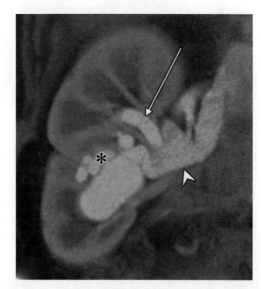

图15-13　RAVM患者伴血尿，冠状CTA显示供血动脉(长白箭头)、病灶(＊)和扩张的引流静脉(短白箭头)(图片来源于Al-Katib S等[1])

表15-3　RAVM分型及CTA特点

分　类	CTA特点
外伤性RAVM	单一根供血动脉和引流静脉之间瘘管形成，常合并假性动脉瘤形成
非外伤性RAVM	
Ⅰ型	一根或几根供血动脉分流至一根扩张的引流静脉
Ⅱ型	多根微动脉分流至一根扩张的引流静脉
Ⅲ型	小动脉和小静脉之间有多处分流，形成复杂的血管网

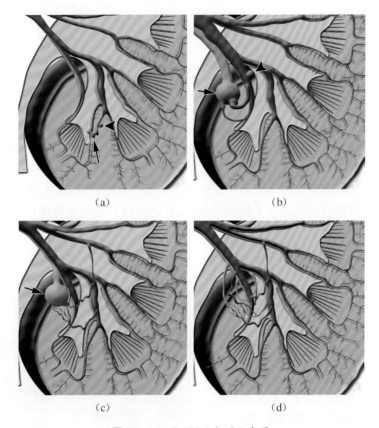

图 15 - 14　RAVM 分型示意图

a. 外伤性 RAVM：由肾损伤引起的动静脉直接交通，可见瘘管（长箭头），外伤性 RAVM 长合并假性动脉瘤（段箭头）。b～d 为非创伤性 RAVM。b. Ⅰ型：可见一条或多条供血动脉经瘘管引流到粗大的引流静脉，引流静脉瘤样扩张（长箭头），供血动脉亦可并发动脉瘤（短箭头）。c. Ⅱ型：多条小供血动脉分流至瘤样扩张的引流静脉（长箭头）。d. Ⅲ型：小动脉和小静脉之间的可见多重分流，具有复杂的血管网络（或病灶），通常由多支供血动脉和多支引流静脉组成（图片来源于 Maruno M 等[37]）

（三）鉴别诊断

　　RAVF 主要与 RAVM 鉴别，RAVF 是动静脉之间出现直接异常沟通，两者间没有毛细血管床，大多数 RAVF 是获得性的，通常见于医源性损伤，如肾活检术或经皮肾造口术等，大多数患者无症状，但也可表现为血尿与腰痛[1]。RAVM 属于发育异常，表现为肾动静脉之间通过异常血管网构成的"瘤巢"相互沟通，常见肉眼血尿、肾性高血压、心力衰竭及腰痛等症状[1]。

• 参考文献 •

［1］ AL-KATIB S, SHETTY M, JAFRI SM, et al. Radiologic Assessment of Native Renal Vasculature: A Multimodality Review［J］. Radiographics, 2017, 37(1): 136 - 156.

［2］ BEDAYAT A, HASSANI C, PROSPER AE, et al. Recent Innovations in Renal Vascular Imaging［J］. Radiol Clin North Am, 2020, 58(4): 781 - 796.

［3］ D'ANTONI A, V. Gray's Anatomy, the Anatomical Basis of Clinical Practice, 41st edition［M］. Clinical Anatomy Official Journal of the American Association of Clinical Anatomists & the British

Association of Clinical Anatomists. 2016.

［4］KLATTE T，FICARRA V，GRATZKE C，et al. A Literature Review of Renal Surgical Anatomy and Surgical Strategies for Partial Nephrectomy［J］. Eur Urol，2015，68（6）：980-992.

［5］ROCCO F CG. Renal anatomy，physiology and its clinical relevance to partial nephrectomy［M］. Robotic Urologic Surgery. 2011.

［6］TURKVATAN A，OZDEMIR M，CUMHUR T，et al. Multidetector CT angiography of renal vasculature：normal anatomy and variants［J］. Eur Radiol，2009，19（1）：236-244.

［7］聂思，彭德昌，李海军，等. 多层螺旋 CT 血管成像对肾动脉解剖变异的评价［J］. 中国医学影像学杂志，2016，24（10）：775-777.

［8］ZARGAR H，ZARGAR-SHOSHTARI K，LAYDNER H，et al. Anatomy of Contemporary Partial Nephrectomy：A Dissection of the Available Evidence［J］. Eur Urol，2015，68（6）：993-995.

［9］NATSIS K，PIAGKOU M，SKOTSIMARA A，et al. Horseshoe kidney：a review of anatomy and pathology［J］. Surg Radiol Anat，2014，36（6）：517-526.

［10］MAJOS M，MAJOS A，POLGUJ M，et al. Diameters of Arteries Supplying Horseshoe Kidneys and the Level They Branch off Their Parental Vessels：A CT-Angiographic Study［J］. J Clin Med，2019，8（4）：464.

［11］COOPER CJ，MURPHY TP，CUTLIP DE，et al. Stenting and medical therapy for atherosclerotic renal-artery stenosis［J］. N Engl J Med，2014，370（1）：13-22.

［12］GISTERA A，HANSSON GK. The immunology of atherosclerosis［J］. Nat Rev Nephrol，2017，13（6）：368-380.

［13］SCHOEPE R，MCQUILLAN S，VALSAN D，et al. Atherosclerotic Renal Artery Stenosis［J］. Adv Exp Med Biol，2017，956：209-213.

［14］HANSEN KJ，EDWARDS MS，CRAVEN TE，et al. Prevalence of renovascular disease in the elderly：a population-based study［J］. J Vasc Surg，2002，36（3）：443-451.

［15］SCHOENBERG SO，KNOPP MV，LONDY F，et al. Morphologic and functional magnetic resonance imaging of renal artery stenosis：a multireader tricenter study［J］. J Am Soc Nephrol，2002，13（1）：158-169.

［16］HIRSCH AT，HASKAL ZJ，HERTZER NR，et al. ACC/AHA Guidelines for the Management of Patients with Peripheral Arterial Disease（lower extremity，renal，mesenteric，and abdominal aortic）：a collaborative report from the American Associations for Vascular Surgery/Society for Vascular Surgery，Society for Cardiovascular Angiography and Interventions，Society for Vascular Medicine and Biology，Society of Interventional Radiology，and the ACC/AHA Task Force on Practice Guidelines（writing committee to develop guidelines for the management of patients with peripheral arterial disease）—summary of recommendations［J］. J Vasc Interv Radiol，2006，17（9）：1383-1397.

［17］STEIGER HJ，TUROWSKI B. Fibromuscular dysplasia［J］. N Engl J Med，2004，351（5）：509-510.

［18］BOLEN MA，BRINZA E，RENAPURKAR RD，et al. Screening CT Angiography of the Aorta，Visceral Branch Vessels，and Pelvic Arteries in Fibromuscular Dysplasia［J］. JACC Cardiovasc Imaging，2017，10（5）：554-561.

［19］SHIVAPOUR DM，ERWIN P，ESH K. Epidemiology of fibromuscular dysplasia：A review of the literature［J］. Vasc Med，2016，21（4）：376-381.

［20］LEWIS S，KADIAN-DODOV D，BANSAL A，et al. Multimodality imaging of fibromuscular dysplasia［J］. Abdom Radiol（NY），2016，41（10）：2048-2060.

［21］MARITATI F，LANNUZZELLA F，PAVIA MP，et al. Kidney involvement in medium- and large-vessel vasculitis［J］. J Nephrol，2016，29（4）：495-505.

[22] CHEN Z, LI J, YANG Y, et al. The renal artery is involved in Chinese Takayasu's arteritis patients [J]. Kidney Int, 2018,93(1):245 - 251.

[23] GONZALEZ J, ESTEBAN M, ANDRES G, et al. Renal artery aneurysms [J]. Curr Urol Rep, 2014, 15(1):376.

[24] HENKE PK, CARDNEAU JD, WELLING TH 3RD, et al. Renal artery aneurysms: a 35-year clinical experience with 252 aneurysms in 168 patients [J]. Ann Surg, 2001,234(4):454 - 462.

[25] NOSHER JL, CHUNG J, BREVETTI LS, et al. Visceral and renal artery aneurysms: a pictorial essay on endovascular therapy [J]. Radiographics, 2006,26(6):1687 - 1704.

[26] RUNDBACK JH, RIZVI A, ROZENBLIT GN, et al. Percutaneous stent-graft management of renal artery aneurysms [J]. J Vasc Interv Radiol, 2000,11(9):1189 - 1193.

[27] CURA M, ELMERHI F, BUGNOGNE A, et al. Renal aneurysms and pseudoaneurysms [J]. Clin Imaging, 2011,35(1):29 - 41.

[28] LAWRIE GM, MORRIS GC JR, GLAESER DH, et al. Renovascular reconstruction: factors affecting long-term prognosis in 919 patients followed up to 31 years [J]. Am J Cardiol, 1989,63(15):1085 - 1092.

[29] JEONG MJ, KWON H, KIM A, et al. Clinical Outcomes of Conservative Treatment in Patients with Symptomatic Isolated Spontaneous Renal Artery Dissection and Comparison with Superior Mesenteric Artery Dissection [J]. Eur J Vasc Endovasc Surg, 2018,56(2):291 - 297.

[30] 李硕丰,杨琳,陈然,等. 肾动脉瘤多层螺旋 CT 血管成像的表现[J]. 临床放射学杂志,2011,30(12): 1844 - 1846.

[31] YOON K, SONG SY, LEE CH, et al. Spontaneous Renal Artery Dissection as a Cause of Acute Renal Infarction: Clinical and MDCT Findings [J]. J Korean Med Sci, 2017,32(4):605 - 612.

[32] CHIMPIRI AR, NATARAJAN B. Renal vascular lesions: diagnosis and endovascular management [J]. Semin Intervent Radiol, 2009,26(3):253 - 261.

[33] INUI T, FRANKEL D. Renal Arteriovenous Malformations: A Rare Vascular Cause of Back Pain [J]. Ann Vasc Surg, 2017,42:62. e9 - 62.

[34] KAWASHIMA A, SANDLER CM, ERNST RD, et al. CT evaluation of renovascular disease [J]. Radiographics, 2000,20(5):1321 - 1340.

[35] DUQUE JC, MARTINEZ L, TABBARA M, et al. Vascularization of the arteriovenous fistula wall and association with maturation outcomes [J]. J Vasc Access, 2020,21(2):161 - 168.

[36] MUKENDI AM, RAUF A, DOHERTY S, et al. Renal arteriovenous malformation: An unusual pathology [J]. SA J Radiol,, 2019,23(1):1704.

[37] MARUNO M, KIYOSUE H, TANOUE S, et al. Renal Arteriovenous Shunts: Clinical Features, Imaging Appearance, and Transcatheter Embolization Based on Angioarchitecture [J]. Radiographics, 2016,36(2):580 - 595.

（刘志铎）

第十六章

上腔静脉正常解剖与异常的 CT 表现

静脉是运送血液回心的血管,起始于毛细血管,止于心房。静脉的数量比动脉多,管径较粗;与伴行的动脉相比,静脉管壁薄而柔软,弹性也小。全身的静脉分为肺循环的静脉和体循环的静脉,而上腔静脉系是体循环静脉的一部分,主要收集头颈部、上肢及胸部等上半身的静脉血。上腔静脉(superior vena cava, SVC)从身体的上半部分将无氧静脉血送到右心房。SVC 先天性变异偶发,可以是合并心血管畸形或综合征发生,也可以在建立静脉通路或在其他检查目的的影像学中首先被识别;获得性异常可以是内源性的,也可以是外源性的;CT、MRI 及传统静脉造影等影像检查技术在诊断 SVC 先天性和获得性疾病中均发挥着重要的作用[1],在此仅介绍 CT。

———— 第一节　上腔静脉的胚胎发育 ————

胚胎学知识有助于理解上腔静脉的先天性畸形。在胚胎第 4 周,3 对主静脉负责胚胎体的引流。前主静脉引流胚胎头部,后主静脉引流体部,二者汇流入一对短的共同主静脉后最终引流入静脉窦(图 16-1)。以后左、右两侧出现吻合,这样左侧的血液可以直接流入右侧(图 16-1)。右前主静脉的近段、右总主静脉和右静脉窦口在中纵隔的右侧组成了常见位置的 SVC。右后主静脉组成了奇静脉的一部分。在左侧,部分左前主静脉组成了左上肋间静脉和相邻的左头臂静脉,而其余左总主静脉退化成 Marshall 韧带。后主静脉退化,静脉窦左角变成冠状静脉窦。

———— 第二节　上腔静脉的解剖 ————

上腔静脉由左、右头臂静脉汇合而成。它沿着右中纵隔走行引流入右心房,左侧有气管和升主动脉。上腔静脉的平均长度是 $7.1 \pm 1.4\,cm$,成人的最大直径是 $21 \pm 0.7\,cm$[2]。奇静脉是上腔静脉的主要分支,由右腰静脉向上穿右膈脚进入后纵隔而成,于胸主动脉和食管胸段的右后方沿脊柱右前方走行,沿途收集大部分右肋间后静脉、半奇静脉、副半奇静脉、食管胸段、心包及主支气管的静脉。至第 4 胸椎高度,奇静脉弯向前方形成奇静脉弓,跨右侧肺根上方注入上腔静脉。除了奇静脉外,还有其他静脉(如食管静脉、心包静脉等)也直接引流入上腔静脉(图 16-2)。

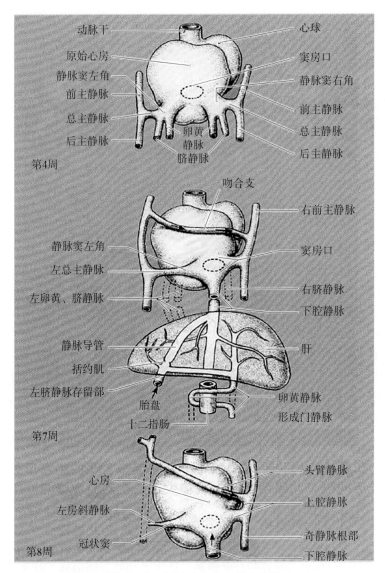

图 16-1　SVC 的胚胎发育示意图

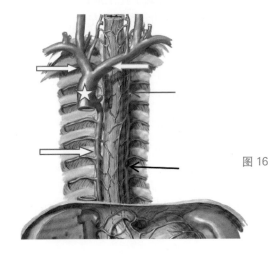

图 16-2　主要胸部静脉的示意图。左右头臂静脉(红、绿箭头示),两者汇合成上腔静脉(☆)。奇静脉(紫箭头示)半奇静脉(黑箭头)、副半奇静脉(红箭头)等汇入

在上腔静脉梗阻时,头臂静脉及它们的分支和纵隔静脉丛作为侧支静脉通路,如奇静脉-半奇静脉-副半奇静脉系统、纵隔静脉丛、膈肌静脉丛、侧胸和胸腹表浅静脉丛以及腹部静脉侧枝。

第三节　上腔静脉的 CT 表现

一、CT 平扫

CT 平扫不仅可以显示左、右头臂静脉走行及汇合为上腔静脉的位置,还可以显示双上腔静脉及上腔静脉的管腔大小及由纤维蛋白鞘、留置导管等各种原因引起的沿着上腔静脉的钙化。Lin 等[3]指出上腔静脉在 CT 横断面长轴和短轴的正常范围分别是 1.5～2.8 cm 和 1～2.4 cm,并指出 SVC 面积<1.07 cm² 是上腔静脉梗阻或受压的准确临界值。

二、增强 CT

增强扫描后,左、右头臂静脉走行、汇合为上腔静脉的位置,双上腔静脉及上腔静脉管径的异常显示得更清楚,而钙化的显示不如 CT 平扫。上腔静脉的最佳 CT 增强扫描参数已在文献中描述并在表 16-1 中总结[1,3,4,5,6,7]。上腔静脉的增强包括常规胸部增强 CT 和为了评估肺动脉、主动脉和冠状动脉而做的胸部 CTA 两种情况。常规胸部增强 CT 经外周静脉注入造影剂后 60～75 s 进行扫描,上腔静脉便可呈均匀一致明显强化。在 CTA 图像上,由于上腔静脉内高密度造影剂及奇静脉内未强化的血液而出现伪影,CTA 表现类似血栓(图 16-3a)。技

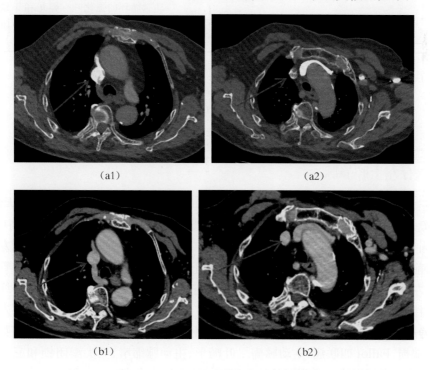

(a1)　　　　　　　　　　　　　　　(a2)

(b1)　　　　　　　　　　　　　　　(b2)

图 16-3　CTA 静脉早期上腔静脉陷阱

a1、a2.轴位静脉早期显示上腔静脉密度不均匀伴低密度充盈缺损;b1、b2.轴位延迟期 80 s 显示上腔静脉内均匀一致

师可通过以下措施降低误诊率：①使用稀释的造影剂；②调整血管窗宽、窗位（窗位－100 HU，窗宽 600～700 HU）；③当临床考虑上腔静脉内血栓时，可选择仅覆盖有上腔静脉的范围作为扫描野，再延迟 60 s（图 16－3b）。

先天性心脏病患者，尤其是单心室做了 Fontan 手术而存活的患者，由于 Fontan 术使全身静脉回流到肺动脉而不通过心室，其血流动力学非常复杂，肺动脉不可避免地显示不均匀强化，美国放射科学院[7]提出了优化扫描的指导方针（表 16－1）。

表 16－1　上腔静脉胸部增强 CT 最佳扫描时间

增强扫描	碘对比剂的量和浓度	流速	延迟期采集时间	评　价
常规扫描	以体重为基础 1 ml/kg；碘浓度 350 mg/ml	2 ml/s	40～60 s	极度肥胖患者过多使用造影剂，剂量调整到体表面积更合适
单时相	120 ml（碘浓度 350 mg/ml）；180～200 ml（碘浓度 370 mg/ml），与 0.9% 的生理盐水混合比为 1：2	3 ml/s 2～3 ml/s	60 s 20～40 s 注射完成后（双侧双次注射持续时间 50 s，单侧注射时间 60 s）	在偏瘦患者高剂量造影剂不是必需的，受累及上肢血管进针比较困难
两节段双次注入（评价 Glenn 导丝及 Fontan 回路）	以体重为基础，碘浓度 350 mg/ml	3 ml/s	团注追踪优化 Fontan 回路及肺动脉循环的强化	最好在下肢注射或同时进行上、下肢注射造影剂；在成人和较大儿童使用高压注射器；在婴儿和年幼孩子用手注射；在扫描不理想时需要延迟二期 CT

第四节　先天变异

一、永存左上腔静脉

永存左上腔静脉（persistent left superior vena cava，PLSVC）是最常见的先天性变异，该变异在一般人群中发病率较低（<0.5%），在先天性心脏病患者中发病率相对较高（约 10%）。胚胎第 7 周，左右两侧前主静脉借血管丛接连成一条斜形的血管，即无名静脉。当左头臂静脉形成后，右前主静脉与 Cuvier 管发育成正常的右上腔静脉，左前主静脉和 Cuvier 管逐渐闭塞退化，如果左前主静脉不闭合，则可形成永存左上腔静脉。右上腔静脉可以正常、纤细或者缺如，伴或不伴右前交通静脉（又称桥静脉）。永存左上腔静脉包括双上腔静脉、永存左上腔静脉并右上腔静脉缺如（图 16－4、16－5）。右上腔静脉缺如的患者，先天性心脏变异（如房间隔缺损、室间隔缺损、Fallot 四联症、主动脉瓣二叶畸形、主动脉缩窄、三尖瓣闭锁和三心房），发生率也会增加。在断层图像上看到冠状静脉窦扩张应怀疑永存左上腔静脉。永存左上腔静脉畸形的异位引流部位包括：①经冠状静脉窦引流至右心房；②经冠状静脉窦引流入右心房并右侧

上腔静脉缺如；③直接引流入右心房；④引流入冠状静脉窦，开口于左心房；⑤直接引流入左心房。约90%的PLSVC患者回流至右心房，与正常血液途径相似，故无临床症状；约10%的PLSVC患者回流至左心房，由于大量的静脉血直接回流至左心房，故临床常出现发绀症状。

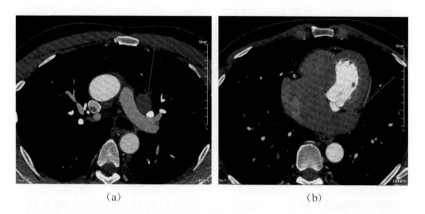

图16-4 男，41岁，永存左上腔静脉，(a、b)轴位增强CT图像显示永存左上腔静脉（箭头所示），注入冠状静脉窦（b示）

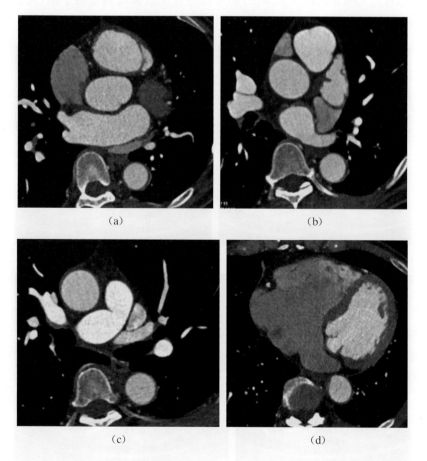

图16-5 女，40岁，永存左上腔静脉并右侧上腔静脉缺如，轴位增强CT图像显示右侧上腔静脉缺如，左侧永存上腔静脉，异位引流至冠状静脉窦内

由于从冠状静脉窦到右心房的开口狭窄,永存左上腔静脉可能导致起搏器、植入性复律除颤器、Swan-Ganz导管置入困难。有研究报道[8]冠状静脉窦扩张,尤其是合并右侧上腔静脉缺如可导致动静脉节点和希氏束拉长;心律失常(例如心房和心室纤颤)。在进行冠状动脉搭桥手术时,永存左上腔静脉的存在是有争议的,可能由于心肌灌注不充分而导致手术无效[9]。如果左上腔静脉与左心房间血供联系出现分流或栓塞的风险,当有右侧上腔静脉和充分大小的桥静脉存在时,可以结扎左侧上腔静脉。但是,如果桥静脉缺如或不充分,则需要做左侧SVC到右心房再植术[10]。了解PLSVC对指导先天性心脏病手术有非常重要的意义,术中若漏诊PLSVC,回心血量增多,给术者带来困惑,以至给患者带来危险。若将PLSVC盲目阻断,可能因左侧上腔静脉回流不畅,产生不同程度的颅脑并发症等。正确诊断和处理PLSVC可充分保证手术野无血,对完成心内畸形矫正治疗和保证正常血流至关重要。

二、主动脉弓后左头臂静脉

主动脉弓后左头臂静脉(图16-6)为左头臂静脉行程的变异,左头臂静脉在升主动脉后方注入上腔静脉。关于头臂静脉变异的报道并不多见,迷走左头臂静脉一般不引起明显的病理生理变化,患者也无明显的症状和体征,但头臂静脉的变异对胸外科手术,尤其是心脏手术具有重要的参考价值,故应引起临床医师的重视。

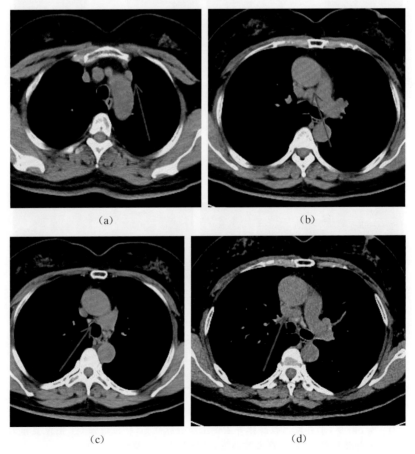

(a)   (b)

(c)   (d)

图16-6 女,37岁,体检,CT轴位示左头臂静脉在升主动脉后方注入上腔静脉方注入上腔静脉

三、肺静脉异位引流

肺静脉异位引流是指肺静脉未能直接与左心房连接，而与右心房或体静脉系统连接的先天性心血管异位。发病率占先天性心脏病的 5.8%，常合并房间隔缺损或其他心血管异位。本病的胚胎学基础是：胚胎第 3～4 周，肺静脉共同干早期闭锁，使肺静脉不能与左房融合，肺静脉经原始内脏血管丛与主静脉或静脉卵黄系统的交通回流至右房，即形成完全性肺静脉异位引流。如仅为肺静脉共同干的左侧或右侧部分闭锁，形成闭锁侧肺静脉与体静脉交通，则形成部分性肺静脉异位引流。肺静脉异位引流，按病理生理可分为两种[11]：①部分型肺静脉异位引流，指部分肺静脉不进入左心房而引流入体循环的静脉系统，如右心房和上、下腔静脉等处。常见的是右侧肺静脉异位引流入右心房，同时合并心房间隔缺损，占 60%～70%。②完全型肺静脉异位引流，是肺静脉分别或汇总成一支后，引流到左无名静脉、上腔静脉、右心房、左侧上腔静脉、冠状静脉窦、奇静脉或门静脉等处，而不引流入左心房，导致右心房、右心室增大，占 30%～40%。根据引流部位的不同，又可进一步分为心上型（引流至垂直静脉、无名静脉和上腔静脉）、心脏型（引流至右心房或冠状静脉窦）、心下型（引流至下腔静脉、肝静脉或门静脉）及混合型。

CTA 因其高空间分辨率，相位对比 MR 图像通过血流定量得到左到右分流程度的信息。有症状的患者需要做外科矫正手术，将异常血管吻合到左心房并修复房间隔缺损。CT 动脉造影或者 MR 动脉造影可以发现一条或多条异常肺静脉，为术前方案提供重要信息（图 16 - 7，图 16 - 8）。

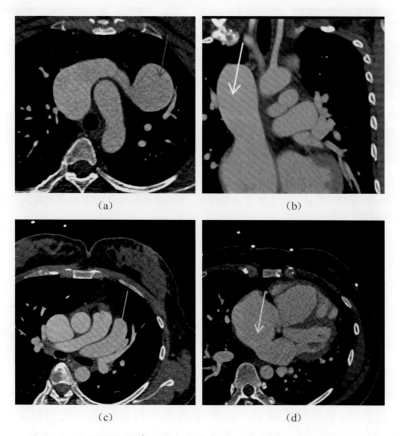

(a)　　　　　　　　　　　　　　(b)

(c)　　　　　　　　　　　　　　(d)

图 16 - 7　完全型心上型肺静脉畸形引流合并房间隔缺损：两侧肺静脉（绿箭）会合成一总干（红箭），绕经主动脉弓上前方汇入上腔静脉（白箭），合并房间隔缺损（黄箭）

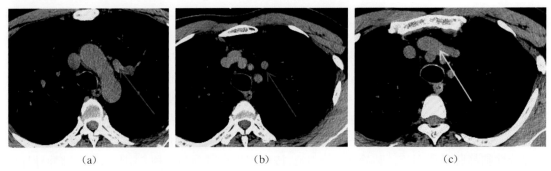

图 16-8　部分型心上型肺静脉畸形引流：男，30 岁，体检，左上肺静脉（红箭）异位引流至左头臂干（黄箭）

四、上腔静脉瘤

上腔静脉瘤极为罕见，可在因其他疾病行影像检查时偶然发现（图 16-9[12]）。病因包括先天性上腔静脉壁薄弱，或外膜纵行肌层缺如，创伤或术后（如 Glenn 分流或 Fontan 手术），通常被描述为囊状或梭形，其管径大小没有严格的诊断标准。对于囊状病变，通常行外科切除，目的是避免静脉瘤破裂和压迫邻近结构等并发症；而对于梭形静脉瘤，因静脉瘤扩大、破裂或肺动脉血栓栓塞等很少见，故处理较为保守。

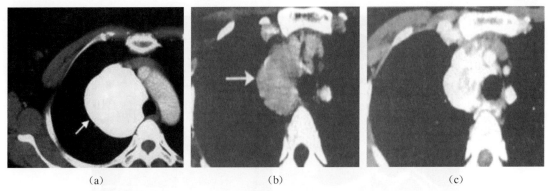

图 16-9　病例一：(a)增强 CT 轴位示上腔静脉瘤形成。(b)平扫轴位示右上纵隔肿块，(c)增强 CT 轴位示上腔静脉瘤

——— 第五节　获得性疾病 ———

一、狭窄

狭窄指各种原因引起上腔静脉管腔变窄，可由内源性或外源性因素导致。内源性因素包括长期留置的中心静脉导管，经静脉起搏器，术后或放疗后改变。长期留置的中心静脉导管能引起内膜激惹及炎症，导致内膜增生[13]。严重的狭窄和（或）闭塞能引起上腔静脉综合征（superior vena cava syndrome，SVCS）：指多种原因引起的完全或不完全性上腔静脉及其主要属支回流受阻，静脉压升高，或伴侧支循环形成，从而产生头面部、颈部和上肢水肿以及前胸

壁淤血和静脉曲张等的临床综合征。Raptopoulos[14]曾描述过在上腔静脉梗阻中可见的 4 种侧支循环方式(图 16‐10),CT 分级与临床表现大致相关。

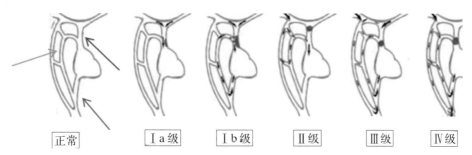

| 正常 | Ⅰa级 | Ⅰb级 | Ⅱ级 | Ⅲ级 | Ⅳ级 |

图 16‐10 上腔静脉梗阻的解剖水平。模式图显示正常的上腔静脉以及梗阻(灰色阴影)的不同水平:绿箭示奇静脉,红箭示下腔静脉,蓝箭示上腔静脉。Ⅰa级,轻度;Ⅰb级,中度狭窄,无侧枝;Ⅱ级,奇静脉弓上梗阻,以奇静脉作为部分分枝;Ⅲ级,奇静脉弓下梗阻;Ⅳ级,奇静脉处梗阻

上腔静脉狭窄的外源性因素有纵隔肿块、恶性肿瘤及纤维性纵隔炎引起的压迫。上腔静脉位于中纵隔,周围包绕纵隔脂肪及淋巴结,胸膜及肺位于其右侧,气管及升主动脉位于左侧。以上结构的扩大,都能引起上腔静脉外源性的压迫,包括淋巴结增大,升主动脉瘤(图 16‐11、图 16‐12)。引起上腔静脉梗阻的最常见原因是恶性肿瘤,其中常见的有小细胞肺癌及非小细胞肺癌,淋巴瘤,来源于胸内或胸外恶性肿瘤的转移性淋巴结增大,以及气管肿瘤,导致上腔静脉受压或侵犯。

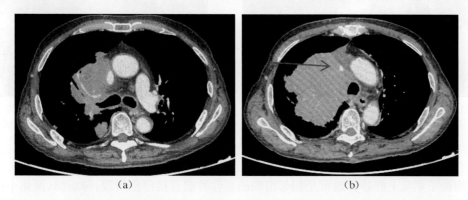

(a)　　　　　　　　　　　(b)

图 16‐11 外源性上腔静脉狭窄。50 岁男性,胸部轴位增强 CT 显示右肺和纵隔见结节、肿块伴上腔静脉受压狭窄

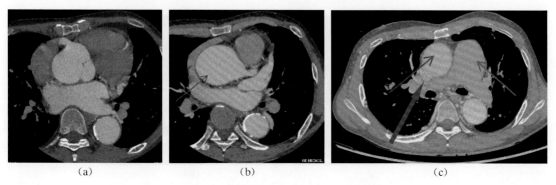

(a)　　　　　　　(b)　　　　　　　(c)

图 16‐12 外源性上腔静脉狭窄:白塞病患者,男,43 岁,升主动脉瘤(细红箭示)伴上腔静脉明显狭窄(粗红箭示);肺动脉根部增宽,纵隔和两侧胸壁多发迂曲扩张小动脉

二、纤维蛋白鞘

纤维蛋白鞘是细胞及其碎片形成的不均质薄膜,包括不同数量的栓子、内皮细胞和胶原,多数在血液透析导管置入一周左右时形成。当鞘进展且累及导管头时,导管可能发生功能障碍,因为鞘部分阻塞了孔道,像一个单向阀门。当一个位置良好的中央静脉导管失去正常功能时,就要怀疑纤维蛋白鞘所致的闭塞,可通过介入导管静脉成像证实。在 CT 上,表现为中央静脉内的线样、不规则形、钙化或非钙化的、连续或不连续的低密度结构。

三、血栓和瘤栓

上腔静脉血栓可以是常规血栓或肿瘤血栓。感染和血栓形成是长期中央静脉导管和中央静脉置入型装置主要的并发症。在平扫 CT 时,血栓难以确认;增强 CT 后上腔静脉内的中心型或偏心型的充盈缺损为其直接征象(图 16 - 13、图 16 - 14),通常与中央静脉导管和起搏器的导线头有关。上腔静脉血栓形成可以引起继发的并发症,例如梗阻、感染和肺栓塞。移除中央静脉导管或起搏器导线,治疗感染并且抗凝治疗,是出现前述并发症时正确的临床处理方法。

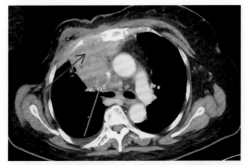
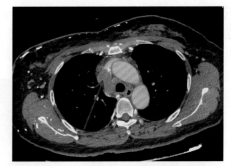

图 16 - 13　女,53 岁,右侧乳腺 Ca 术后缺如,右前上纵隔见软组织肿块影(红箭示)伴邻近肋骨骨质破坏和上腔静脉内充盈缺损(绿箭示)

图 16 - 14　女,60 岁,肺癌随访中,左右侧头臂静脉近心端及邻近上腔静脉见低密度充盈缺损(红箭示)伴右侧胸壁皮下侧支循环形成

肿瘤栓子累及上腔静脉通常是相邻组织的恶性肿瘤直接侵犯所致:肺组织(例如小细胞癌和非小细胞癌,图 16 - 15),纵隔(例如淋巴瘤和转移瘤),胸膜或气管。与单纯血栓相反,肿瘤栓子在 CT 图像上表现为不均匀强化。

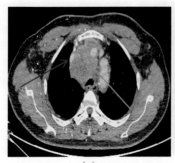
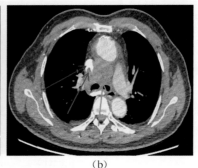

(a)　　　　　　　　　(b)

图 16 - 15　上腔静脉肿瘤栓子:63 岁,男性,胸部轴位增强 CT 示纵隔间多发结节、肿块,部分融合,上腔静脉(红箭示)管腔内可见一强化不均匀的肿瘤栓子(蓝箭示),引起管腔的狭窄,上腔静脉未受累的部分可见造影剂充盈

四、原发肿瘤

（一）上腔静脉脂肪瘤或房间隔脂肪瘤样肥厚的延伸

房间隔脂肪瘤样肥厚（lipomatous hypertrophy of the interatrial septum，LHIS）无症状，是由无包膜的成熟脂肪细胞过度堆聚于房间隔内而形成，是一种少见的良性病变。病因不明，一种解释认为是原始心房形成房间隔时存在的胚胎间叶细胞在一定促进因素刺激下发展成脂肪细胞并过度增殖而形成。部分肥厚的脂肪可能沿着上腔静脉的远段延伸至不同的距离，偶尔可见其引起上腔静脉梗阻、静脉回流受损或房性心律失常。CT表现为卵圆孔区、哑铃形脂肪密度，增强后无强化（图16-16）。此种疾病有时与房间隔脂肪瘤或脂肪肉瘤易混淆。

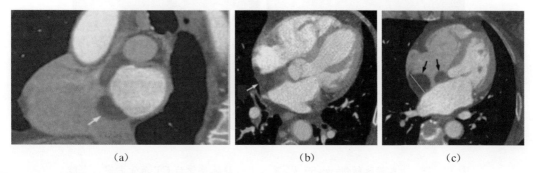

| (a) | (b) | (c) |

图 16-16　LHIS从上腔静脉口延伸至下腔静脉口(a.白箭示)，房间隔上部层面呈分割左右心房的宽带样脂肪密度(b.白箭示)房间隔中部层面呈哑铃状脂肪密度(c.黑箭示)

（二）原发上腔静脉肉瘤或平滑肌肉瘤

上腔静脉最常见的恶性病变是转移瘤，原发性上腔静脉肉瘤是罕见肿瘤，其中平滑肌肉瘤是最常见的原发性恶性肿瘤，还可见淋巴瘤、血管肉瘤等。上腔静脉平滑肌肉瘤起源于中层的平滑肌细胞，多见于大静脉，女性好发，2/3的病例表现为腔外生长，1/3病例为腔内生长，腔内型可引起静脉阻塞，典型的病例可转移至肺、肝。CT表现为上腔静脉内边界清晰、光滑或分叶、均匀或不均匀强化的肿物，内可有囊性坏死，腔外型可侵犯邻近组织结构，并使载瘤的血管扩张（图16-17[1]），上腔静脉管腔消失征（管腔受压变窄，在与肿块的最大接触面管腔无显影）表明肿块来源于上腔静脉，对比增强CT有助于与常规血栓鉴别。

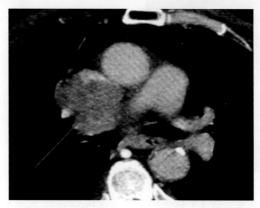

图 16-17　女性，原发上腔静脉平滑肌肉瘤：增强胸部CT图像显示上腔静脉的中远段腔内（箭）见分叶状、有强化充盈缺损

五、创伤

上腔静脉的创伤性损伤极其少见,原因多是由于穿透性创伤,而非钝性伤,其真正的患病率不得而知,因为患者受伤后马上就去世了。上腔静脉的损伤也可能来源于中央静脉置管、支架置入或球囊血管成形术等医源性损伤,纵隔内见游离气泡(图 16 - 18[15]),这种损伤可导致纵隔内包裹性血肿,也可发生心包积血而导致心包填塞。

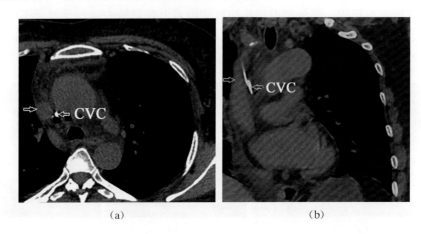

(a)   (b)

图 16 - 18　上腔静脉创伤:女,59 岁,置入中心静脉导管后 CT 示管尖穿出上腔
　　　　　静脉伴纵隔积气、积液

第六节　CT 在上腔静脉的其他应用价值

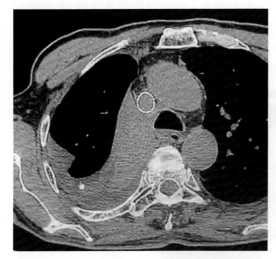

图 16 - 19　60 岁男性,右肺上叶肺癌伴淋巴结转
　　　　　移,继发上腔静脉综合征,CT 轴位可
　　　　　见上腔静脉内支架

一、显示上腔静脉内支架

各种原因引起的上腔静脉狭窄或闭塞,尤其是恶性肿瘤患者,支架置入操作技术成功率高达 76%～86%,并且症状缓解及时、持久,也为化疗给药恢复了中心静脉通道,可选择金属裸支架。另外,覆膜支架可置于恶性肿瘤浸润的病例中,预防肿瘤向内生长。CT 不仅可以显示支架本身的情况(图 16 - 19),还能显示由支架引起的并发症,如静脉穿孔、继发于静脉回心血量快速增多的肺水肿、急性血栓形成、继发于血管内膜增生或肿瘤生长的再狭窄等。

二、显示 PICC 管

PICC 管置入是临床比较常见的操作,既可以减少常规静脉注射药物尤其是化疗药物对局部组织的损害,使药物在右心房达到最大浓度,又可以较长时间留置,减少静脉反复穿刺给患者带来的痛苦。上腔静脉下 1/3 段常作为 PICC 尖端比较理想的位置,需通过置管后胸片检查确认,但是胸片无法直接辨认上腔静脉位置,常借助胸部解剖标志间接判断。国外研究[16]通过 CT 观察气管隆嵴与上腔静脉下端的关系认为气管隆嵴下大约 2 个椎体单元可以作为上腔静脉下端的参考(图 16 - 20),并提出该参考值可用于胸片判断 PICC 尖端是否超过上腔静脉下 1/3 段的下端进入右心房。

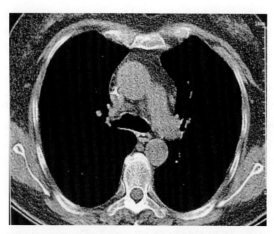

图 16 - 20 50 岁,女,结肠癌术后化疗中,CT 轴位显示 PICC 管

三、显示上腔静脉滤器

大部分肺栓塞患者主要源于下肢深静脉血栓。然而,12%～16% 的肺栓塞伴上肢深静脉血栓。上腔静脉滤器置入术的适应证仅见于经抗凝治疗失败或抗凝治疗禁忌而出现大量急性上肢深静脉血栓的患者。目前,食品和药品管理局还没有批准上腔静脉过滤器和下腔静脉过滤器患者的入选标准。有研究表明[17],过滤器可以安全地放置在上腔静脉,能有效预防存在上肢静脉血栓的患者形成肺栓塞。CT 不仅可以显示滤器本身的情况,还能显示由滤器引起的并发症,如血栓形成、上腔静脉穿孔、主动脉穿孔、心脏压塞和气胸等。

总之,上腔静脉是纵隔内血管系统评价的一个重要结构,从事胸部和心脏影像研究的放射医师必须认识上腔静脉的各种变异和疾病,这样才能指导临床医生制订出正确的治疗方案。

● 参考文献 ●

[1] SUSHILKUMAR K, DESMIN M, SATINDER P, et al. Comprehensive imaging review of the superior vena cava [J]. Radiographics, 2015,35(7):1873 - 1892.

[2] MAHLON MA, YOON HC. CT angiography of the superior vena cava: normative values and implications for central venous catheter position [J]. Vasc Interv Radiol, 2007,18(9):1106 - 1110.

[3] LIN FY, DEVEREUX RB, ROMAN MJ, et al. The right sided great vessels by cardiac multidetector computed tomography: normative reference values among healthy adults free of cardiopulmonary disease, hypertension, and obesity [J]. Acad Radiol, 2009,16(8):981 - 987.

[4] BAE KT, SEECK BA, HILDEBOLT CF, et al. Contrast enhancement in cardiovascular MDCT: effect

of body weight, height, body surface area, body mass index, and obesity [J]. Am J Roentgenol, 2008, 190(3):777 - 784.

[5] BAE KT. Intravenous contrast medium administration and scan timing at CT: considerations and approaches [J]. Radiology, 2010,256(1):32 - 61.

[6] KIM H, CHUNG JW, PARK JH, et al. Role of CT venography in the diagnosis and treatment of benign thoracic central venous obstruction [J]. Korean J Radiol, 2003,4(3):146 - 152.

[7] AMERICAN COLLEGE OF RADIOLOGY. ACR-NASCI-SIR-SPR practice guideline for the performance and interpretation of body computed tomography angiography (CTA) [J/OL]. Available at: http://www. acr. org/~/media/168A72F0C6004CA9A649 DBD6EA9368DE. pdf. Amended 2014. Accessed March 1,2015.

[8] JAMES TN, MARSHALL TK, EDWARDS JE, et al. Cardiac electrical instability in the presence of a left superior vena cava [J]. Circulation, 1976,54(4):689 - 697.

[9] HANSON EW, HANNAN RL, BAUM VC. Pulmonary artery catheter in the coronary sinus: implications of a persistent left superior vena cava for retrograde cardioplegia [J]. J Cardiothorac Vasc Anesth, 1998,12(4):448 - 449.

[10] PARK MK. Park's pediatric cardiology for practitioners. 6th ed [M]. Philadelphia, Pa: Elsevier Saunders, 2014.

[11] 戴汝平. 心血管病 CT 诊断学[M]. 北京:人民卫生出版社,2000:274 - 282.

[12] 梁斌,梁惠民,郑传胜,等. 囊状上腔静脉瘤 1 例[J]. 中国医学影像技术,2009,25(10):1931.

[13] QUARETTI P, GALLI F, MORAMARCO LP, et al. Dialysis catheter-related superior vena cava syndrome with patent vena cava: long term efficacy of unilateral Viatorr stent-graft avoiding catheter manipulation [J]. Korean J Radiol, 2014,15(3):364 - 369.

[14] RAPTOPOULOS V. Computed tomography of the superior vena cava [J]. Crit Rev Diagn Imaging, 1986,25(4):373 - 429.

[15] 霍江,李旭,于颖群. 中心静脉导管致上腔静脉穿孔伴纵膈积液 1 例[J]. 麻醉安全与质控,2020,4(4): 224 - 226.

[16] SONG YG, BYUN JH, HWANG SY, et al. Use of vertebral body units to locate the cavoatrial junction for optimum central venous catheter tip positioning [J]. Br J Anaesth, 2015,115(2):252 - 257.

[17] ASCHER E, HINGORANI A, TSEMEKHIN B, et al. Lessons learned from a 6-year clinical experience with superior vena cava Greenfield filters [J]. J Vasc Surg, 2000,32(5):881 - 887.

（杨艳丽，王志中）

第十七章

下肢动脉 CTA

CTA 对下肢动脉病变的诊断具有很高的敏感性和特异性,其快速、无创的优势,丰富、强大的后处理技术,与金标准 DSA 具有极高的符合度,使其逐渐取代 DSA 用于下肢动脉病变的诊断。此外,下肢 CTA 检查在下肢动脉硬化闭塞症、下肢动脉急性损伤、动静脉畸形等血管性急慢性病变的诊断、治疗决策及血管重建术前评估与术后随访等方面呈现出极高的临床应用价值。认识并了解这些病变的 CT 表现有助于放射科医师在临床工作中对患者做出准确的诊断,为临床医生提供有价值的信息,减少漏诊、误诊。

——— 第一节　下肢动脉 CTA 常规扫描方案 ———

一、扫描范围

患者仰卧位,从 T_{12} 椎体开始至足尖,包括腹主动脉、髂内外动脉、股动脉、腘动脉及小腿和足背、足底动脉。

二、扫描技术

先行正位定位像,根据定位像确定扫描范围,执行 CT 平扫及增强扫描。平扫目的是观察血管钙化情况和 ROI 的解剖位置。扫描电压 100～120 kV,管电流 250 mA 左右。扫描层厚为一个探测器单元宽度。重建算法以设备说明书推荐为准。为了降低射线剂量,在图像质量可以接受的前提下,优化管电压和管电流或采用迭代算法。平扫重建层厚≤5 mm。增强图像重建层厚采用设备 1 或 2 个探测器厚度,以利于 CTA 图像重组。

三、对比剂增强方案

采用低渗的非离子型对比剂,管电压为 100 kV 扫描时,采用浓度为含碘 270～400 mg/ml 对比剂,用量含碘 300～400 mg/kg,流率 3.5～5.0 ml/s,注射后追加生理盐水 30～40 ml;管电压为 120 kV 时,采用浓度为含碘 270～400 mg/ml 对比剂,对比剂含碘 350～400 mg/kg,流率 4.0～5.5 ml/s,注射后可追加生理盐水 20～40 ml。碘对比剂的注射采用高压注射器经上肢静脉注入。

——— 第二节　图像后处理技术 ———

下肢动脉 CTA 常用的后处理技术有 VR、MIP、MPR 以及 CPR，通过对 CTA 横断位图像的三维重建，多角度展示病变或血管正常解剖结构（图 17‐1）。

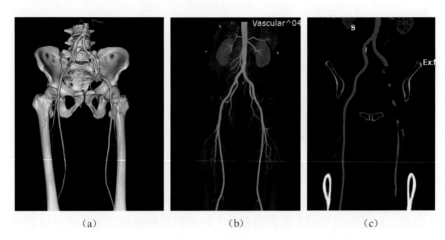

图 17‐1　下肢动脉 CTA

a、b、c 图分别为 VR、MIP、MPR 重建图像

一、容积再现（VR）

临床一般分为去骨容积和带骨容积，具有比较直观的立体感和层次感，可同时显示受检部位表面和深部结构，尤其对复杂空间解剖结构的显示具有优势。因此，VR 对于下肢动脉的总体形态、走行分布、侧支血管以及血管畸形的显示具有重要价值。下肢 CTA 进行 VR 时，除进行血管的成像外，保留下肢骨骼和血管进行 VR 重建，提供下肢动脉病变与骨骼的毗邻关系等信息，方便临床对病变血管的定位，并能根据临床需要对图像进行任意的切割、旋转，提供所需要的任意角度的三维图像，为指导临床医师确定治疗方案及评价治疗后效果起到不可替代的作用。其缺点时 VR 受重组阈值、对比剂浓度的影响，对病灶的细节结构显示有限。

二、最大密度投影（MIP）

MIP 接近 DSA 图像，能够展示下肢动脉以及管壁钙化斑块的分布以及范围。MIP 可显示血管的走行、变异、异常血管等，尤其对侧支血管、血管畸形的显示具有明显的优势。与 VR 图像相比，MIP 能显示更多的血管分支；缺点是 MIP 图像投影后为结构重叠图像，故存在血管结构的重叠，以及高密度物质（如骨骼、钙化、金属）对血管结构的遮挡。此外，MIP 无法显示非钙化斑块及血栓。

三、多曲面重建（MPR）

MPR 是利用扫描横断面原始图像，将三维走行的血管展示在一个重组平面上，可从多角度、多方位显示血管的整体结构和形态,对病灶定位、累及范围以及管腔、管壁病变的多角度细节显示有重要意义,因此得到广泛应用。MPR 图像从不同角度多方位清晰显示血管壁的粥样硬化斑块、管腔内的血栓以及管腔狭窄、扩张、夹层长度及破口等情况,并能准确显示血管外病变及其对血管的影响,通过目标血管中心线跟踪算法可获得 CPR 以显示血管的全长;这些信息为外科或介入手术方案的制定和规划必不可少。通过不同角度全面显示血管壁以及血管腔的情况,有助于评价偏心性斑块及管腔狭窄程度。

综上,下肢动脉 CTA 的各种重建方法各有优势和侧重点,临床工作中应根据病变本身的特点以及临床医生的需要,提供整体观图像和病灶细节关键图像以供参考。此外,因重建图像时存在空间结构扭曲、失真、伪影等问题,因此必须结合原始横断面图像进行综合诊断。

第三节　下肢动脉解剖

左、右髂总动脉是由腹主动脉在 L_4 椎体下缘水平发出的分支,沿腰大肌的内侧下行至骶髂关节处分为髂内动脉和髂外动脉。髂内动脉经髂总动脉发出后向下外走行,分出脏支和壁支供应盆腔器官和臀部肌群。脏支的主要分支有膀胱上、下动脉,直肠下动脉,子宫动脉,阴部内动脉。壁支的分支有闭孔动脉,臀上、下动脉。髂外动脉为髂总动脉主干的延续,沿腰大肌内缘下行,在腹股沟移行为股动脉。

股动脉是髂外动脉的延续,起自于腹股沟韧带中点,在股三角内下行,穿入收肌管,出收肌腱裂孔并移行为腘动脉(图 17-2~图 17-4)。其主要分支包括以下几种。

(1)腹壁浅动脉:起自股动脉前侧,向内上走行,分布于腹前壁下部皮肤及浅筋膜。

(2)旋髂浅动脉:起自股动脉,经腹股沟行至髂前上棘,分布于附近的皮肤及浅筋膜。

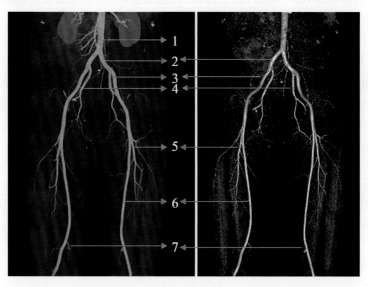

图 17-2　正常下肢动脉解剖图,MIP 及 VR 重建

1,腹主动脉;2,髂总动脉;3,髂外动脉;4,髂内动脉;5,股深动脉;6,股浅动脉;7,膝降动脉

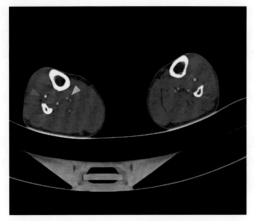

图 17-3　下肢动脉小腿上段 CTA 横断位图,蓝色箭头指右侧胫前动脉;红色箭头指胫后动脉;黄色箭头指右侧腓动脉

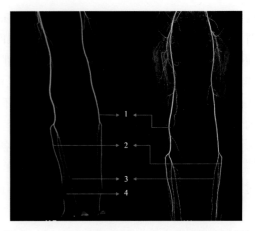

图 17-4　下肢动脉 CTA 的正常解剖图像,MIP 及 VR 重建图

1,腘动脉;2,胫前动脉;3,胫后动脉;4,腓动脉

　　(3) 阴部外浅动脉、阴部外深动脉:两者发自股动脉,向内越过精索(女性为圆韧带),分布于下腹壁皮肤及外生殖器。

　　(4) 股深动脉:股动脉最大分支,在腹股沟韧带下方 2～5 cm 自股动脉后外侧发出,经股动脉后方向内下走行,沿途发出旋谷内侧、外侧动脉及穿动脉,主要供应大腿肌群及股骨,并参与髋关节网和膝关节网的构成。

　　(5) 膝降动脉:在收肌管内自股动脉发出,经缝匠肌及股薄肌之间至小腿内侧上方,供应临近的肌肉和皮肤,并参与构成膝关节网。

　　(6) 腘动脉:位于腘窝深部,紧贴膝关节囊后方,向下外侧走行,终止于腘肌下缘。主要分支为膝上外侧、内侧动脉,膝中动脉,膝下外侧、内侧动脉,共同参与膝关节动脉网的形成。

　　(7) 胫前动脉:为腘动脉的分支,向前穿骨间膜至小腿,在小腿前肌群下行,在踝关节前方移行为足背动脉。主要分支有胫前返动脉、胫后返动脉、内踝前动脉、外踝前动脉,主要供应小腿前肌群,并参与膝关节网的构成。

　　(8) 胫后动脉:是腘动脉的延续,走行于小腿后区浅肌层与深肌层之间,经内踝后方转至足底,分为足底内侧动脉、足底外侧动脉。主要分支有旋腓骨动脉、腓动脉、营养动脉、肌支、交通支、踝内支。

　　(9) 足背动脉、足底动脉:分别来自胫前动脉和胫后动脉的延续。

第四节　CTA 在下肢动脉相关疾病中的应用

一、下肢动脉粥样硬化闭塞症

　　下肢动脉硬化闭塞症(peripheral arterial occlusive disease,PAOD)指是发生在下肢血管的缺血性疾病,由于动脉硬化造成的下肢供血动脉内膜增厚、管腔狭窄或闭塞,病变肢体血液供应不足,引起下肢间歇性跛行、皮温降低、疼痛,乃至发生溃疡或坏死等临床表现的慢性进展性疾病,常并合并心脑血管疾病,多发生在50岁以上老人,常伴有高血压、高血脂、冠心病、糖尿病等,是引起老年人下肢功能丧失或截肢的主要疾病。动脉硬化的病理机制与其他部位的相同,即动脉管壁增厚、钙化,动脉内膜损伤,脂质沉积形成粥样斑块,向管腔内突出,引起动脉狭窄甚至闭塞,大量侧支循环建立。病变累及所有下肢动脉及其分支,以股动脉、腘动脉最常见,足部动脉少见。CTA上表现为:下肢动脉管壁增厚、多发钙化和低密度斑块,内膜不光整,管腔内偏心性低密度充盈缺损;当动脉完全闭塞时表现为闭塞段管腔不显影,周围可有侧支血管(图17-5)。下肢动脉硬化闭塞评估内容主要包括:病变部位,狭窄程度,闭塞血管的位置及累及长度,是否有侧枝血管代偿。其中,血管狭窄程度=(狭窄血管近心端正常血管直径-狭窄处直径)/狭窄近心端血管直径×100%。按国际通行的外周血管狭窄5级法对下肢动脉的狭窄程度进行分级:正常(无狭窄),轻度狭窄(狭窄程度＜50%),中度狭窄(50%~74%),重度狭窄(75%~99%),完全闭塞。对于多节段狭窄血管则以最严重处计算。

对于临床怀疑下肢动脉硬化的患者,CTA检查既有非常高的阴性排除率,又可以对阳性患者的病变血管清楚显示,与目前公认的金标准DSA具有较高的符合率;但仍有不足之处,如对钙化较严重血管及末梢细小血管的显示不如DSA。

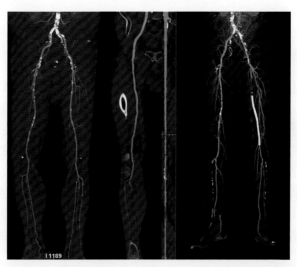

图17-5　MIP及MPR分别显示下肢动脉钙化斑块、软斑块及管腔下肢,右图可见支架上段股动脉显示缺失,股深动脉发出较多侧枝与腘动脉分支吻合

二、血栓闭塞性脉管炎

血栓闭塞性脉管炎简称脉管炎(thromboangitis obliterans,TAO)是一种主要侵犯四肢血管的炎性和闭塞性疾病,多见于亚洲。好发于男性青壮年,女性少见,主要累及四肢中、小动/静脉,以下肢为主,临床可表现为肢体缺血产生疼痛或肢端坏疽。可能与吸烟及自身免疫系统有关。患者起病隐匿,进展缓慢,周期性发作,一般要经过4~5年逐渐严重。临床分为肢体缺血期、营养障碍期和组织坏死期。CTA检查可见腘动脉以下中、小动脉局限性、节段性狭窄、闭塞,壁无钙化斑块,闭塞平面以远端有丰富侧枝血管,呈螺旋状、蜘蛛脚样改变。未受累段动脉管壁光整,管腔内造影剂充盈良好(图17-6)。

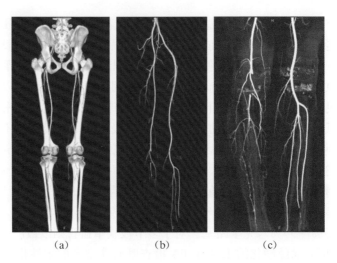

(a)　　　　　(b)　　　　　(c)

图 17 - 6　右侧(腘动脉)TAO 右侧腘动脉闭塞,血栓形成。带骨 VR(a)和去骨
　　　　VR(b)清晰、直观地显示右侧腘动脉闭塞。MIP(c)显示病变远端小腿
　　　　动脉细线状改变,并多发侧支循环血管形成。手术病理证实为 TAO
　　　　(图片来源于文献[5])

三、下肢动脉瘤

　　下肢动脉瘤病因包括外伤性损伤、动脉粥样硬化、感染、先天性动脉中层缺陷及动脉炎性疾病。病变包括真性动脉瘤和假性动脉瘤。真性动脉瘤主要由于管壁病变、弹性下降、结构薄弱形成的局限性动脉异常扩张,其瘤壁完整,保留血管壁各层结构;真性动脉瘤可以发生在动脉系统的任何部位,临床上以肢体的主干动脉、腹主动脉和颈动脉较为常见。真性动脉瘤临床可无症状或触及搏动性肿块,动脉瘤内若形成附壁血栓并脱落,可致远端小动脉闭塞,引起相应症状。CTA 上,真性动脉瘤表现为局限性梭形或囊样扩张,腔内对比剂密度均匀,无附壁血栓时管腔内膜较光整,有附壁血栓时可见贴壁低密度充盈缺损影,管壁可见多发斑块形成,此类患者常合并全身广泛动脉硬化(图 17 - 7)。诊断时,应同时注意观察病变远端动脉血管分支是否显影完好。

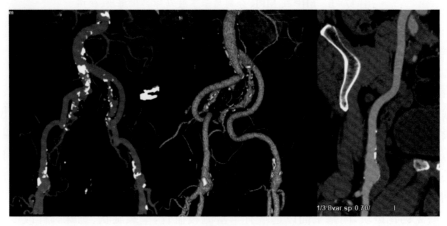

图 17 - 7　右侧股动脉真性动脉瘤

假性动脉瘤指动脉管壁被撕裂或者穿破,血液从破口流出并被主动脉邻近的组织包裹而形成的血肿,大多数是由于暴力外伤或医源性损伤导致,少部分可见于急性胰腺炎、胰腺外伤后胰酶腐蚀。此外,感染、动脉硬化、自身免疫性疾病、毒品注射等,均可导致本病发生。假性动脉瘤肿块较大时,可触及搏动,并可闻及血管杂音,局部可有疼痛及发胀。病理上瘤壁为纤维组织机化,并无真正的血管壁结构,CTA上瘤体一般位于母体血管一侧,瘤腔与母体血管之间可见瘤颈或直接相连,通常为动脉破口处(图17-8);瘤腔内可有附壁血栓形成。多期CT增强可提供血流动力信息,早期瘤体多显影浅淡,稍后瘤体迅速增强与动脉密度接近或相等,随后动脉密度下降,瘤体密度下降稍晚于动脉。如果破口较大或瘤体较小,瘤体密度可与动脉同步变化。部分假性动脉瘤经自行或术后封闭缺口,瘤体机化,亦不出现上述变化过程。临床工作中,对于有外伤或动脉穿刺史,并局部出现肿大隆起,触诊有搏动、听诊有杂音、高度怀疑假性动脉瘤时,建议CT平扫、CTA基础上补充静脉期扫描。重建应包含VR、MIP显示瘤体与载瘤动脉的关系,以及MPR显示破口位置、瘤内血栓以及瘤壁与周围组织的关系。诊断时应识别并提示假性动脉瘤体的大小和瘤体血栓、破口、相关血管受累情况。

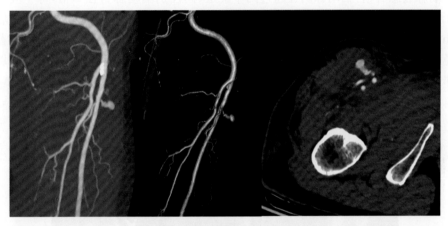

图17-8　右侧股动脉假性动脉瘤

根据指南建议,对于无症状、瘤体直径<3.0 cm的真性股动脉瘤患者建议每年行超声检查密切观察。对于低手术风险的有症状股动脉瘤患者,大多数报道支持行择期外科治疗。对于直径≥3.0 cm的股动脉瘤因易引起压迫症状,因此也最常选择手术治疗。与介入穿刺相关的股动脉假性动脉瘤直径<2.0 cm者有自愈倾向,通常无须治疗,只需在原发损伤1个月后再次超声随访。一些大性动脉瘤可破入腹膜后间隙或上股部,或者由于压迫邻近的股静脉或股神经而引起静脉血栓形成或疼痛性神经症,或者瘤体不断增大有破裂倾向者,必需紧急进行手术修补。

夹层动脉瘤是指动脉腔内一个或多个裂口,在中层壁间形成有活动的血液假腔。CTA可见显示内膜移位和真、假腔形成,假腔的对比剂亮度低于假腔,亦可见附壁血栓形成(图17-9)。

四、腘动脉瘤

腘动脉瘤是指腘动脉管腔局灶性增宽,超过临近正常血管直径的50%以上,通常0.7~1.1 cm。腘动脉瘤绝大多数是双侧发生。腘动脉瘤的并发症包括附壁血栓、瘤内栓塞、破裂等。对于无

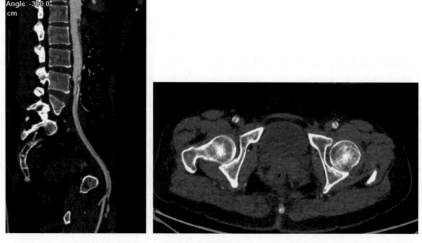

图 17-9　双侧髂外动脉及股动脉夹层动脉瘤形成

症状性腘动脉瘤患者,若腘动脉内径超过同年龄层、同性别腘动脉直径 2 倍,每年应行超声随访。对于瘤体直径<2.0 cm、无血栓、有手术高危因素的患者,也应密切随访。对于瘤体直径≥2.0 cm、出现并发症或瘤体直径增长快的患者,建议接受手术干预,降低血栓栓塞和截肢的危险。直径>2.0 cm 的动脉瘤发生血栓栓塞的比例增加。CTA 能够清楚显示动脉瘤的解剖结构及其与邻近结构的关系,瘤壁及瘤腔是否存在并发症,辅助临床规划手术方案(图 17-10)。

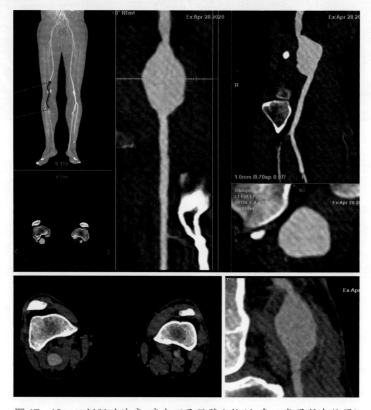

图 17-10　双侧腘动脉瘤,瘤内可见附壁血栓(红色四角星所在位置)

五、下肢动静脉瘘

下肢动静脉瘘(arteriovenous fistulas，AVF)是指动脉及静脉之间的异常沟通，常见病因为贯通伤、挤压伤、股静脉注射海洛因、介入术后等。由于动脉压力较静脉大，因此动脉血经瘘口进入静脉，致受累静脉扩张、增粗。临床表现为静脉曲张样改变，局部皮温高，听诊有杂音。CTA表现为动脉血管与静脉之间出现异常沟通，瘘口处动脉增粗、分支增多、杂乱，静脉在动脉期即显影并明显增粗(图17-11)。多层螺旋CT诊断股动静脉瘘精确快速，与金标准DSA相比总符合率为94.1%，敏感度和特异度分别为100%、93.1%。三维后处理技术MIP和MPR可以显示病变血管的位置、瘘口的数量、大小，瘘口所在血管的准确解剖位置，以及管壁病变、管腔扩张或狭窄程度，反映与周围结构的组织关系。

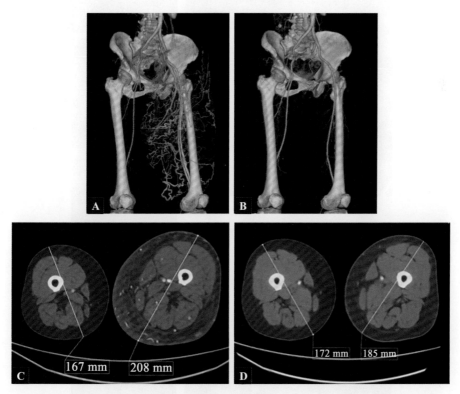

图17-11 1例接受髂静脉再通术联合支架置入的患者的CTA图像。A.术前CTA显示左髂总动脉至股浅动脉有多个小的AVF；B.术后CTA显示AVF数目明显减少；C.术前横断CT显示左下肢明显增厚，股径差41mm；D.术后横断CT显示左下肢增厚明显减轻，股径差缩小13mm(图片来自文献[22])

六、急性下肢动脉损伤

下肢血管损伤主要由创伤引起。在急诊外伤中，重视患者伤情中血管受伤情况，避免患者肢体缺血而造成截肢、死亡等情况发生。下肢动脉损伤分为以下几种类型：动脉(血栓性)闭塞、动脉(血栓性)狭窄、动/静脉瘘、假性动脉瘤。穿透性创伤，如刺伤、枪击或医源性损伤，可导致动脉壁破裂，引起活动性出血，CTA上表现为损伤处高密度对比剂外渗，活动性出血则可见对比剂渗出范围随时间延长而扩大。若出血被结缔组织包裹,则构成假性动脉瘤(如前所述)。大约85%的急性周围动脉闭塞原因是血栓形成,最常见的是血管搭桥术、血管内支架植入术后,或者动脉内溶栓治疗后,其中支架置入占比最高。CTA上表现为血管腔内低密度充盈缺损影,远端血管内无显影或者血流强化程度减弱,也可表现为较健侧血管显影延迟。此外,还有一些患者会发生原位血栓形成,如肝素介导的血小板减少症、抗磷脂抗体综合征、动脉炎等。CTA能清晰显示血栓栓塞的位置、累及血管长度,为临床治疗提供有效信息。另有15%的急性下肢动脉缺血来自动脉栓塞。栓子常由心脏产生,如房颤、心肌梗死、主动脉壁或心脏瓣膜赘生物脱落,栓塞位置常在动脉分叉处(图 17-12)。与动脉血栓形成比,动脉栓塞的患者往往预后较差,可能原因是前者病程较长,闭塞前的长期狭窄使得侧支循环建立比较充分。

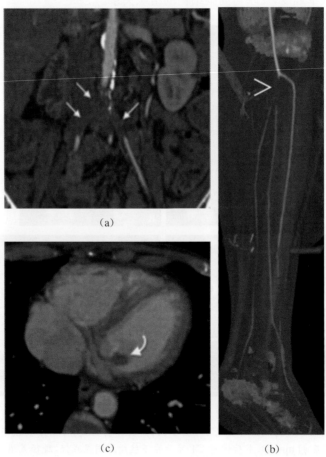

(a)

(c)　　　(b)

图 17-12　54 岁女性风湿性心脏病患者,在生物二尖瓣置换术后 9 个月出现双脚脚趾干性坏疽。a.冠状位 CTA 见腹主动脉远端和双侧髂总动脉近端(箭头)完全血栓形成;b.小腿冠状面 MIP 显示胫腓动脉干(箭头)闭塞,胫后动脉和腓动脉远端显影淡;c.心脏横断面图像显示二尖瓣区密度充盈缺损影,后经心脏超声证实为赘生物(图片来源于文献[3])

七、腘血管陷迫综合征

腘血管陷迫综合征(popliteal vascular entrapment syndrome,PVES),也称腘血管卡压

综合征、腘动脉压迫综合征等,是一种先天发育异常性疾病。由于腘窝内韧带或其周围肌束发育异常、解剖结构变异,致使腘动脉受压迫,长期反复挤压、摩擦,动脉外膜出现增厚和纤维化,随病情进展,内膜破坏导致局部血栓形成,致使腘动脉炎症性狭窄或闭塞,继发动脉血栓形成或远端瘤样扩张,并出现下肢缺血等一系列症状。临床上患者多表现为患病肢体发凉、麻木,间歇性跛行,甚至静息痛,严重者甚至出现肢体缺血坏死。累及腘静脉时出现下肢静脉回流受阻,出现以慢性静脉功能不全为主要表现的一系列症状,甚至出现深静脉血栓形成。该病总体发病率在0.17%～3.5%,好发于青壮年男性,约占85%,常于跑步或剧烈运动后发病,并有进行性加重的间歇性跛行。治疗通常包括筋膜切开术、肌肉切开术,或通过切断纤维带松解腘动脉等。腘血管陷迫综合征目前分为六型(图17-13):

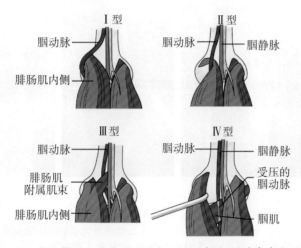

图17-13　Ⅰ～Ⅳ型腘动脉陷迫综合征的示意图(图片来自文献[30])

(1) Ⅰ型:腓肠肌内侧头附着点正常,腘动脉向内绕过腓肠肌内侧头起始部,走向其深面和下方。

(2) Ⅱ型:腓肠肌内侧头附着点偏向外侧,不是起自内上髁而是来自股骨内侧髁的外侧方,腘动脉走向相对垂直下行,但仍走经其内侧和下方,受到压迫。

(3) Ⅲ型:腓肠肌内侧头的外侧发出的附属肌束压迫腘动脉,腘动脉的走行相对垂直。

(4) Ⅳ型:腘动脉受较深部位的腘肌或同一部位异常纤维索带的压迫,腘动脉走行可自腓肠肌内侧头内侧绕过或是正常走行。

(5) Ⅴ型:上述任一类型的腘动、静脉同时受压。

(6) Ⅵ型:为功能型腘动脉陷迫,即腘动脉在跖屈时受压闭塞,而无解剖畸形。

CTA上横断面可发现腘动脉管壁增厚、管腔狭窄,有时狭窄前或狭窄后可见动脉扩张或瘤样变,并且一般侧支循环较丰富。冠状面可见异常发育的腓肠肌内侧头、其他异常肌束或腘动脉走行;后期还可通过VR、MPR、MIP三维重建显示肌肉与腘动脉的解剖学空间位置关系,对PVES的分型进行初步判断,排除腘动脉外膜囊性变等。此外,CTA可清晰显示腘动脉的侧支循环形成以及动脉瘤内血栓的情况。

八、介入、搭桥术后评估

目前下肢血管腔内成形术在血管疾病的治疗中占据了越来越高的比例,并取代了大部分的开放性手术。腔内治疗具有诸多优点,如恢复时间短、不适感少、使用局部或区域麻醉风险小,可用于多并发症患者。目前介入手术主要包括溶栓治疗、球囊扩张、支架置入等。CTA可以在支架置入术后随访时观察支架位置是否移动、腔内血流通畅情况、支架内膜是否增生、是否腔内再闭塞等(图17-7),以及对溶栓效果的评价。对于血管旁路移植术后复查,CTA可以显示桥血管的位置、是否通畅、吻合口是否完整。术后并发症:穿刺点并发症包括出血、假性动脉瘤(图17-14、图17-15)、动/静脉瘘等。

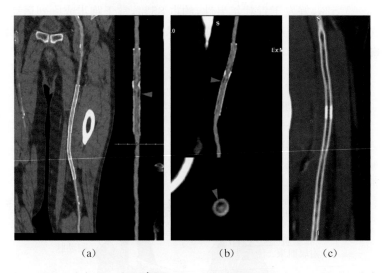

(a)　　　　　　(b)　　　　　　(c)

图17-14　a图显示支架置入术后官腔通畅,腔内对比剂均匀充盈;b图显示支架内膜增生,蓝色箭头示腔内见偏心性、节段性低密度充盈缺损,管腔基本通畅;c图显示支架内为低密度,未见对比剂进入,诊断为支架内闭塞

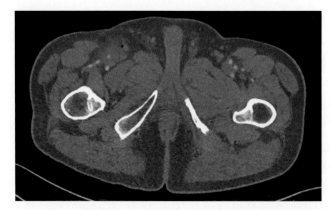

图17-15　心脏介入术后,右侧股动脉穿刺点周围环形渗出影,皮下可见小气泡

● 参考文献 ●

[1] 中华医学会外科分会血管外科学组.下肢动脉硬化闭塞症诊治指南[J].中国血管外科杂志(电子版),2015,95(3):145-151.

[2] 中华医学会放射学分会,下肢动脉CTA扫描技术专家共识协作组.下肢动脉CT血管成像扫描技术专家

共识[J].中华放射学杂志,2019(2):88-92.

[3] OWEIS Y, VIETS Z, SHETTY AS. Role of lower extremity run-off CT angiography in the evaluation of acute vascular disease [J]. Abdom Radiol(NY), 2017,42(4):1028-1045.

[4] OFER A, NITECKI SS, LINN S, et al. Multidetector CT Angiography of Peripheral Vascular Disease: A Prospective Comparison with Intraarterial Digital Subtraction Angiography [J]. Am J Roentgenol, 2003,180(3):719-724.

[5] 易孝纯.MSCTA 在下肢外伤及血栓闭塞性脉管炎中的临床应用[D].华中科技大学,2012.

[6] JONCOUR AL, SOUDET S, DUPONT A, et al. Long-Term Outcome and Prognostic Factors of Complications in Thromboangiitis Obliterans (Buerger's Disease): A Multicenter Study of 224 Patients [J]. J Am Heart Assoc, 7(23):e010677.

[7] 严振辉,柳学国,唐秉航,等.CTA 在股动脉假性动脉瘤中的临床应用[J].实用放射学杂志,2014,30(9): 1483-1485.

[8] COOK TS. Computed Tomography Angiography of the Lower Extremities [J]. Radiol Clin North Am, 2016,54(1):115-130.

[9] HIRSCH AT, HASKAL ZJ, HERTZER NR, et al. ACC/AHA 2005 Practice Guidelines for the Management of Patients With Peripheral Arterial Disease (Lower Extremity, Renal, Mesenteric, and Abdominal Aortic): Executive Summary [J]. J Am Coll Cardiol, 2006,47(6):1239-1312.

[10] 温中炎,陈锦灿,刘永辉,等.64 层螺旋 CT 后处理技术评价下肢血管损伤[J].影像诊断与介入放射学, 2016,25(5):405-409.

[11] DAVIS DD, SHAW PM. Popliteal Artery Entrapment Syndrome [M]. StatPearls [Internet]. Treasure Island (FL): StatPearls Publishing; 2021.

[12] OWEIS Y, VIETSS Z, SHETTY AS. Role of lower extremity run-off CT angiography in the evaluation of acute vascular disease [J]. Abdom Radiol (NY), 2017,42(4):1028-1045.

[13] KOSMALA A, WENG AM, SCHMID A, et al. Dual-Energy CT Angiography in Peripheral Arterial Occlusive Disease: Diagnostic Accuracy of Different Image Reconstruction Approaches [J]. Acad Radiol, 2020,S1076-6332(20)30616-4.

[14] LEE JE, PARK HJ, LEE SY, et al. Differential Diagnosis of Chronic Total Occlusive and Subtotal Occlusive Disease of the Lower Extremity Arteries Using Reverse Attenuation Gradient Sign on CT Angiography [J]. AJR Am J Roentgenol, 2015,205(5):W550-W555.

[15] ELDINE RN, DEHAINI H, HOBALLAH JJ, et al. Management of dual traumatic arterial-venous fistula from a single shotgun injury: a case report and literature review [J]. BMC Surg, 2020,20 (1):177.

[16] PATTERSON BO, HOLT PJ, CLEANTHIS M, et al. Imaging vascular trauma [J]. Br J Surg, 2012,99 (4):494-505.

[17] SABEL BO, PLUM JL, CZIHAL M, et al. Structured Reporting of CT Angiography Runoff Examinations of the Lower Extremities [J]. Eur J Vasc Endovasc Surg, 2018,55(5):679-687.

[18] SWANBERG J, NYMAN R, MAGNUSSON A, et al. Selective intra-arterial dual-energy CT angiography (s-CTA) in lower extremity arterial occlusive disease [J]. Eur J Vasc Endovasc Surg, 2014,48(3):325-329.

[19] JENS S, KERSTENS MK, LEGEMATE DA, et al. Diagnostic performance of computed tomography angiography in peripheral arterial injury due to trauma: a systematic review and meta-analysis [J]. Eur J Vasc Endovasc Surg, 2013,46(3):329-337.

[20] DE SANTIS D, DE CECCO CN, SCHOEPF UJ, et al. Modified calcium subtraction in dual-energy CT angiography of the lower extremity runoff: impact on diagnostic accuracy for stenosis detection [J].

Eur Radiol，2019，29(9)：4783 - 4793.

[21] JENS S，KOELEMAY MJW，REEKERS JA，et al. Diagnostic performance of computed tomography angiography and contrast-enhanced magnetic resonance angiography in patients with critical limb ischaemia and intermittent claudication：systematic review and meta-analysis [J]. Eur Radiol，2013，23 (11)：3104 - 3114.

[22] YUAN H，SUN J，ZHOU Z，et al. Diagnosis and treatment of acquired arteriovenous fistula after lower extremity deep vein thrombosis [J]. Int Angiol，2019，38(1)：10 - 16.

[23] SMOMMER WH，BAMBERG F，JOHNSON TR，et al. Diagnostic accuracy of dynamic computed tomographic angiographic of the lower leg in patients with critical limb ischemia [J]. Invest Radiol，2012，47(6)：325 - 331.

[24] LAVINGIA KS，DUA A，ROTHENBERG KA，et al. Surgical management of functional popliteal entrapment syndrome in athletes [J]. J Vasc Surg，2019，70(5)：1555 - 1562.

[25] KANG IS，LEE W，CHOI BW，et al. Semiquantitative assessment of tibial artery calcification by computed tomography angiography and its ability to predict infrapopliteal angioplasty outcomes [J]. J Vasc Surg，2016，64(5)：1335 - 1343.

[26] KELLY SP，RAMBAU G，TEBNENT DJ，et al. The Role of CT Angiography in Evaluating Lower Extremity Trauma：157 Patient Case Series at a Military Treatment Facility [J]. Mil Med，2019，184 (9 - 10)：e490 - e493.

[27] PREUB A，SCHAAFS LA，WERNCKE T，et al. Run-Off Computed Tomography Angiography (CTA) for Discriminating the Underlying Causes of Intermittent Claudication [J]. PLoS One，2016，11 (4)：e152780.

[28] MOHAN IV，STEPHEN MS. Peripheral arterial aneurysms：open or endovascular surgery? [J]. Prog Cardiovasc Dis，2013，56(1)：36 - 56.

[29] KLINK T，WILHELM T，ROTH C，et al. Dual-Energy CTA in Patients with Symptomatic Peripheral Arterial Occlusive Disease：Study of Diagnostic Accuracy and Impeding Factors [J]. Rofo，2017，189 (5)：441 - 452.

[30] SELLERS W，OBMANN M，NIKAN S，et al. Popliteal artery entrapment syndrome presenting as acute limb ischemia in pregnancy [J]. J Vasc Surg Cases Innov Tech，2017，3(4)：232 - 235.

（高盼，李铭）

索　引